Coordenação editorial
Karla Filó

QUANDO A INFÂNCIA DÓI

Os transtornos da infância e as terapias que promovem
saúde mental e neurodesenvolvimento às crianças

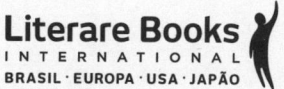

Literare Books
INTERNATIONAL
BRASIL · EUROPA · USA · JAPÃO

© LITERARE BOOKS INTERNATIONAL LTDA, 2024.
Todos os direitos desta edição são reservados à Literare Books International Ltda.

PRESIDENTE DO CONSELHO
Maurício Sita

PRESIDENTE
Alessandra Ksenhuck

VICE-PRESIDENTES
Julyana Rosa e Claudia Pires

DIRETORA DE PROJETOS
Gleide Santos

EDITOR
Enrico Giglio de Oliveira

ASSISTENTE EDITORIAL
Felipe de Camargo Benedito e Júlia Almeida

REVISORES
Mitiyo Santiago Murayama e Sérgio Ricardo do Nascimento

CAPA E DESIGN EDITORIAL
Lucas Yamauchi

DIAGRAMAÇÃO
Ana Paula Nunes Medeiros e Luis Gustavo da Silva Barboza

IMPRESSÃO
Vox

Dados Internacionais de Catalogação na Publicação (CIP) (eDOC BRASIL, Belo Horizonte/MG)	
Q1	Quando a infância dói / Coordenação Karla Filó Mazzini Mota. – São Paulo, SP: Literare Books International, 2024. 344 p. : foto. ; 16 x 23 cm Inclui bibliografia ISBN 978-65-5922-825-6 1. Autoconhecimento. 2. Saúde mental. 3. Psicologia. I. Mota, Karla Filó Mazzini. CDD 150
Elaborado por Maurício Amormino Júnior – CRB6/2422	

LITERARE BOOKS INTERNATIONAL LTDA.
Rua Alameda dos Guatás, 102
Vila da Saúde — São Paulo, SP. CEP 04053-040
+55 11 2659-0968 | www.literarebooks.com.br
contato@literarebooks.com.br

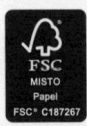

AGRADECIMENTOS

Minha gratidão e honra a Deus por este trabalho! Meu desejo é que cada página deste livro leve o selo da aprovação de Deus e que seja, ao mesmo tempo, um proveito duradouro do leitor para fazer a diferença na vida de muitas famílias.

Minha gratidão à minha família que, por vários momentos, abriu mão de seus momentos comigo e me dividiu com cada capítulo desta obra, sabendo que há um pouco de mim em cada página deste livro.

Ao meu marido e aos meus filhos, a minha eterna gratidão por aceitarem esta mãe e esposa tão sonhadora e cheia de propósitos de vida.

O meu grande respeito e gratidão a todos os coautores deste livro, que não mediram esforços para estarem juntos a mim nessa jornada da infância. A minha gratidão e admiração por compartilharem tanto com cada capítulo e fazerem desta obra um grande diferencial para a infância.

Karla Filó Mazzini Mota
Coordenadora Editorial

SUMÁRIO

9   PREFÁCIO
       Lucelmo Lacerda

11   INTRODUÇÃO
       Karla Filó Mazzini Mota

PARTE 1
O NEURODESENVOLVIMENTO INFANTIL

17   MANUAL DA CRIANÇA: OS DESAFIOS DE NASCER E CRESCER
       Karla Filó Mazzini Mota

27   PUERPÉRIO SEM MISTÉRIO
       Georgia Bueno

43   A IMPORTÂNCIA DA GESTAÇÃO, PARTO E PUERPÉRIO
       NO DESENVOLVIMENTO EMOCIONAL DO SUJEITO
       Laura Drummond

55   DESENVOLVIMENTO INFANTIL SAUDÁVEL: SUAS BASES NA PRIMEIRA INFÂNCIA - A
       PSICOMOTRICIDADE COMO PROVEDORA DE ESTÍMULOS CORRETOS PARA CADA
       ETAPA DO DESENVOLVIMENTO INFANTIL
       Imaculada Moraes

63   PROCESSAMENTO EMOCIONAL DO NASCIMENTO À ADOLESCÊNCIA
       Delair Teixeira

73   MATERNIDADE SEM MÁSCARAS: UMA HISTÓRIA DE AMOR REAL
       Ana Paula Mendes

81   DIREITO À SAÚDE DA CRIANÇA AUTISTA: UMA REFLEXÃO À LUZ
       DA OBRIGATORIEDADE DE COBERTURA DO TRATAMENTO PELOS PLANOS
       DE SAÚDE E PODER PÚBLICO
       Rafaela Fernandes

PARTE 2
O MANEJO DOS TRANSTORNOS DA INFÂNCIA

91 — NEM TÍPICOS NEM ATÍPICOS, APENAS CRIANÇAS: QUEBRANDO OS RÓTULOS E COMPREENDENDO A CRIANÇA PARA ALÉM DE UM DIAGNÓSTICO
Vívian Ribeiro
participação – **Karla Filó Mazzini Mota**

99 — DIAGNÓSTICO DIFERENCIAL ENTRE TDAH E TEA NÍVEL 1 DE SUPORTE
Wynea Vieira de Queiroz Albuquerque Ferreira

107 — AUTISMO NÃO VERBAL: UMA PERSPECTIVA TERAPÊUTICA COM O MÉTODO DE INTEGRAÇÃO SENSORIAL DE AYRES
Valéria França Coelho

115 — ANSIEDADE E PÂNICO NA INFÂNCIA
Renata Bergamim

123 — O TRANSTORNO DEPRESSIVO NA INFÂNCIA E NA ADOLESCÊNCIA: TÉCNICAS UTILIZADAS NA TERAPIA COGNITIVO-COMPORTAMENTAL PARA AUXILIAR TERAPEUTAS E FAMILIARES
Paula Bocchile Suelotto Lopes

133 — A TERAPIA COMPORTAMENTAL DIALÉTICA NO TRATAMENTO DO TRANSTORNO DE PERSONALIDADE *BORDERLINE* NA ADOLESCÊNCIA
Andreia Silva

141 — DEPENDÊNCIA TECNOLÓGICA NA INFÂNCIA E ADOLESCÊNCIA: OS EFEITOS DELETÉRIOS DO EXCESSO DE ESTIMULAÇÃO ELETRÔNICA PARA O DESENVOLVIMENTO NEUROPSICOLÓGICO DE CRIANÇAS E ADOLESCENTES
Aline Kersul

153 — LUTO NA INFÂNCIA – COMO DIRECIONAR AS CRIANÇAS NESSE MOMENTO
Isabella Bissiatte

161 — TRANSFORMA INFÂNCIA: GRUPOS INTERVENTIVOS DE HABILIDADES SOCIOEMOCIONAIS COMO PROPOSTA TERAPÊUTICA PARA COMPORTAMENTOS OPOSITORES E DESAFIADORES
Manuella Bayma

171 — O LÚDICO QUE ENCANTA: O USO DE RECURSOS TERAPÊUTICOS NAS INTERVENÇÕES COM CRIANÇAS E ADOLESCENTES
Talita Pupo Cruz

179 — USO DA REALIDADE VIRTUAL NO PROCESSO TERAPÊUTICO INFANTOJUVENIL: COMO PODEMOS UTILIZAR ESSA FERRAMENTA NO MEIO CLÍNICO?
Rodrigo Ferraz Costa Almeida

PARTE 3
APRENDIZAGEM, DESAFIOS EDUCACIONAIS E O CONTEXTO ESCOLAR

193 AVALIAÇÃO NEUROPSICOLÓGICA EM PRÉ-ESCOLARES
Ana Lúcia Barros

201 FUNÇÕES EXECUTIVAS NO AMBIENTE ESCOLAR
Gisela Guedes

209 TDAH NO CONTEXTO ESCOLAR: A IMPORTÂNCIA DA IDENTIFICAÇÃO E DO TRATAMENTO PRECOCES
Márcia Lyra

217 PREJUÍZOS EMOCIONAIS NAS DIFICULDADES DE APRENDIZAGEM
Célia M. Nascimento

227 NEURODIVERGÊNCIA E *BULLYING*: QUANDO SER DIFERENTE DÓI
Adelita A. Marques Del Olmo

237 EDUCAÇÃO DOS NOSSOS PAIS: O QUE NÃO DEU CERTO?
Gláucia Chaves

247 CONSTRUINDO UM MUNDO MELHOR: A JORNADA DA EDUCAÇÃO INCLUSIVA - A IMPORTÂNCIA DA EDUCAÇÃO INCLUSIVA NA FORMAÇÃO DE CIDADÃOS DO SÉCULO XXI
Paty Lee

255 NEUROCIÊNCIA PARA FAMÍLIAS: RECONEXÃO DE VÍNCULOS NO PROCESSO DE APRENDIZAGEM
Bruna Bacico

265 NEUROFEEDBACK: UMA OPÇÃO PARA TRATAMENTO DAS DIFICULDADES DE APRENDIZAGEM
Paulo Cezar do Nascimento Filho

275 O ANALFABETISMO É USURPAÇÃO DE DIREITO
Gislene Maria Bicalho

PARTE 4
FAMÍLIA: REFLEXÕES E ORIENTAÇÕES

287   A DOR DA INFÂNCIA QUE REVERBERA E ECOA NA FAMÍLIA
Rosana Titonelli Elias

295   OS DESAFIOS DAS FAMÍLIAS COM FILHOS TÍPICOS E ATÍPICOS: COMO LIDAR COM OS IRMÃOS TÍPICOS DAS PESSOAS COM AUTISMO
Geane Mendes

303   A IMPORTÂNCIA DA FAMÍLIA NA CONSTRUÇÃO DAS HABILIDADES COGNITIVAS, SOCIAIS E FÍSICAS DA CRIANÇA
Giselle Antoniazzi

311   UMA REFLEXÃO SOBRE ALIENAÇÃO PARENTAL!
Édina Acordi

319   O IMPACTO DA SEPARAÇÃO E DO DIVÓRCIO NA VIDA DOS FILHOS: INTERVENÇÕES TERAPÊUTICAS E LÚDICAS APOIANDO AS CRIANÇAS AO LONGO DO DIVÓRCIO
Isadora Mazala

329   *COPING* ESPIRITUAL: ALIANDO SAÚDE, FÉ E AUTISMO – A ESPIRITUALIDADE COMO ESTRATÉGIA DE ENFRENTAMENTO DO ESTRESSE PARA PAIS DE CRIANÇAS COM TEA
Lívia Lacerda

337   PARA NÃO DEIXAR A INFÂNCIA DOER A VIDA TODA
Marilane Fuly
participação – Karla Filó Mazzini Mota

PREFÁCIO

Muitas infâncias e muitas dores

A palavra "infância" carrega em si sentidos denotativos que dizem respeito à certa faixa de vida humana (dificilmente a usamos para animais), que vai do nascimento até algum marco mal determinado, em geral até por volta dos 11 anos incompletos, e também carrega sentidos conotativos variados. Esse termo evoca um certo sentido de frescor, de alegria irredutível, de uma emoção quentinha de família em seu estado mais idílico, mas nem sempre esse sentido corresponde à realidade.

Este livro que o leitor tem em mãos desafia, já em seu título, a noção fundamental de infância, é um título incômodo, estranho, que carrega em si atração e repulsa; como assim uma infância que dói? É um doce com cacos de vidro, um suculento filé amargo, uma água salobra, é um convite e um desafio a pensar que a realidade é muito mais complexa e desafiadora do que as expectativas e os sonhos.

Algumas vezes a infância dói, um pouco mais ou um pouco menos, mas afirmar isso ao mundo soa, muitas vezes, como uma ofensa, como um desafio à família perfeita, como alguém que se concentra mais nos efeitos adversos inusuais de um remédio do que em seu efeito terapêutico, normalmente porque sua experiência pessoal ou próxima o impede de fazer diferente. A infância é vivida de muitas formas e quando ela dói, ela produz narrativas sobre sua existência. Essas narrativas são enterradas pelos discursos adocicados da infância perfeita, mas, às vezes, aqui e ali, elas se fazem ouvir.

Este livro é um conjunto de reflexões sobre quando a infância dói, quando ela traz desafios tão imponentes que mobilizam a família do infante, a rede de apoio dessa família e, normalmente, o Estado (ou ao menos deveria mobilizar). O quanto cada uma dessas esferas se mobiliza nesse apoio? Quais são seus problemas? O que precisamos fazer para avançar e melhor apoiar essas crianças e suas famílias? São todas reflexões que estão no fundamento desta obra.

A infância pode doer por muitos motivos, há diversas condições relacionadas a diversos transtornos e doenças que podem produzir intenso sofrimento no indivíduo e em sua família e quanto menor o apoio que se presta a essa família, tanto maior o prejuízo e o desamparo e, portanto, maior o sofrimento. Mas quais são os sentidos desses transtornos e doenças? Quais seus significados e abordagens mais necessárias?

Cada indivíduo que, de alguma forma, encontrou em sua vida a vivência ou proximidade com uma infância doída tem uma história particular, um roteiro específico e irrepetível de vida, que o faz olhar para o fenômeno e evoca nele uma interpretação específica, única, tão variada como a espécie humana. Muitos aqui nesta obra discutem essa infância como se discutissem coisas totalmente estranhas uma a outra, dada a divergência de abordagem.

Há quem procure focalizar sua visão para a infância que dói com um olhar sobre desenvolvimento humano, outros da educação formal, alguns pela perspectiva do direito, há aqueles cuja experiência espiritual determina sua visão sobre o tema e outros que preferem se concentrar em possibilidades de intervenção. São muitas as diferentes rotas, diferentes possibilidades de pensar sobre o tema, tantas e tão variadas que parecem falar sobre assuntos diferentes, mas a verdade é que são fragmentos e perspectivas sobre um tema dos mais complexos.

Às vezes, algumas pessoas que passam ou passaram pela experiência fundamental de que trata este livro parecem estar a ponto de explodir, sua experiência não dita, silenciada, é angustiante e avassaladora. Este registro é um grito não contido, uma miríade de vozes e não uma fala única e coerente. É um conjunto de mensagens distintas, apontando para diferentes direções, com diferentes timbres, volumes e ritmos, todos exercitando a reflexão sobre a infância que diverge dos contos infantis, das histórias contadas no sofá da sala para as visitas. E que bom que este livro existe!

Lucelmo Lacerda

INTRODUÇÃO

O que dói?

Desmistificando a infância

A ideia de construir um livro discorrendo sobre as dores da criança surgiu da necessidade de deixarmos um pouco de lado o romantismo acerca da infância e dialogarmos, de forma construtiva, assertiva e, talvez, menos utópica, sobre todo o processo que envolve a criança, desde sua concepção até a adolescência.

Afinal, a infância não se resume à criança, não pode ser reduzida somente ao pequeno indivíduo que cresce, mas, sim, a infância que queremos dialogar aqui é o período, o processo, o tempo e as vivências dessa criança e todos aqueles que fazem parte da sua história.

Talvez seja uma tentativa de tirar o foco da dor somente direcionado à criança e transferi-lo para a história dessa criança, para o contexto, o momento e o percurso. Infância é a história construída, é o momento vivido, é o caminho e a caminhada, é o período e é o tempo, é a parte de uma vida e é a determinação de uma história. Para todo neurocientista, a infância não é o início de um ser humano, ela é o TODO do humano que será refinado ao longo da vida, mas é ela quem dita o que virá. Será?

Quando dizemos que a infância dói, não se trata da dor da criança e, sim, de sofrimentos muito maiores, que envolvem todo o processo que precisa acontecer quando nasce um ser humano. Isso é infância também.

Ao discutirmos sobre algo na infância que dói, estamos nos referindo a dores relacionadas a fases, vivências, contextos, momentos, pensamentos e todos os sistemas e dinâmicas nos quais a criança está inserida.

A dor da infância é o incômodo da caminhada, é a angústia da impotência, é o medo do que não se pode controlar, é a expectativa fadada ao diagnóstico, é a esperança limitada a um prognóstico.

Sim, a infância dói! Ela dói quando uma criança é gerada em contextos conflituosos e em famílias desestruturadas, despreparadas. A infância dói quando os pais não se constroem para ser pais. Dói quando há rejeição, mas dói também quando há proteção exagerada, inibindo a criança de experimentar o mundo e construir suas experiências a partir das frustrações.

A infância também dói quando a falta de amor e respeito entre os pais ecoa na criança. Dói também quando os filhos precisam atender às expectativas de pais autoritários, preencher demandas de pais narcisistas e fúteis ou corresponder aos apelos de intensidades distintas (sejam elas religiosas ou educacionais, sejam estéticas, entre outras).

A infância dói quando a criança já nasce destinada a ser tudo o que os pais desejam dela, quando sua história é reduzida à mera necessidade de atender aos sonhos não realizados dos pais. Dói quando a criança precisa corresponder, com excelência, a todas as necessidades básicas do mundo. Mas a infância também vai doer quando a criança for poupada da frustração, quando ela for treinada a perceber o mundo como algo debaixo do seu próprio comando e desejo.

A infância dói quando a criança não tem voz, mas também dói quando ela é a única que fala e não é treinada a ouvir. A infância dói quando os sentimentos da criança são negligenciados, invalidados ou pouco nutridos. A infância dói quando um problema não é observado precocemente, quando algo atípico passa a ser objeto de rejeição e se torna o ponto cego no radar dos pais. A infância vai incomodar, vai fragilizar pais que, para justificar um problema, usam aquela velha frase, "Eu também era assim quando criança", e aí a dificuldade é reduzida à uma mera semelhança aos pais e finalizada com outra velha frase: "Isso passa, é só uma fase". A infância vai doer para aqueles que acreditam que "cada criança evolui no seu tempo" e, assim, vão justificando e remediando um futuro repleto de complicações.

A infância também vai doer quando os pais optam por não buscarem um diagnóstico e preferem não ver, não se dar conta, assim têm a falsa impressão de que está tudo bem. Mas também dói quando há pais que querem encontrar problemas onde eles não existem. A infância dói na criança que nunca recebeu um diagnóstico, mas dói também naquela que recebeu.

A infância dói quando a criança não consegue verbalizar ou não se dá conta do que acontece com ela. Mas a infância também vai doer quando não houver uma família disposta a conduzir a criança, apoiá-la e ensiná-la a entender o que acontece com ela.

A falta de conhecimento, de aceitação, de reconhecimento e de apoio também vai incomodar a infância. Vai doer quando houver um diagnóstico, mas também vai doer quando o problema não tiver nome. Entenda que a dor não precisa de um diagnóstico para existir. Ela vai existir sempre que houver desamor, desrespeito, desamparo, negligência e despreparo em torno de uma vida, não só a vida da criança, mas da mãe, do pai, dos familiares.

A infância dói quando a mãe "atípica", ao acordar todos os dias, precisa vencer o mundo, mesmo não conhecendo esse mundo singular no qual está inserida. Mas a infância também vai doer para a mãe "típica", que perdeu seus filhos para o computador, para o videogame, para o celular, e já não consegue mais se colocar como objeto de prazer dos filhos.

A infância também dói quando a mãe é o fator de sobrevida do filho. Aqui, se enquadram mães que doam seu tempo, sua vida, suas necessidades, seus desejos, tudo em detrimento do cuidado com os filhos, cuja saúde necessita de cuidados extremos para que sobrevivam. Também vai doer na mãe, que sabe o que fazer, porém não encontra condições nem apoio para fazer o que é preciso. A infância vai doer e pode angustiar todos que vivenciam esse processo.

A dor da infância pode ser aquela que oprime o coração de uma mãe que acompanha um filho na quimioterapia, ou aquela cujo filho está sem medicação há meses por não haver recursos suficientes. Está no olhar da mãe que reconhece todas as deficiências do filho e se questiona o que será dele quando ela morrer. Ela olha o mundo à frente e sabe que ele não dará conta sozinho; e então, como será? Nesse momento, há mães sonhando em ser eternas.

A infância dói quando um problema de aprendizagem é confundido com preguiça. Quando dificuldades cognitivas, desatenção, hiperatividade, impulsividade são corrigidas com "boas chineladas". A infância dói quando há uso abusivo e inconsequente de medicação nas crianças, mas também pode doer se não houver auxílio medicamentoso às demandas específicas. A infância dói quando o professor desiste, quando o pai ignora, quando a criança é a marionete de um programa de educação inclusiva falido e sem suporte.

A violência, o abuso e a exploração da criança também vão fazer a infância doer. A maldade humana, as covardias e a falta de proteção e garantia de direitos também vão causar dor. As políticas públicas que não acontecem, a educação inclusiva que muitas vezes exclui e limita, os direitos que são enfraquecidos em uma sociedade sem educação, que muitas vezes segrega, marginaliza e condena neurodivergências e deficiências, isso também vai doer. A infância vai doer nas famílias de pais figurantes, que não fazem presença na vida dos filhos, apenas estão na mesma casa, porém longe do mundo das crianças.

Sim, a infância dói, dói na família, dói na criança, dói na escola, dói na sociedade. As dores sempre vão existir enquanto a gente não entender que a infância é o conjunto de momentos que precisam ser construídos com cuidado e sabedoria, de modo a fazer com que essas dores sejam apenas fases inerentes à construção de um ser humano e, jamais, a sua essência.

Afinal, a infância é um conjunto de momentos em que se pode experimentar dúvidas, medos, dores, mas também é quando mais se experimenta amor, alegria, perdão, empatia, humildade, doação. É a nossa maior oportunidade de estar em contato com algo que é divino, afinal, a infância traz consigo o milagre da vida, a soberania de um DEUS que faz da infância o maior de seus desígnios.

Que a infância deixe de doer um dia, que saibamos dominar as dores, que tenhamos conhecimento suficiente para lidar com o sofrimento, mas que, acima de tudo, sejamos fonte de amor. Pois só se faz a diferença na vida de uma criança AMANDO-A.

Karla Filó Mazzini Mota
Coordenadora Editorial

PARTE 1
O NEURODESENVOLVIMENTO INFANTIL

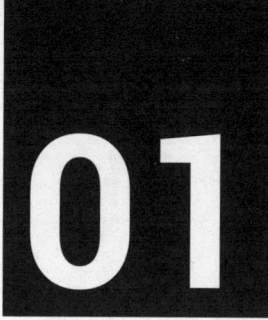

MANUAL DA CRIANÇA
OS DESAFIOS DE NASCER E CRESCER

Todas as pessoas que estão ligadas à infância de qualquer forma, sejam elas pais, familiares, professores, profissionais da infância, terapeutas e etc, todas essas pessoas, muitas vezes carecem de orientações, de informações sobre aquela criança que estão lidando e como seria bom se encontrássemos, na literatura, algo que pudesse fazer essa condução entre o nascer e o crescer.
O objetivo deste capítulo está exatamente em oferecer, a cada leitor, muitas visões sobre a infância, desde o nascer, crescer e suas intempéries. É uma tentativa de criar, no leitor, um conhecimento para que ele mesmo tenha propriedade para formular seu próprio "manual da criança".

KARLA FILÓ MAZZINI MOTA

Karla Filó Mazzini Mota

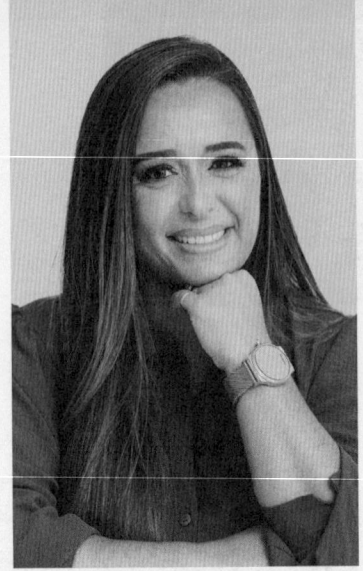

Psicóloga, especialista em Neuropsicologia pelo Instituto de Neurologia da Faculdade de Medicina da USP. Neuropsicóloga Clínica certificada pela Sociedade Brasileira de Neuropsicologia (SBNp). Membro da Sociedade Brasileira de Neuropsicologia (SBNp). Especialista na Análise Comportamental do Traçado Elétrico – Bioneuro. Responsável técnica pelo Centro de Avaliação e Reabilitação Neuropsicológica (NEUROPSY). Pesquisadora com trabalhos publicados no *Congress on Brain, Behavior and Emotion* (Anos: 2017, 2018 e 2019). Palestrante no Congresso Mundial de Psicoterapia no Equador (2013). Palestrante dos Congressos de Educadores e Gestores na Assembleia Legislativa de Minas Gerais.
Professora e palestrante em vários cursos livres de Neuropsicologia, Psicopedagogia, Reabilitação Neuropsicológica, Aprendizagem Escolar, Educação Especial e outros. Coautora do livro *Autismo – uma maneira diferente de ser*, publicado pela editora Literare Books International (2023). Autora do e-book *SOCORRO! Não sei brincar com meu filho*.

Contatos
www.karlafilo.com.br
karlafmmota@gmail.com
Instagram: @neuropsykarlafilo
32 98833 3176

Já pensou se cada bebê, assim como um equipamento novo que compramos, viesse com um manual? Quantas pessoas, quantas famílias não gostariam de receber um manual de como criar, gerar, desenvolver, cuidar e transformar uma criança?

Será que isso facilitaria o início de tudo? Será que facilitaria a infância? Será que facilitaria a maternidade e a paternidade? Será que saberíamos lidar com todas as partes e encaixaríamos tudo em seus devidos lugares, como fazemos com os equipamentos quando seguimos passo a passo seu manual?

A verdade é que não há uma forma de mensurar a infância. Não há um modelo padrão quando estamos falando de crianças. Afinal, quantas coisas você já leu, e a criança não correspondeu a nada que foi projetado ali naqueles textos?

Não existe uma receita de bolo que vai conduzir você na jornada da infância. Por maior que seja a experiência que tenhamos na área, sempre haverá intempéries, sempre haverá demandas que ainda não foram mensuradas, sempre haverá vivências que ninguém foi capaz de prever.

Essa é a infância! Ela nunca se resumirá a um livrinho de orientações. O nascer e crescer de uma criança pode até ser mensurado, avaliado, previsto, porém nem tudo será tal qual como está escrito. Afinal, somos seres humanos, dotados de uma subjetividade imensa e um fator individual que é só nosso e que, muitas vezes, desafia a ciência todos os dias.

Mas sempre insistimos em ter um caminho traçado. Quantas são as receitas postadas na internet todos os dias? Cinco passos para lidar com birras das crianças, dez formas de fazer o desfralde, cinco passos para lidar com a raiva dos filhos, e assim vamos absorvendo informações, de manual em manual, mas nada vai encaixar completamente.

Chegamos então ao ponto central deste capítulo. Você começou a lê-lo na certeza de que este artigo conduziria pelo processo de compreensão da criança; afinal, o título do capítulo é "Manual da criança".

Sim, admitimos que todas as pessoas que estão ligadas à infância de alguma forma, sejam elas pais, familiares, professores, profissionais da infância, terapeutas, entre outros, muitas vezes carecem de orientações, de informações para conhecer sobre aquela criança com quem estão lidando. Como seria bom se encontrássemos na literatura algo que pudesse fazer essa condução entre o nascer e o crescer.

O objetivo deste livro está exatamente em oferecer a cada leitor muitas visões sobre a infância, desde o nascer até o crescer, e suas intempéries. É uma tentativa de criar no leitor um conhecimento para que ele mesmo tenha propriedade para formular seu próprio "Manual da criança".

Acreditamos que somente a informação e o conhecimento são capazes de conduzir uma pessoa em qualquer situação, seja na montagem de um equipamento novo, seja ao lidar com uma criança. Quanto mais informações tivermos, melhores seremos em nossa atuação.

Se fosse possível criar um "Manual da criança", ele deveria começar orientando sobre a gestação, a descoberta da maternidade, a construção de uma mãe. Lidar com a vida dentro da barriga e o futuro desconhecido não é nada fácil de construir na psiquê de uma família por inteiro.

Afinal, é preciso mostrar a todos as demandas que ninguém conta antes da maternidade. Informar que a romantização trará o belo da gestação, porém haverá renúncias, inseguranças, angústias que precisam ser orientadas também. A mistura de incertezas com a maior felicidade e amor que se pode experimentar também deve estar descrita nesse manual.

Também deveria haver no "Manual da criança" orientações sobre como voltar a ser **mulher** após ser **mãe**. Esse sim seria um item do manual que muitas mulheres teriam dificuldade de seguir o passo a passo, pois, após o nascimento de um filho, abandonam ou adormecem todos os seus outros papéis em função de exercer apenas um: o de ser mãe.

Isso a impede de vivenciar momentos que seriam somente dela como ser humano e, num belo dia, essa individualidade gritará de dentro dessa mãe, pedindo passagem. E então esse manual deverá mostrar a essa mãe que há outros papéis a exercer e que é preciso se reinventar todos os dias, assumindo seu papel de mãe, mas não deixando nenhum outro papel pra trás.

Muitos casamentos se abalam após o nascimento de uma criança, pois o homem e a mulher, muitas vezes, deixam de ser um casal e começam somente a ser pais daquela criança que nasceu. É claro que a maternidade vai falar mais alto, mas ela não pode sufocar a mulher, a esposa, o homem, o esposo, o companheiro e a cumplicidade do casal. Afinal, a criança precisa crescer entendendo que os pais têm relações das quais ela não faz parte. Isso a fortalecerá a lidar com o mundo, pois entenderá seu lugar na vida das pessoas e o lugar das pessoas em sua vida.

Um "Manual da criança" também deveria trazer informações para o papel do pai. Diferentemente do que se prega, que ele deve "ajudar" a mãe, é preciso ensiná-lo que ele não "ajuda" e sim FAZ PARTE do processo da infância e, assim como a mãe, ele é também personagem principal nessa história da criança; e que o fato de fazer a sua parte não é "ajudar" mas, sim, é ser PAI. Pai não "ajuda" a mãe. Pai faz o que precisa ser feito, assim como a mãe. Essa parceria precisa ser discutida no "Manual da criança", de modo a fazer que todos entendam que a condução de uma infância saudável é responsabilidade dos dois (pai e mãe).

Assim, se houvesse a existência de um "Manual da criança", nele não poderia faltar as fases de desenvolvimento dela. Afinal, alguém tem que explicar para você quando cada função é estabelecida no cérebro de uma criança.

Em minha prática clínica, tenho visto crianças pouco estimuladas em funções que já deveriam estar exercendo simplesmente porque os pais não sabem que tal função já é possível na idade dos filhos. Vejo famílias infantilizando crianças e fazendo uma condução extremamente pueril de uma etapa do neurodesenvolvimento que já precisava ter sido vencida, mas estes pais ou familiares insistem em fixá-la nesse período e não prosseguem na evolução com a criança.

Por exemplo, dos 3 aos 6 anos, a criança vivenciará seu período mais crítico para o desenvolvimento cognitivo e emocional. Essa deve ser a etapa da maior estimulação que a criança deve receber. Ser inserida em contexto escolar, escolher uma boa e adequada escola, oferecer atividades diversas para gerar aprendizagens (musicalização, arteterapia, terapia ocupacional, esportes, entre outras) serão decisões importantes a tomar nessa etapa da vida da criança.

Deveria haver um manual explicando que tudo o que for feito antes dos 6 anos em relação à criança acarretará em benefícios para ela por toda a vida. É preciso entender que não se pode esperar a criança crescer para ver se ela muda, não se pode esperar entrar para a escola, começar o primeiro ano para entender que havia problemas que, agora, prejudicam toda a aprendizagem dela.

Se eu fosse construir um "Manual da criança", nele eu colocaria a importância de investigar atrasos antes dos 6 anos e solucioná-los precocemente. Muitos pais estão errando por esperar demais, por achar que antes dos 6 anos não é preciso fazer nada e que tudo começa após essa idade.

Há médicos que insistem que um acompanhamento de uma criança só será viável se for depois dos 5 anos. Há psicólogos que só se especializam no atendimento de crianças após os 5 anos e ignoram totalmente a melhor fase para construir um cérebro de grande potencial.

Portanto, preste bem atenção! O período que abrange a idade de 1 a 6 anos envolve uma grande mudança em torno da criança, pois é quando ela vai sair do comportamento dependente do bebê para introduzir o da criança autônoma. É nessa fase que ocorrem o **crescimento** (aumento do tamanho de estruturas somáticas), a **maturação** (prontidão para realizar certas aquisições, com refinamento do comportamento) e o **desenvolvimento** (alterações contínuas na vida da criança), obedecendo uma sequência progressiva, tanto molecular quanto funcional e comportamental.

É preciso entender que aos 4 anos a criança já possui cerca de 90% da massa cerebral do adulto e aos 6 anos seu perímetro craniano atinge cerca de 90% do seu valor na fase adulta. Diante dessa informação, levanto o questionamento: qual seria a fase mais importante para estimular e intervir na vida de um ser humano?

Se você continua lendo este capítulo, já entendeu que a criança até os 6 anos vai passar por grandes mudanças, principalmente na construção neurológica. Entendendo isso, é fácil perceber que os melhores estímulos devem ser trabalhados antes dos 6 anos, o melhor colégio deve ser oferecido na primeira infância e o maior tempo de brincadeiras deve ser realizado nesta fase. O professor da educação infantil deverá entender que seu papel é fundamental na construção do ser humano; afinal, ele fará parte da maior fase de crescimento e maturação de um ser humano, e que seu suporte e estimulação adequada influenciarão substancialmente a conectividade e a densidade de redes neurais relacionadas à aprendizagem para o futuro dessa criança.

Muitos pais estão esperando a entrada do filho no ensino fundamental, aguardando o período de alfabetização para, só depois, investirem em estimulações, como se o sucesso acadêmico fosse a única coisa importante na vida da criança. Portanto, a dica é:

Escolha as melhores estimulações e ofereça maiores possibilidades para as crianças em sua primeira infância, pois metade do crescimento cerebral se dá nos primeiros dois anos de vida, 80% até os 3 anos, e quase 90% do desenvolvimento se estabelece até os 6 anos de vida. **Pare de achar que é cedo demais e comece a fazer algo antes que seja tarde demais.**

Mas não se desespere. Não transforme a criança num "atleta do desenvolvimento", tampouco se esforce para torná-la um Einstein antes da hora, impondo a ela vencer etapas que ainda não fazem parte de seu neurodesenvolvimento. A agenda da criança é pontual para qualquer função estabelecida no cérebro. Isso vale para pais que querem estimular demais, achando vantagem fazer o filho contar até dez aos 2 anos de idade, mesmo que a criança não tenha consciência nenhuma da função dessa contagem. Acabam por potencializar funções que a criança ainda não dá conta e deixando de estimular cognições extremamente importantes nessa fase.

Portanto, é muito importante que um "Manual da criança" traga informações acerca das fases do desenvolvimento. Deve informar que, aos 2 anos de idade, a criança já identifica figuras desenhadas e encaixa formas simples. Isso corrobora a importância de apresentar livros de histórias diversos, com muitas ilustrações para as crianças e brinquedos de encaixes. As crianças podem, sim, ser estimuladas com livros, mesmo não sabendo ler. Basta que esses livros tenham muitas figuras, cores diversas e tragam interatividade que aguce a curiosidade das crianças.

Esse é o início de tudo e vai potencializar, ainda mais, os processos de aprendizagem dessa criança. Só não se esqueça de que ela vai precisar de alguém que direcione o brincar com os livros. Alguém que faça a nomeação das figuras e caminhe com ela no mundo de fantasia da leitura.

Se uma criança falhar nas fases de seu desenvolvimento ou apresentar uma imaturidade no desempenho das habilidades, isso, a princípio, indicará somente um atraso que precisa ser estimulado (tratado) e acompanhado precocemente, pois podem ser apenas atrasos que serão modificados ao longo dos direcionamentos recebidos. Entretanto, atrasos e dificuldades no desenvolvimento das habilidades são alertas que podem ou não sugerir um diagnóstico até que essa criança seja devidamente direcionada e avaliada por um profissional.

Um "Manual da criança" também precisa auxiliar na identificação precoce dos problemas. Há uma grande dificuldade, geralmente encontrada por familiares e alguns profissionais, em identificar características, nas crianças, que indiquem algo que mereça atenção do ponto de vista clínico. A verdade é que, na maioria das vezes, as alterações comportamentais são vistas como típicas daquele estágio de desenvolvimento.

Realmente, há uma dificuldade nisso, pois o limiar entre o desenvolvimento típico e o patológico na primeira infância é bastante tênue, ou seja, nesta fase, as características do desenvolvimento mudam com mais rapidez que em outros momentos da vida e dificultam nossa observação.

Assim, as crianças pequenas apresentam mais problemas de comportamento em razão de uma menor capacidade de autorregulação, e isso pode nos confundir. Também o baixo nível de vocabulário e desenvolvimento da fala dificulta a manifestação dos seus sofrimentos para lidar com determinadas dificuldades. Daí vêm as dores de barriga, as dores de cabeça que, muitas vezes, são queixas somáticas de sintomas internalizados dessa criança e, geralmente, não são validados.

Precisamos entender que, por trás de todas as nossas queixas sobre a criança, podem existir déficits cognitivos, problemas de regulação emocional ou comportamental e estilos de parentalidade disfuncionais. Assim, é necessário identificar: por que isso está acontecendo? Por que a criança se comporta dessa forma? Por que isso é uma queixa?

Saiba que um comportamento problemático ou uma regulação emocional instável pode ser justificada por muitos fatores, e isso precisa ser identificado para que possamos compreender melhor a criança e não cometermos injustiças em nossos julgamentos e reprimendas.

Há crianças com comportamentos inibidos, e isso pode remeter a uma tendência de essa criança exibir medo ou afastamento diante de pessoas, situações ou eventos novos. É importante saber que a manifestação desses comportamentos vai variar de acordo com a idade e que é substancialmente comum uma criança abaixo de 3 anos demonstrar medo, evitação e apego aos pais em ambientes não familiares. Já as crianças de 3 a 6 anos não vão demonstrar tanto medo quando confrontadas com essas situações e já conseguem ter comportamentos mais eficientes, com um medo mais sutil. Assim, se esse comportamento inibido (extrema timidez) é intensificado e perdura, acompanhando todo o processo de desenvolvimento dessa criança, ou seja, se esse comportamento continuar se manifestando em diferentes fases da vida, pode sugerir uma condição de vulnerabilidade dessa criança, que deve ser avaliada e acompanhada por profissional.

Já as crianças que apresentam comportamento desinibido tendem a ser muito expansivas e são conhecidas como as crianças "cansativas" (esgotam os pais, cuidadores, professores). Quando esses comportamentos são de difícil inibição e fogem ao controle da própria criança, que esgota todo o entorno, isso pode sugerir quadros de transtornos, como TDAH, transtornos disruptivos divididos em três tipos: opositivo, agressivo e antissocial.

Não é somente uma criança mal-educada ou preguiçosa, há um problema nesse comportamento, há uma condição de funcionamento dessa criança que faz que seu comportamento seja de inconformidade e resistente às ordens e à funcionalidade do ambiente. Agressividade, explosões de raiva e crianças muito reativas causam sofrimento na família, mas isso também pode indicar um sofrimento da própria criança, que deve ser acolhida.

Afinal, o que queremos para as crianças? Queremos que elas sejam felizes, que tenham qualidade de vida, que possam brincar, sorrir, viver da melhor forma possível para se tornarem adultos bem-sucedidos, felizes, bem resolvidos e que saibam lidar com o mundo. Mesmo sendo típicos ou atípicos, buscamos somente que sejam felizes. **No fim, é isso que importa.**

Então, entenda uma coisa:

Por mais que você se esforce e se dedique plenamente a uma maternidade completa, seu filho não será perfeito, nunca estará completo, nem sempre caminhará nos ideais que você traçou e talvez não corresponda às suas expectativas. Entenda que você não precisa de um filho perfeito e sim de um filho feliz, capaz de retribuir e compartilhar com o mundo o melhor de tudo que foi oferecido a ele.

Você verá, leitor, que este livro é exatamente a elaboração intensa de todas essas possibilidades discutidas neste capítulo. Chamemos então esta obra como MANUAL DE SOBREVIVÊNCIA DA INFÂNCIA. Aproveite sua leitura e percorra todas as possibilidades de vivências dessa jornada da criança, chamada INFÂNCIA.

Referência

DIAS, N. M.; CARDOSO, C. de O. *Intervenção neuropsicológica infantil: aplicação e interfaces.* Coleção Neuropsicologia na prática clínica. São Paulo: Pearson Clinical Brasil, 2019.

02

PUERPÉRIO SEM MISTÉRIO

O processo emocional do puerpério se difere do processo psicológico quando entendemos que as nossas emoções equivalem as reações fisiológicas do nosso corpo, enquanto que o processo psicológico são construções do nosso aparelho psíquico a qual damos o nome de pensamentos. Nesse processo psicológico, a mulher irá vivenciar suas próprias experiências um dia esquecidas e guardadas em seu inconsciente, projetadas na relação com seu(sua) filho(a), por meio de uma experiência na qual o reconhecimento do outro se torna o reconhecimento de si mesma.

GEORGIA BUENO

Georgia Bueno

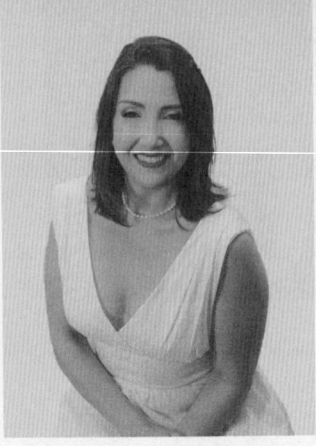

Psicóloga clínica de base psicanalítica com mais de 23 anos de experiência em intervenção psicoterapêutica com crianças, adolescentes e adultos. Especialista em Neuropsicologia. Especialista em Psicologia obstétrica, perinatal e da parentalidade. Mestre em Psicologia. Professora de graduação e pós-graduação da PUC-Goiás. Psicóloga responsável pelo grupo terapêutico de gestantes beneficiárias da medicina preventiva da Unimed Goiânia desde 2004. Cofundadora do Instituto Afeto e do Projeto Conferência Goiana de Perinatalidade e Parentalidade. Palestrante.

Contatos
institutoafeto.org
georgiabueno16@gmail.com
Rede sociais: @georgiabueno16
                    @institutoafeto
YouTube: Psicanálise com Afeto
62 98129 3529

Uma reflexão sobre o pós-parto

O puerpério, para algumas mulheres, é um processo complicado e doloroso, pois ela está vivendo um momento muito particular, que é o tempo de conectar-se com seu filho e de se reprogramar enquanto papéis e funções na vida. Este é o momento em que a mulher necessita compreender todas as mudanças na sua rotina, com os cuidados do bebê, que depende cem por cento dela para existir, e as transformações psicológicas, ou seja, na sua estrutura mental, que é afetada pelo acréscimo de mais uma função: ser mãe. O processo emocional do puerpério difere do processo psicológico quando entendemos que as nossas emoções equivalem às reações fisiológicas do nosso corpo, enquanto o processo psicológico consiste em construções do aparelho psíquico, às quais damos o nome de pensamentos. Nesse processo psicológico, a mulher irá vivenciar suas próprias experiências um dia esquecidas e guardadas em seu inconsciente, projetadas na relação com seu filho, por meio de uma experiência em que o reconhecimento do outro se torna o reconhecimento de si mesma. Diferentes distúrbios psíquicos estão ligados ao sentimento de falta de sobrevivência da mãe e podem ser agrupados sob o termo "doenças da pulsão agressiva" como: tendência antissocial, hipocondria, paranoia, psicose maníaco-depressiva (bipolaridade), e algumas formas de depressão. Surge como um oásis, para o tratamento dessas questões na relação mãe-bebê, com repercussões tão profundas, o pré-natal psicológico. Este consiste em um acompanhamento psicoterapêutico analítico e especializado, em que as questões maternas serão tratadas profundamente, com todo cuidado, para que a experiência do puerpério seja um refrigério, leve e suficiente. Ser uma "mãe suficientemente boa" não depende somente da boa vontade de ser, e sim de preparo psicológico adequado para que as vivências estruturais da mulher-mãe não se tornem empecilhos na construção desse novo ser que está para chegar.

Após o parto, o organismo materno retorna, pouco a pouco, às condições anteriores à gravidez, num conjunto de transformações que são denominadas de puerpério ou resguardo e a mãe denomina-se de puérpera.

O puerpério se inicia, no parto normal ou cesárea, após a saída da placenta e se estende por meses, mas a fase mais sensível são os primeiros quarenta a sessenta dias. Neste período o útero retornará ao tamanho normal e haverá redução do peso corpóreo, além de outras mudanças. As alterações ocorridas no corpo da mulher, durante a gravidez e o parto, irão regredir total ou parcialmente.

Pode-se dividir o puerpério em fases: imediato, que dura até a segunda hora do pós-parto; mediato, que dura desde a terceira hora até o fim do décimo dia pós-parto; e tardio, que vai do 11º dia até o retorno das menstruações, ou 6 a 8 semanas nas lactantes (BRASIL, 2001).

O puerpério, para algumas mulheres, é um processo complicado e doloroso, pois ela está vivendo um momento muito particular, que é o tempo de se conectar com seu filho e de se reprogramar enquanto papéis e funções na vida. Este é o momento em que a mulher necessita compreender todas as mudanças na sua rotina, com os cuidados do bebê que depende cem por cento dela para existir e transformações psicológicas, ou seja, na sua estrutura mental, que é afetada pelo acréscimo de mais uma função: ser mãe.

O processo emocional do puerpério difere do processo psicológico quando entendemos que as nossas emoções equivalem às reações fisiológicas do nosso corpo (excreção de hormônios, seja no sistema nervoso central ou sistema nervoso periférico), enquanto o processo psicológico consiste em construções do aparelho psíquico, às quais damos o nome de pensamentos (parte construída da nossa personalidade).

Ao explicar melhor o processo de mudanças psicológicas durante o puerpério entende-se que nossos pensamentos são resultado de uma aprendizagem e que esta foi realizada primordialmente, pela nossa mãe (cuidadora primária). Esta, por sua vez, dentro da forma de entendimento que ela tinha quando você nasceu, lhe deu seus próprios entendimentos da vida e maneiras de pensar e interpretar suas emoções. Assim, é formada a base de compreensão do mundo em cada pessoa. Precisa-se também considerar neste processo de construção os cuidadores secundários, tão importantes quanto a cuidadora primária, que são: pai, avós, irmãos, tias, babás..., ou seja, a rede de apoio.

Dá-se o nome de puerpério psicológico o período em que a mulher tem a oportunidade de se reestruturar enquanto ser humano, elaborar seus traumas infantis primários e primordiais a partir dos cuidados com seu próprio filho.

Nesse processo a mulher irá vivenciar suas próprias experiências um dia esquecidas e guardadas em seu inconsciente, projetadas na relação com seu filho, por meio de uma experiência em que o reconhecimento do outro se torna o reconhecimento de si mesma.

As dificuldades psicológicas que a mulher experimenta durante o puerpério falam de experiências que ela mesma viveu quando ainda era um bebê, no colo de sua mãe, e expõem sua(s) ferida(s) narcísica(s) fundadas nesta época.

Para entendermos o que acontece com a puérpera, faz-se necessário compreender o que é o narcisismo para a psicanálise. Começando com Freud (1914b/1990, p. 83-119), o narcisismo é um processo de desenvolvimento pessoal. É uma fase que marca a passagem do autoerotismo, ou seja, do prazer que é encontrado no próprio corpo, para a eleição de outro ser como objeto de amor. Dessa forma, separa-se o narcisismo em dois: narcisismo primário e narcisismo secundário.

O narcisismo primário caracteriza a fase inicial da vida, como as primeiras semanas após o nascimento. Para o recém-nascido, todas as pessoas à sua volta, tal como a sua mãe, são parte de si próprio, ou seja, vemos neste momento que a criança se vê plenamente satisfeita em si mesma, já que em sua mente tudo lhe pertence e faz parte de si própria, e que ela é o centro de seu mundo. Dentro de algumas semanas, a criança começa a perceber que seus desejos, como fome, frio e sede, só são sanados por outra coisa ou outro alguém, e essa fase começa a se encerrar.

A esse primeiro estado de amálgama entre o indivíduo e o ambiente (o bebê e sua mãe), anterior à possibilidade afetiva do bebê de reconhecer a exterioridade do ambiente e das pessoas, é dado o nome de narcisismo primário.

Em seguida, a criança começa a desejar que os objetos externos lhe satisfaçam, como o seio materno ou a mamadeira. Como nem sempre esse desejo consegue ser sanado na hora que a criança deseja, sua energia volta-se para dentro de si, para o ego, onde nasce o narcisismo secundário.

O desejo da criança, e de todos os seres humanos, é uma busca por satisfação que pode estar associada a pessoas concretas, mas que tem por base a pulsão (energia vital que nasce com a gente – geneticamente determinada, já dizia Freud), que é uma energia inconsciente e que se expressa na psique. O desejo nunca é sanado por completo e sempre se associa a uma falta, e essa pulsão (libidinal) salta de pessoa para pessoa ao longo da vida do indivíduo em busca de prazer. Essa necessidade de suprir o desejo libidinal não é sanada tão facilmente quanto a fome (necessidade fisiológica), já que esta desencadeia a busca por alimento, e seu suprimento é a satisfação plena, ainda que temporária, até um novo ciclo recomeçar.

Voltando então para a puérpera, esta irá vivenciar a sua própria experiência narcísica com o seu bebê recém-nascido, enquanto ao mesmo tempo o bebê vivencia pela primeira vez o seu narcisismo primário, aquele associado ao surgimento do sujeito psicológico (quer dizer, o bebê enquanto um ser no mundo – sua personalidade). Vê-se o quanto esse início da vida é sensível e estruturante para ambos: mãe-bebê.

Narcisismo primário e secundário em Winnicott

O bebê é uma existência humana extremamente imatura e totalmente dependente do ambiente no seu início, de tal forma que "o lactente e o cuidador materno juntos formam uma unidade" (1969/1983, p. 40). Assim, Winnicott afirma que o bebê não existe: "se vocês mostrarem um bebê, mostrarão também, com certeza, alguém cuidando desse bebê, ou ao menos um carrinho no qual estão grudados os olhos e os ouvidos de alguém. O que vemos, então, é a 'dupla amamentante'" (1958/1978, p. 165). Neste estágio inicial, é ilógico pensar em termos de indivíduo simplesmente porque não há, ainda, um *self* individual capaz de distinguir entre o Eu e o não Eu (1988/1990, p.153).

Para Winnicott, o narcisismo primário é o nome dado à situação de fusão do indivíduo com seu ambiente: "No narcisismo primário o ambiente sustenta o indivíduo – e o indivíduo ao mesmo tempo nada sabe sobre ambiente algum – e é uno com ele" (1955/1978, p. 380). Com o nascimento, a mãe-ambiente que envolvia o bebê por todos os lados, amando-o por todos os lados, passa agora a amar e a sustentar o bebê como algo que está fora dela (1988/1990, p. 151).

Nessa condição de mãe-ambiente, para atender às necessidades específicas de seu bebê, deverá compreender e descobrir o que é que seu bebê precisa em tal e tal momento, com tal e tal incômodo e reclamação, e nesse momento do nascimento de seu filho, a mãe saudável, quer dizer, em um estado propício para compreensão do seu bebê – estado esse que Winnicott nomeia de preocupação materna primária (1996/1997, p. 236) – realiza essa comunicação profunda ou direta (comunicação evidentemente não verbal e não propriamente mental) com aquilo que o bebê precisa para ser e continuar sendo, seja no que diz respeito às necessidades instintuais e corporais, seja no que diz respeito às necessidades relacionais. Em suma, a mãe sustenta o bebê.

Do ponto de vista do bebê, suas necessidades são atendidas como se fosse uma consequência natural do que ele está vivendo. Ele não tem ainda maturidade para saber do que precisa ou mesmo para alucinar objetos (o seio, por exemplo), suas necessidades o levam a procurar algo em algum lugar (1954/1978, p. 340), sem saber exatamente o que pode satisfazê-lo. Quando a mãe, que entende o que o bebê está procurando, coloca, por exemplo, o seio exatamente no lugar em que o bebê procura algo (supondo que isso que corresponde à necessidade do bebê), o bebê entende: "era justamente disso que eu precisava".

Por isso, Winnicott diz que o bebê vive uma ilusão de onipotência (1988/1990, p. 126), ou seja, o que ele encontra é uma criação dele (advém a partir dele). O bebê é o seio, o seio é o bebê. É dessa criação criativa, sustentada pelo ambiente-mãe, que surge a experiência do si mesmo e o encontro com o objeto (criado pelo bebê – seio e mãe subjetivos). Este si mesmo ainda não pode ser considerado um eu interno porque ainda não há dentro e fora; o bebê é uma unidade com a mãe, e esse si mesmo só existe com esse ambiente, o ambiente é parte constituinte do si mesmo.

O entendimento que Winnicott nos dá, ao esclarecer a situação inicial do bebê, em sua dependência e amálgama com o ambiente-mãe, é importante não só porque mostra uma descrição empírica dos fatos que caracterizam essa fase mais primitiva do desenvolvimento, mas também porque indica qual é a situação para a qual alguns pacientes precisam regredir – regressão à dependência, à "situação bem-sucedida original do narcisismo primário" (1955/1978, p. 384) para retomarem um lugar (um modo de ser e estar) no mundo, que os possibilita agir a partir de si mesmos, refazendo e corrigindo uma situação traumática do passado.

Isso explica por que mamães que estão no puerpério vivenciam essa condição de regressão na tentativa de refazer e corrigir uma situação traumática de sua própria experiência como bebê recém-nascida, ao mesmo tempo que seu bebê vive sua experiência de onipotência pela primeira vez. A resolução dessas vivências passadas faz que a mãe-ambiente se sinta suficiente para oferecer a seu filho essa experiência de onipotência, base para sua construção psíquica.

Assim, a constituição do ego de um ser humano, como um fenômeno, precisa ser compreendida como fruto da relação de dependência da unidade bebê-ambiente-mãe:

A situação inicial que caracteriza o narcisismo primário corresponderia ao momento da gênese das integrações que levarão ao *self* e, posteriormente, à distinção Eu-não Eu (1958/1983, p. 35) e à conquista da unidade que caracteriza a pessoa inteira (WINNICOTT, 1955/2000, p. 357).

Puerpério psicológico e suas fases reconhecidas em Winnicott

O ser humano, para Winnicott (1954/1978, p. 95-111), tem a tendência a se desenvolver e unificar e o faz por meio de um processo chamado de maturação, ou seja, formação e evolução do ego, superego e inconsciente, além dos mecanismos de defesa. A saúde psíquica está no livre desenvolvimento desse processo.

Para que esse desenvolvimento ocorra, o ambiente desempenha uma função fundamental, representada pela mãe-ambiente (ou outra figura primordial que exerce a mesma função), sendo decisiva para esse processo que irá se dividir em dois: do nascimento aos 6 meses (dependência absoluta) e dos 6 meses aos 2 anos (dependência relativa).

Na dependência absoluta, caracterizada por aquele momento em que o bebê desconhece o seu próprio estado de dependência, pois entende que a mãe-ambiente e ele são a mesma coisa, a mãe age atendendo às necessidades de seu filho, executando três funções maternas primordiais: apresentação do objeto; holding e handling.

A apresentação do objeto ocorre quando a mãe apresenta o seio ou a mamadeira e o bebê tem a ilusão de ter "criado" esse objeto para sua satisfação. Imaginando-o como uma extensão sua, experimentando a onipotência – que quer dizer que o bebê entende que quando ele quer e deseja o objeto, ele aparece –, pois a mãe neste estado de disposição oferece o seio ou mamadeira nos momentos que o bebê deseja; assim, a ilusão é reforçada, protegendo-o de fontes de angústia que seriam insuportáveis neste início de vida psíquica. Por isso, é importante a amamentação livre, demandada neste momento inicial da vida do bebê.

O holding, como a função de sustentação, consiste nos cuidados cotidianos de rotina (repetitiva) que irão segurar, não somente o corpo, mas psiquicamente, o bebê. Assim, a realidade externa para ele é muito simplificada e permite que crie pontos de referência estáveis e simples, facilitando sua integração no tempo e no espaço.

Já o handling é a função de "manipulação" (com as mãos) do bebê, enquanto ele é cuidado. Essa harmoniza a vida psíquica com o corpo, o que Winnicott (1971/1999, p. 7-11) chama de "personalização".

Desta maneira, a mãe-ambiente que realiza essas três funções é chamada de "mãe suficientemente boa", ou seja, boa o suficiente para que o bebê possa conviver com ela sem prejuízos psíquicos. Essa mãe representa o "ambiente bom" e permite que o filho coloque em prática sua tendência inata ao desenvolver e dar continuidade à vida, fazendo emergir o verdadeiro *self*.

O *self* designa a representação da pessoa inteira (corpo e organização mental). Para Winnicott (1965/1983, p. 129-154), existem dois aspectos no *self* que estão presentes em qualquer ser humano em proporções variadas: um *self* verdadeiro e um *self* falso.

O *self* verdadeiro é a pessoa construída a partir de suas tendências inatas, manifestando-se em gestos espontâneos e ideias pessoais, porque só o verdadeiro *self* é criador e pode ser sentido como real. Portanto, o *self* verdadeiro é resultante da interação com uma "mãe suficientemente boa".

Já o falso *self* seria o resultado de uma interação mãe-bebê que não ofereceu suficiência para tal desenvolvimento, sendo que neste a mãe não consegue se identificar com as necessidades do filho, não respondendo aos seus gestos. Surge aí uma "adaptação falha ao bebê" devido à divisão da mãe em pedaços, percebidos pela criança como uma ausência, cujo apego é inseguro e faltante. O bebê renuncia à esperança de ver suas necessidades satisfeitas e vai adaptando-se aos cuidados que não lhe convém, passando a adotar um modo de ser falso e artificial. Com isso, a pessoa já adulta experimenta sentimentos de irrealidade e vacuidade a respeito de si mesmo, dos outros e da vida, e pode se comportar como um ser que não se adapta, mas se funde ao ambiente, passando a reagir especularmente (como um espelho, reflexo).

É importante lembrar que as falhas e faltas da mãe não são sentidas como "frustração", e sim como carências na satisfação das necessidades, dificultando o desenrolar do desenvolvimento da criança. A angústia, advinda dessa experiência, é tão intensa que surge como "ameaça de aniquilação do eu" (despedaçamento, impressão de queda infindável, sentir-se levado para alturas infinitas, ausência de relação com o corpo, ausência de orientação espaço-temporal), isto é, a essência da angústia psicótica.

É um fato que o bebê pode encontrar formas de "arranjar-se", pois não há determinismo, mas daí podem surgir organizações patológicas da personalidade, como: autismo ou esquizofrenia infantil (não ligadas ao transtorno do espectro, mas a uma personalidade característica formada na falha da relação bebê-ambiente-mãe); esquizofrenia latente (que se manifesta em fases de tensão e fadiga); estado limítrofe (o paciente apresenta-se como neurótico, mas o núcleo do distúrbio é psicótico); personalidade esquizoide (personalidade sadia com elementos esquizoides); personalidade baseada no falso *self*; entre outras possibilidades e combinações.

Já na fase de "dependência relativa", que vai dos 6 meses a 2 anos, vê-se uma criança consciente de sua sujeição (na primeira fase ela não se vê separada, mas fundida à mãe), que tolera melhor as falhas de adaptação da mãe, tirando proveito delas para se desenvolver. Isso acontece porque a criança percebe a existência de uma realidade externa, separada dela, e já consegue se antecipar aos acontecimentos e prever as ações de sua mãe.

A mãe, por sua vez, se desliga um pouco do estado intenso de identificação e retoma outras atividades fazendo surgir as "falhas de adaptação moderadas", em que a criança vive sem prejuízo para sua evolução psíquica. Mas isso não significa que a mãe esteja dispensada. A criança imagina estar se relacionando com duas mães, por exemplo. Uma é a mãe dos momentos calmos, a outra é a dos momentos de excitação em que a agressividade está presente, principalmente nas refeições. A criança imagina que a satisfação de sua fome acarreta a deterioração do corpo da mãe, preocupando-se, pois depende dela.

Por isso, é importante que a criança perceba que as duas mães são a mesma pessoa, para evitar esse tipo de sentimento. É esse processo de integração entre as duas figuras maternas que irá proporcionar estabilidade e segurança para que a criança estruture sua vida psíquica.

É a representação dessa mãe suficientemente boa, ou melhor, a crença de que essa mãe existe, interiorizada pela criança, que irá ajudá-la a lidar com sua agressividade, sendo essa construção de integração das figuras maternas capaz de destruir a angústia (depressiva), de onde advém a culpa, pois a mesma mãe que ataca é a mãe que cuida (culpa depressiva). É por essa angústia e culpa que a criança desenvolve atividades de reparação e restauração, quando sentida como danificada e destruída, sob a forma de presentes e gestos de ternura, continuando a criança sua evolução psíquica (KLEIN, 1930/1996).

Portanto, é nessa fase, por volta do segundo trimestre de vida, que, depois de ter passado por uma fase de ilusão de onipotência, em que se cria os objetos de suas necessidades, a criança vai descobrindo que ela e sua mãe são separadas e que ela depende da mãe para suas necessidades.

Por essa ser uma fase de desilusão – em que a criança desenvolve atividades como: levar os dedos ou algum objeto à boca, como a ponta de um lençol ou fralda; começa a puxar fiapos de lã e fazer bolotas com o que acaricia; sons bucais diversos etc. – esses comportamentos surgem como substitutos da angústia, por exemplo: separação da mãe, hora de dormir...

Estas são atividades que Winnicott (1953/1975, p. 27-35) chama de fenômenos transicionais e que quando envolve um objeto este é chamado de objeto transicional. São transicionais porque ocupam um espaço intermediário entre as realidades interna e externa, com a função de amortecer o choque da conscientização de uma realidade externa, sendo este, portanto, um espaço transicional.

Nesse espaço chamado de transicional ocorrem fenômenos (transicionais) que podem ou não envolver um objeto (transicional), pois quando se trata de um objeto transicional esse representa a mãe dos momentos tranquilos. É um momento em que o bebê passa da situação de controle pela onipotência para a de controle pela manipulação, ainda anterior ao reconhecimento da realidade externa enquanto tal.

Esse espaço transicional persiste ao longo da vida toda da pessoa, será ocupado por atividades lúdicas e criativas extremamente variadas e terá por função aliviar o ser humano da constante tensão suscitada pelo relacionamento com a realidade de dentro e com a realidade de fora do indivíduo.

Winnicott (1971/1999, p. 15) diz que o aparecimento desse espaço é sinal de que a mãe da primeira fase foi suficientemente boa. Mas, mesmo assim, pode-se detectar uma psicopatologia. Por exemplo, quando a mãe se ausenta por um tempo que ultrapassa a capacidade da criança de mantê-la viva em sua lembrança, podendo ocorrer um desinvestimento do objeto (objeto = mãe). A criança passa a ignorar a mãe quando essa reaparece e elege um novo objeto para depositar seu desejo.

Diferentes distúrbios psíquicos estão ligados ao sentimento de falta de sobrevivência da mãe e podem ser agrupados sob o termo "doenças da pulsão agressiva", como: tendência antissocial, hipocondria, paranoia, psicose maníaco-depressiva (bipolaridade) e algumas formas de depressão. Para tratá-las em psicoterapia, aparecerão acontecimentos ligados ao embate entre a agressividade e a libido (energia original), entre o ódio e o amor (sentimentos ambivalentes), num momento em que a criança se preocupa com as consequências de seu ódio e sente culpa (KLEIN, 1930-1952/1996).

A partir dessa perspectiva desenvolvimentista, o ambiente continua a exercer influência na criança que cresce, no adolescente e até no adulto. Se pudéssemos imaginar essa influência em uma curva crescente, essa nunca parará por completo, e assim assistiríamos ao estabelecimento progressivo de uma interdependência entre indivíduo e o ambiente.

Por fim, Winnicott (1971/1999), diferentemente de Klein e Freud, baseou seus estudos nos conflitos "interpsíquicos", ou seja, distorções psíquicas provocadas por um ambiente patogênico, nascendo assim a necessidade de uma nova terapêutica para estes casos em que o ambiente (mãe ou cuidador equivalente) fracassou na adaptação das necessidades de um ser humano.

Pré-natal psicológico

Surge como um oásis, para o tratamento dessas questões na relação mãe-bebê, com repercussões tão profundas, o pré-natal psicológico. Este consiste em um acompanhamento terapêutico especializado, em que as questões maternas serão tratadas profundamente, com todo o cuidado, para que a experiência do puerpério seja um refrigério, leve e suficiente.

Ser uma "mãe suficientemente boa" não depende somente da boa vontade de ser, e sim de preparo psicológico adequado para que as vivências estruturais da mulher-mãe não se tornem empecilhos na construção desse novo ser que está para chegar.

Para as mulheres-mães que passaram por uma experiência de suficiência quando bebês, as informações de um pré-natal psicológico irão agregar na leveza da vivência de cada momento gravídico-parto-puerperal. Estas se sentirão dispostas e disponíveis para além da suficiência e ofertarão, por meio do afeto aprendido em psicoterapia, muito amor, dando base para a construção de um ser humano grato e generoso.

Para aquelas com pequenas ou grandes dificuldades na experiência passada mãe-bebê, os benefícios são incalculáveis. O analista permitirá que a mãe-mulher forme uma relação de dependência forte ou absoluta, possibilitando que a paciente projete o lugar da mãe não suficiente (processo transferencial) ao exercer uma função de "suficientemente boa"; desse modo, identifica as necessidades da paciente. Assim, assegura-se o nível simbólico, ou seja, a função de sustentação (holding), que possibilitará a maior autoconfiança na paciente. O analista é utilizado pela paciente da maneira que melhor lhe convier, pois comportamentos tipicamente infantis são previsíveis.

De qualquer forma, a capacidade de se identificar com as necessidades da paciente acarreta o descongelamento de sua situação primitiva de carência ambiental, permitindo ao eu da mulher-mãe evoluir. A paciente pode demonstrar sentimentos diversos, como raiva, que é aquele que fica no lugar da angústia, porém, sem risco de aniquilamento, adoecimento.

Para uma melhor compreensão quanto ao processo analítico de pré-natal psicológico, trabalham-se as seguintes etapas: adaptação do analista às necessidades do paciente; liberação dos processos de maturação (descongelamento); intervenção de uma falta de adaptação; cólera sentida e expressada pela paciente; e novo progresso do eu.

Na situação de "doenças da pulsão agressiva", o que vai importar é a sobrevivência do analista e que esse sustente a situação analítica, não fazendo represálias ao ódio expresso ou atuado pelo paciente (mulher-mãe/díade mãe-bebê). O ambiente constitui o esteio indispensável em que o ser humano se apoia para construir as bases de sua personalidade.

Para tanto, o trabalho terapêutico pré-natal se coloca à disposição, para acolher essa mãe-mulher e díade mãe-bebê, com um olhar compreensivo e afetuoso.

Esse pré-natal psicológico acontece durante a gravidez, com possibilidade de acompanhamento do momento do parto (se necessário) e a continuidade do trabalho após o nascimento do bebê, visando à qualidade do vínculo mãe-bebê e da saúde psíquica da mulher-mãe.

Referências

BRASIL. Ministério da Saúde. *Parto, aborto e puerpério: assistência humanizada à mulher.* Secretaria de Políticas. Área Técnica da Saúde da Mulher. Brasília, DF, 2001.

FREUD, S. Sobre o narcisismo: uma introdução. In: FREUD, S. *Edição standard brasileira das obras psicológicas completas de Sigmund Freud.* v. 14. Rio de Janeiro: Imago, 1990, p. 83-119.

KLEIN, M. A importância da formação de símbolos no desenvolvimento do ego. In: KLEIN, M. *Amor, culpa e reparação e outros trabalhos (1921-1945)* (A. Cardoso, trad.) Rio de Janeiro: Imago, 1996. (Trabalho original publicado em 1930).

KLEIN, M. As origens da transferência. *Inveja e gratidão e outros trabalhos (1946-1963).* Rio de Janeiro: Imago, 1996. (Trabalho original publicado em 1952).

WINNICOTT, D. W. Objetos transicionais e fenômenos transicionais. In: WINNICOTT, D. W. *O brincar e a realidade*. Rio de Janeiro: Imago, 1975. (Trabalho original publicado em 1953).

WINNICOTT, D. W. A mente e sua relação com o psique-soma. In: WINNICOTT, D. W. *Da pediatria à psicanálise*. Rio de Janeiro: Francisco Alves, 1978. (Trabalho original publicado em 1954).

WINNICOTT, D. W. Aspectos clínicos e metapsicológicos da regressão no contexto psicanalítico. In: WINNICOTT, D. W. *Da pediatria à psicanálise*. Rio de Janeiro: Francisco Alves, 1978. (Trabalho original publicado em 1955).

WINNICOTT, D. W. Ansiedade associada à insegurança. In: WINNICOTT, D. W. *Da pediatria à psicanálise*. Rio de Janeiro: Francisco Alves, 1978. (Trabalho original publicado em 1958).

WINNICOTT, D. W. A capacidade para estar só. In: WINNICOTT, D. W. *O ambiente e os processos de maturação*. Porto Alegre: Artmed, 1983. (Trabalho original publicado em 1958).

WINNICOTT, D. W. Teoria do relacionamento paterno-infantil. In: WINNICOTT, D. W. *O ambiente e os processos de maturação*. Porto Alegre: Artmed, 1983. (Trabalho original publicado em 1960).

WINNICOTT, D. W. Distorção do ego em termos de falso e verdadeiro *self*. In: WINNICOTT, D. W. *O ambiente e os processos de maturação*. Porto Alegre: Artmed, 1983. (Trabalho original publicado em 1965c).

WINNICOTT, D. W. *Natureza Humana*. Rio de Janeiro: Imago, 1990. (Trabalho originalmente publicado em 1988).

WINNICOTT, D. W. Psiquiatria infantil, serviço social e atendimento alternativo. In: WINNICOTT, D. W. *Pensando sobre crianças*. Porto Alegre: Artes Médicas, 1997. (Trabalho original publicado em 1996).

WINNICOTT, D. W. O conceito de indivíduo saudável. In: WINNICOTT, D. W. *Tudo começa em casa*. São Paulo: Martins Fontes, 1999. (Trabalho original publicado em 1971).

WINNICOTT, D. W. A posição depressiva no desenvolvimento emocional normal. In: WINNICOTT, D. W. *Da pediatria à psicanálise: obras escolhidas*. Rio de Janeiro: Imago, 2000. (Trabalho original publicado em 1955).

WINNICOTT, D. W. A preocupação materna primária. In: WINNICOTT, D. W. *Da pediatria à psicanálise: obras escolhidas*. Rio de Janeiro: Imago, 2000. (Trabalho original publicado em 1958).

03

A IMPORTÂNCIA DA GESTAÇÃO, PARTO E PUERPÉRIO NO DESENVOLVIMENTO EMOCIONAL DO SUJEITO

O presente trabalho considera a importância do período gestacional, do parto e do puerpério para a mulher e para o bebê, levando em consideração todo o ambiente em que estão inseridos. O objetivo é demonstrar a importância que essa fase da vida tem na formação psíquica e da personalidade do bebê e alertar o quanto é possível ter práticas preventivas que possam favorecer um desenvolvimento mais saudável emocionalmente para o bebê. Descritores: psicologia perinatal; teoria do desenvolvimento maturacional; gestação; puerpério; desenvolvimento emocional.

LAURA DRUMMOND

Laura
Drummond

Psicóloga graduada, em 2004, pela PUC-GO, mestre em Processos Clínicos pela PUC-GO, especialista em psicologia perinatal e da parentalidade, especialista em psicologia escolar e educacional, doula. Professora em cursos de pós-graduação na área da psicologia. Psicóloga clínica e palestrante. Fundadora do Instituto Afeto. Cofundadora da página no canal do YouTube Psicanalise com Afeto e também do projeto Conferência Goiana de Perinatalidade e Parentalidade. Atua na psicologia clínica com intervenções terapêuticas individuais com bebês, crianças, adolescentes, adultos, casais e gestantes, e também com intervenções terapêuticas em grupo com gestantes e crianças.

Contatos
drummondlaura@icloud.com
Instagran: @laura.drummond_ / @institutoafeto
Youtube: @lauradrummond6168 / @PsicanalisecomAfeto
62 99972 0456

> *Há muito mais continuidade entre a vida intrauterina e a primeira infância do que a impressionante cesura do ato do nascimento nos teria feito acreditar.*
> (Freud, 1926, p. 162)

A parentalidade, o maternar e o paternar começam a ser construídos ainda na infância, enquanto as crianças brincam e não apenas quando os adultos começam a pensar em gestar ou em ter filhos. Grávidas não são todas iguais, não passam todas pelos mesmos sentimentos, afinal, cada indivíduo tem uma história de vida diferente e uma subjetividade única que precisam ser levadas m consideração. Todas as vivências que se iniciam ainda na fase gestacional influenciam na formação do emocional e da personalidade do sujeito. O presente artigo tem o objetivo de demonstrar exatamente a importância dessa fase do desenvolvimento na formação emocional e da personalidade do indivíduo, além de alertar para o quanto há práticas importantes a serem trabalhadas de forma preventiva nessa fase que podem contribuir para um desenvolvimento psíquico e emocional mais saudável do sujeito em formação.

A gestação

A gestação é um momento de grande importância para o ciclo vital do homem, da mulher e também do bebê, pois além de apresentar uma série de mudanças físicas, psicológicas, sociais e familiares para os adultos, deixam marcas importantes na formação da personalidade e no emocional, as quais são passadas de forma inconsciente a esse ser que está sendo gerado (MALDONADO, 2013).

As influências ambientais para os bebês existem desde a concepção através da história passada pelos pais, de seus desejos e fantasias inconscientes, de seus conflitos transgeracionais e o lugar destinado a esses bebês na família. A história que está no inconsciente dos pais influencia de forma importante o novo ser desde a gestação até o final de sua vida (CARON, 2000).

Enquanto a mulher gesta, há a existência de algo que chamamos de bebê imaginário. O bebê imaginário é o bebê que atende aos desejos inconscientes dos pais, é aquele bebê que os pais idealizam e sonham com ele, imaginam como serão as características físicas, de personalidade, de humor e isso já é um prelúdio sobre a relação futura pais–bebê, já que o bebê segue por muito tempo dependente da figura materna para sobreviver e vir a ser alguém livre e independente. É importante ressaltar aqui que na grande maioria das vezes o bebê imaginário nada tem a ver com o bebê real, o que pode levar os pais a terem que lidar com esse luto do bebê idealizado após o nascimento dele.

Nesta fase, a mulher traz à tona sentimentos e emoções reprimidas de sua história, experiências até então desconhecidas, e este período faz parte do processo de desenvolvimento normal da mulher, requerendo uma (re)estruturação interna. A mulher passa por um processo de estar mais regredida, o que facilita o acesso ao passado e leva geralmente a enfrentar uma crise caracterizada pela reativação de seus conflitos com suas figuras parentais.

Stern (1997) buscou compreender as mudanças ocorridas em algumas mulheres no processo de tornarem-se mães usando um conceito chamado Constelação da Maternidade, que seria uma organização psíquica singular que iniciaria uma série de tendências de ações, sensibilidades, fantasias, medos e desejos na mulher. Essa nova organização é temporária e variável, pode persistir por meses ou anos, e quando acontece é intensa, sendo um eixo (re)organizador na vida psíquica da mulher.

É comum que o mundo interno ganhe mais espaço na vida da gestante do que o mundo externo, que ela viva um mundo mais da imaginação e da fantasia, gerando ambivalências afetivas, mudanças bruscas de humor, inquietação, irritabilidade e preocupações. Além disso, ela deve ajustar a imagem de si mesma e perceber que a chegada do filho vai alterar a forma como vive naquele momento. A regressão na gravidez pode ser bem percebida tanto em relação à ansiedade e aos sintomas quanto à necessidade de proteção e bem-estar, o que indica uma identificação da grávida com o bebê.

Esse conceito de regressão não é necessariamente uma conotação patológica, visto que a regressão deve oscilar entre aparecer e desaparecer. De acordo com a teoria de crise, para atingir um nível de organização de personalidade, para progredir, é preciso passar por um período de relativa desorganização e regressão (MALDONADO, 2017).

Maldonado (2017) fala em seu livro A psicologia da gravidez sobre a importância da preparação psicológica para a parentalidade, fazendo uma análise das vivências emocionais mais comuns e a forma como podem impactar na dinâmica da família. O fato de a mulher, os pais, estarem preparados para essas mudanças auxilia na forma como ela lidará com todo o processo e no vínculo que estabelecerá com o filho. Visto que o processo de estruturação da personalidade do sujeito se inicia ainda na gestação e se estende ao longo da vida, tendo ênfase nos primeiros anos de vida, é muito importante ampliar o olhar e oferecer um ambiente mais acolhedor, preparando essa família para receber esse bebê de forma mais leve e tranquila. Ao cuidar da saúde mental da mãe e do pai, estamos automaticamente cuidando da saúde mental do bebê e da formação de sua personalidade.

Passar por algumas perturbações emocionais durante o período gestacional é inevitável e faz parte do cotidiano de qualquer gestante. Quando a mãe vive momento de estresse agudo ou alguma outra situação, o feto é inundado por uma descarga neuro-hormonal de substâncias fisiólogas que causam sensação de pânico ou angústia profunda. Neste momento, o pequeno ser, que não conta ainda com recursos próprios para discernimento ou discriminação, experimenta uma sensação muito radical de aniquilamento ou de ameaça (WILHELM, 2013).

As marcas deixadas por tais situações podem se constituir em *imprints* negativos e positivos para o bebê. Importante ressaltar que existem recursos que podem aliviar e diminuir essas marcas que estão todos sujeitos a vivenciar, como as conversas tranquilizadoras da mãe com o bebê, dedicar a ele uma atenção dirigida ao longo do dia, contando o ocorrido, os preparativos para recebê-lo, visando restituir a ele a sensação de segurança, otimismo e esperança, reforçando e reassegurando a permanência do vínculo entre eles (Wilheim, 2013). De acordo com a autora, os sentimentos negativos de abandono, desamparo, pessimismo, desesperança e desconfiança têm suas raízes fincadas na experiência pré-natal.

O parto

A gestação compreende uma lenta evolução em nível de transformações para a mulher e o casal. Em contrapartida, o parto é um processo abrupto, caracterizado por mudanças rápidas. O parto leva a mulher a temer, pois lida com algo da ordem do desconhecido, doloroso (assim é imposto culturalmente) e também como momento inaugural de concretude da relação mãe-filho, em que, de fato, eles irão se conhecer e iniciar uma relação real. Teme também o papel de mãe por este ser mitificado e conter a exigência de a mãe ser um modelo de perfeição, e essa busca pela perfeição traz uma série de consequências emocionais. Muitas vezes, a mulher chega ao parto sem refletir sobre seus desejos, suas possibilidades e suas limitações (IACONELLI, 2012).

O processo de constituição de uma mãe capaz de perceber o filho como separado de si é demorado e subjetivo, ao passo que a separação física, propriamente dita, no momento do parto, é instantânea. Em nossa cultura, os procedimentos ligados ao nascimento têm ênfase na rapidez e no controle, e muitas vezes isso atrapalha o percurso dos pais na trilha para se apoderarem desse novo papel que irão exercer com a chegada o bebê, levando-os a duvidarem de sua capacidade de cuidar de seus filhos (IACONELLI, 2012).

Lidar com a subjetividade não é algo de que a sociedade atual goste muito, e o parto não tem um espaço para a subjetividade que ele merecia! O parto seria um momento propício para deixar a subjetividade vir à tona e um espaço para elaboração do que está sendo vivido e de tudo que já foi construído na vida da mulher, desde seu nascimento até aquele momento.

Criar um ambiente que dê conta das experiências vividas no parto afeta de forma importante as etapas seguintes, que são fundamentais na constituição psíquica do bebê. Como nos mostra Winnicott (2019), as experiências de gestação e parto dão base para a relação de vínculo entre mãe e bebê e, em consequência, estão na base da constituição do sujeito.

No momento do parto, a mulher deve receber um tratamento que leve em consideração sua história e subjetividade. Há relativo consenso em psicanálise sobre o caráter profundamente significativo da experiência do parto no psiquismo do ser humano. O parto deve ser considerado uma variável facilitadora para elaboração desse momento.

O pós-parto

Após o parto, inicia-se uma nova fase na vida da mulher/mãe e família e também uma nova fase para o bebê. E aqui precisamos falar sobre o que Winnicott, ainda em 1968, traz como ambiente inicial acolhedor, ambiente suficientemente bom, mãe suficientemente boa, e que influencia de forma direta na formação da personalidade e no emocional do bebê com sua teoria do desenvolvimento maturacional.

A mãe, após o parto, desenvolve o que chamamos de preocupação materna primária, que é quando a mãe se preocupa com o bebê e acaba criando um ambiente que seja propício e potencial para que ele se desenvolva de maneira saudável. Isso se dá no estágio de dependência absoluta do bebê. A mãe deve estar totalmente devotada ao bebê e oferecer um *holding* e um *handling*, apresentando o mundo em pequenas doses para o bebê e ele, assim, vai elaborando, aos poucos, todo o mundo externo. No estado de preocupação materna primária, as mães se tornam capazes de se colocar na pele do bebê, o que facilita a capacidade de identificação com ele, possibilitando o atendimento de suas necessidades básicas.

Assim, o bebê precisa experienciar intimidade física com a mãe ou figura cuidadora nos primeiros meses de vida, pois isso influencia sua personalidade e seu caráter e gera uma capacidade de ser feliz (WINNICOTT, 2019). A troca afetiva entre mãe e filho auxilia na estruturação psíquica do sujeito, e essa intimidade pode ser alcançada em inúmeras formas de relações. Uma delas bastante conhecida é a amamentação. Contudo, Winnicott deixa muito claro que essa não é a única forma de vivenciar essa intimidade com o bebê e que há outros meios para as mães que não conseguiram ofertar o leite materno possam assim fazer, como o olhar, os cuidados básicos como banho, trocas de fraldas, colos e também a disponibilidade afetiva da figura materna para o bebê. Tudo isso chamamos de amamentação psicoafetiva.

A amamentação psicoafetiva é uma forma de comunicação entre a mãe e o bebê e, como foi dito, pode ser feita por meio de vários cuidados primários sem perder a qualidade do que se está emocionalmente ofertando nessa relação.

Vamos buscar compreender um pouco melhor sobre o que Winnicott fala sobre a Teoria do Desenvolvimento Maturacional (ou de acordo com as novas traduções das obras dele, Teoria do Desenvolvimento Emocional).

Primeiramente, é necessário reconhecer que a mãe não é responsável por tudo em um bebê. O autor traz a concepção do ambiente inicial cuidador, composto por figuras cuidadoras, como pais, tios, avós e qualquer outra pessoa que esteja ali disponível para auxiliar a mãe neste momento delicado e importante da vida do bebê. A mãe não precisa dar conta de tudo sozinha.

A Teoria do Desenvolvimento Maturacional busca envolver o desenvolvimento fisiológico e psíquico e emocional do sujeito. Winnicott traz o conceito de que o ser humano nasce em uma condição totalmente dependente do ambiente que o acolhe, dependência absoluta, e caminha para uma dependência relativa até chegar rumo à independência na vida adulta.

Todo bebê nasce com uma tendência à integração, e são os cuidados ambientais que podem favorecer ou não essa integração, que é uma tendência inata. Ao nascer, o bebê não tem nenhuma noção de tempo e espaço. Ele nasce fusionado ao ambiente cuidador, que é uma função geralmente exercida pela figura materna, e esta "empresta" seu ego como um ego auxiliar para o bebê até que o ego dele se desenvolva. Quando o bebê recebe os cuidados básicos da figura materna, ele tem pequenas integrações de espaço temporal e aos poucos vai construindo uma noção de um dentro e um fora, de um eu e um outro. Vai aos poucos passando pelo processo de integração e construindo o seu próprio ego (WINNICOTT, 2019).

Ao segurar, sustentar (dar o *holding)*, manipular o bebê, dar um banho, fazer carícias ou até mesmo as trocas de fraldas, o *handling,* a figura materna, vai dando contorno para as sensações corporais do bebê. As sensações fisiológicas vão passando por uma representação psíquica, que ele chama de elaboração imaginativa das funções corporais, e aí tem a personalização, quando a psique é alocada no soma, e temos uma unidade psique-soma. Quando isso não acontece, é comum surgirem doenças somáticas.

Elaboração imaginativa é tudo o que o bebê sente em seu corpo que é externo ao eu (impulsos, instintos). No toque e no cuidado que o bebê recebe, ele vai incorporando as experiências e experienciando tudo em primeira pessoa. O que é sentido no corpo, de maneira fisiológica, é processado psicologicamente. A psique é alocada aos poucos no soma (corpo). Ou seja, o bebê nasce com uma tendência à integração e sofre pequenas integrações espaçotemporais até que ele se integra no tempo e no espaço.

Com os cuidados externos de um ambiente devotado comum (uma mãe suficientemente boa) que não é perfeito, que pode ter falhas, o bebê vai aos poucos se personalizando, quando as sensações corporais são sentidas e ganham significado psíquico. Mas, para isso, precisa de um ambiente psíquico externo, precisa da função materna ali exercendo o *holding*, o *handling* e o amparo necessário para esses desenvolvimentos. É necessário uma mãe que auxilie a nomear e dar significado para tudo que é vivido (WINNICOTT, 2019).

São as mães, ao nomearem e conversarem com seus bebês durante os cuidados básicos, que auxiliarão o bebe em sua estruturação e reconhecimento de um novo eu. A figura materna estabelece a base para a força de caráter e para a riqueza da personalidade do indivíduo. Um ser que antes era fusionado vai aos poucos se desvinculando e conquistando um independência relativa. O bebê, a criança, vai aos poucos se relacionando criativamente com o mundo.

Posto isso, percebe-se que:

> [...] a saúde mental do indivíduo começa a se estabelecer desde o início pela mãe que fornece o que chamei de ambiente facilitador, em meio ao qual os processos naturais de crescimento do bebê e as interações com o ambiente podem evoluir de acordo com o padrão herdado pelo indivíduo. A mãe está (sem saber) estabelecendo as bases da saúde mental do filho (p. 38).

É lamentável quando o bebê não tem a chance de começar suficientemente bem o seu início de vida, quando o ambiente é caótico e não pode oferecer esse amparo básico para seu desenvolvimento. O bebê incorpora exatamente o que é oferecido. Crianças que não experienciaram ser cuidadas de forma suficiente nessa fase de dependência tendem a amadurecer muito rápido para dar conta das falhas e intrusões do ambiente. O ambiente inicial deve ser um ambiente que sustente, que seja capaz de oferecer um *holding*. O ambiente ideal é um que dê condições ao bebê de vir a ser, que possa emergir, respeitando o gesto espontâneo ou a criatividade primária e não um ambiente que vai introduzindo a própria vontade, substituindo a espontaneidade do bebê pela força e pela autoridade.

Trocar o gesto espontâneo do bebê pelas imposições próprias da figura materna acaba criando defesas que mais tarde serão chamadas de falso *selfie*. Nesse caso, toda a espontaneidade do bebê é atropelada e ele acaba tendo que se adaptar ao ambiente intrusivo, que não o sustenta e não dá oportunidade a ele de vir a ser.

O olhar da figura materna sobre o bebê vai promover o que o Winnicott (2019) chamou de identificação primária, que é fundamental para posteriormente os bebês desenvolverem a identificação cruzada. A identificação primária é fundamental para a integração espaçotemporal e aos poucos vai promovendo o processo de personalização, como já foi dito. O corpo do bebê vai sendo sentido aos poucos como dele mesmo. Vai recebendo um contorno dado pelo ambiente externo. A identificação cruzada, que acontece em seguida, é a base para o sentimento de empatia. Por meio da identificação cruzada, o sujeito desenvolve a capacidade de se colocar no lugar do outro sem sair do seu próprio lugar, sem se fusionar com o outro. Ou seja, a partir da perspectiva do bebê, se ele recebe um bom cuidado no início da vida por uma mãe suficientemente boa, vai se integrando e se desenvolvendo até adquirir a capacidade de empatia porque recebeu o cuidado primário no início da vida (WINNICOTT, 2019).

A ausência de identificação primária pode levar o sujeito a não promover identificação cruzada, podendo se fechar em seu mundo próprio ou, se fusionar ao outro, terá dificuldades de saber o que é do outro e o que é seu. E essas são consequências complexas para serem lidadas na vida adulta nas múltiplas relações que virão a existir.

Para Winnicott, o momento em que a mãe deixa de ser mãe ambiente e se torna uma mãe objeto é de grande importância. A mãe ambiente é a que sustenta e segura o bebê, permite que ele entre no estado relaxado e se fusione, assim suas necessidades básicas são atendidas. O bebê também tem estados excitados, agitados, de impulsos e instintos que se manifestam no corpo através de descargas motoras, e ele vai precisar de uma mãe objeto que vai sobreviver a esses "ataques", que a princípio são corporais fisiológicos e depois passam para fantasia, fazendo parte do psiquismo. Aos poucos, vai acontecendo uma separação do bebê e da mãe.

Outro aspecto a ser considerado é que a figura materna precisa sobreviver, suportar e não revidar nem retaliar esses "ataques" do bebê para que ele possa sair da condição de amor impiedoso e passar ao amor mais responsável. Winnicott nomeou isso de ciclo benigno, que é o ciclo da destruição-sobrevivência-reparação. O bebê destrói a figura materna, que sobrevive, aí então ele pode amá-la. Quem não teve oportunidade de fazer esse ciclo benigno no início da vida tende a fazê-lo ao longo da vida nas diversas relações (WINNICOTT, 2019).

As falhas na noção espaçotemporal são percebidas em adultos inseguros, quando não há reconhecimento do tempo e do espaço, há dificuldades na organização, dificuldades relacionadas aos aspectos psicomotores, entre outros. Tendem a ser adultos com dificuldades de seguir horários e adquirem diversas formas de defesas. Falhas nesse processo também podem resultar em estruturas mais *borderline* ou psicóticas.

Conclusão

A integração não é um estado pleno, conquistado e permanente Regredir faz parte da saúde mental nos momentos mais difíceis da vida. E nessa regressão o sujeito acessa aqueles momentos mais profundos, impactantes e marcantes de sua história, que de alguma forma foram traumáticos porque não receberam contorno nem apoio do ambiente, e experienciam um estado de regressão. As pessoas tendem a regredir quando se sentem seguras para tal. Se o ambiente não é seguro, elas se defendem o tempo todo de algo que possa colocá-las em perigo.

Quando existe confiança, pode-se regredir e nascer uma nova possibilidade de narrativa e, nessa narrativa, experienciam-se as vivências traumáticas e um outro sentido é atribuído a elas na presença de um ego auxiliar. Essas vivências de desamparo ocasionam questões relacionadas a insegurança, medo, baixa autoestima, entre outras.

Pré-natal psicológico

Uma prática importante, possível de ser trabalhada com as famílias e mulheres gestantes para aliviar e trazer mais leveza a esse momento e ao mesmo tempo prepará-las para lidar com essa fase tão importante do desenvolvimento humano, os primeiros anos de vida, é o que chamamos de Pré-Natal Psicológico (PNP), uma metologia que foi apresentada por Bortoletti (2007).

O objetivo do PNP é acolher a gestante e o casal, principalmente escutando-os e trabalhando suas culpas, dúvidas, medos, anseios e angústias inerentes a este período, buscando olhar de forma profunda para toda sua história relacionada à própria gestação e ao próprio parto para que se tenha consciência das emoções que ali se encontram. É uma intervenção preventiva que consiste em propiciar suporte emocional, terapêutico e informacional de forma individual ou em grupos, com a gestante e seus familiares, durante o ciclo gravídico-puerperal (BORTOLETTI, 2007).

É um espaço terapêutico, que busca propor uma gestação emocionalmente saudável, uma chegada mais tranquila do bebê, além de um puerpério mais leve e menos solitário.

Problemas de saúde mental durante a gestação têm grandes chances de permanecer após o parto, o que pode dificultar a vinculação mãe-bebê e assim afetar o desenvolvimento saudável do bebê.

Referências

BORTOLETTI, F. F. (org). *Psicologia na prática obstétrica: abordagem interdisciplinar.* São Paulo: Manole, 2007.

CARON, N. A. (org). *A relação pais-bebês: da observação à clínica.* São Paulo: Casa do Psicólogo, 2000.

IACONELLI, V. *O que é psicologia perinatal: definição de um campo de estudo e atuação.* Área de estudos do Instituto Brasileiro de Psicologia Perinatal, 2012. Disponível em: <http://institutogerar.com.br>. Acesso em: 18 jun. de 2024.

MALDONADO, M. T. *Psicologia da gravidez: gestando pessoas para uma sociedade melhor.* São Paulo: Ideias & letras, 2017.

SOIFER, R. *Psicologia da gravidez, parto e puerpério.* São Paulo: Artes Médicas, 1984.

STERN, D. N. *A constelação da maternidade.* Porto Alegre: Artes Médicas, 1997.

WINNICOTT, D. W. *Os bebês e suas mães.* São Paulo: Ubu, 2019.

WINNICOTT, D. W. *Da pediatria à psicanálise.* São Paulo: Ubu, 2021.

WINNICOTT, D. W. *Tudo começa em casa.* São Paulo: Ubu, 2021.

WILHEIM, J. *O que é psicologia pré-natal.* São Paulo: Casa do Psicólogo, 2013.

FREUD, S. *Inibições, sintomas e ansiedade.* Rio de Janeiro: Imago, 1980, vol. 20, 1926.

04

DESENVOLVIMENTO INFANTIL SAUDÁVEL: SUAS BASES NA PRIMEIRA INFÂNCIA
A PSICOMOTRICIDADE COMO PROVEDORA DE ESTÍMULOS CORRETOS PARA CADA ETAPA DO DESENVOLVIMENTO INFANTIL

Os pais têm sonhos e expectativas em relação ao desenvolvimento de seus filhos, não é mesmo? Neste capítulo, vamos comparar o desenvolvimento infantil a uma frondosa macieira: ambos precisam de cuidados diferentes para as diversas fases do seu crescimento, o que a psicomotricidade, de maneira lúdica, pode oferecer.

IMACULADA MORAES

Imaculada Moraes

Fisioterapeuta há 16 anos. Destes, 13 foram dedicados ao desenvolvimento infantil. Especialista em psicomotricidade, neuropsicopedagogia, autismo, fisioterapia neurofuncional pediátrica e saúde da família, atua em Leopoldina, Minas Gerais, como professora de psicomotricidade na educação infantil. Faz parte da equipe multidisciplinar do Centro de Atendimento ao Autismo e realiza atendimentos clínicos em seu consultório. Palestrante e professora em cursos e *workshops,* também realiza mentorias sobre o neurodesenvolvimento infantil por acreditar que a troca de conhecimentos é indispensável no processo de aprendizagem, já que "quem ensina aprende ao ensinar e quem aprende ensina ao aprender" (Paulo Freire).

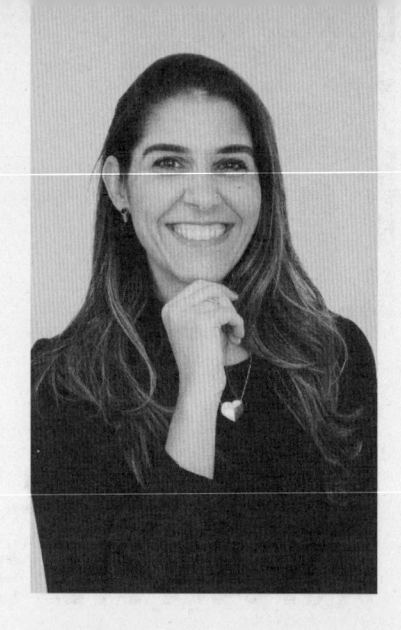

Contatos
Instagram: @imaculada.neurodesenvolvimento

Acredito que em algum momento da vida você, pai ou responsável por alguma criança, já se perguntou: Será que ela está se desenvolvendo adequadamente? O ser humano, naturalmente, independentemente de sua raça, credo e sexo, segue uma programação genética cuja evolução torna-se gradual e constante. Essas habilidades adquiridas, sejam elas motoras, cognitivas ou psicossociais, das mais básicas às mais refinadas, fazem parte do chamado neurodesenvolvimento.

Em cada ser vivo, a todo momento, estão ocorrendo mudanças; estamos suscetíveis ao meio, aos nossos relacionamentos e às nossas vivências. Somos, hoje, o resultado da evolução da nossa espécie; mas também somos o reflexo da criança que fomos. José Saramago, famoso escritor português, em entrevista a um jornal de Lisboa, disse "Eu acho que o pai da pessoa que eu sou é essa criança que eu fui. Há o pai biológico, e a mãe biológica, mas eu diria que o pai espiritual do homem que eu sou é a criança que fui", destacando assim a importância da primeira infância na aquisição de habilidades fundamentais para a formação de um indivíduo.

Porém, ao nascer, o ser humano é o único animal que depende totalmente de um cuidador, não sendo capaz de sobreviver se não houver a presença de outro ser humano. Portanto, é preciso que haja uma interação segura, amorosa e facilitadora entre o ser que acaba de nascer e o seu cuidador; e conforme cresce em estatura, também desenvolve a inteligência e autonomia, baseadas no suporte e zelo desse cuidador. Assim, este torna-se responsável pelo avanço ou atraso no processo de desenvolvimento desse ser como resultado de tudo o que aconteceu nos primeiros anos de vida. Quanta responsabilidade, não é mesmo?

Quando recebo pais e responsáveis em meu consultório para nossa primeira consulta, costumo usar uma metáfora para exemplificar a base do meu trabalho: pense em uma linda macieira e nas maçãs suculentas que ela gera. Elas são os adultos que somos. Mas saiba que as mais lindas e frondosas macieiras, cultivadas a partir de sementes, levam pelo menos cinco anos até que os primeiros frutos sejam produzidos. Seu cultivo envolve algumas questões básicas, como plantio, rega e fertilização. Dependendo da idade da macieira, mudam a quantidade de água e a frequência da irrigação. As mais jovens requerem uma grande quantidade de umidade para se estabelecer no solo e receber todos os nutrientes necessários ao crescimento. À medida que crescem, a frequência da rega fica menor, até que enfim, ao amadurecerem, se tornam independentes e não precisam mais serem regadas.

Assim é o ser humano. Estímulos corretos são essenciais para cada fase da vida; e desde que não haja nenhum fator que interfira e prejudique o processo de evolução desse ser, ele atingirá todas as características de um bebê, criança, adolescente, adulto e por fim de um idoso. Portanto, denomina-se neurodesenvolvimento qualquer fator, seja ele motor, de linguagem, intelectual ou socioemocional, que ocorra de maneira hierárquica, integrada e evolutiva no decorrer da vida do ser humano.

Uma célebre frase me persegue: "Deixa ele! Cada criança tem seu tempo." Quem nunca a ouviu em um contexto em que várias mães, ao contar as peripécias de seus pimpolhos, comparam o desenvolvimento do Joãozinho com o do Juninho, que tem a mesma idade? Vamos analisar essa frase com muito cuidado! Cada criança tem seu tempo, sim, tem seu próprio ritmo para começar a engatinhar, falar e andar... Porém, essas habilidades devem ser iniciadas em determinadas faixas etárias, dentro dos marcos do desenvolvimento. Calma! Vou explicar melhor.

A oportunidade para o aprendizado de uma habilidade pode ser comparada com a abertura da janela de um quarto, por exemplo. Abre-se aos poucos e devagar, e para cada etapa dessa abertura, existem diversos estímulos. Essas janelas, chamadas pelos cientistas de janelas de oportunidades, abrem-se para todos os seres humanos, no mesmo período, impreterivelmente. Porém, duas crianças da mesma idade, possuindo a mesma janela, com o mesmo nível de abertura, não significa que terão o mesmo desempenho. Isso porque existem fatores que podem fazer que o efeito dos estímulos sobre essa abertura seja maior ou menor, produzindo um efeito imediato ou mais lento. Cito o fator genético e os estímulos oferecidos a essa criança. Ou seja, o desenvolvimento saudável de uma criança não depende apenas da maturação do sistema nervoso central, mas também de fatores externos, como o modo como interagem com objetos, pessoas, situações e ambientes, e o mais importante: a qualidade dessas relações.

Porém, é um erro acreditarmos que um único estímulo possa abrir essa janela mais rápido; mas se aplicado da maneira correta, desenvolverá pré-requisitos para as aprendizagens em si. O professor Celso Antunes compara esses estímulos com a nossa alimentação; que assim como a falta de nutrientes pode gerar limitações, a falta de estímulos também. Segundo ele: "Os estímulos são o alimento das inteligências" mas se em excesso, atuam como "desestímulos".

Quando cita "desestímulos", refere-se ao fato de que a aquisição de habilidades não deve ser atropelada pela ansiedade de familiares, alegando boa intenção de deixar a criança mais esperta. E que, assim como a alimentação, os estímulos devem também ser balanceados.

Já que cada criança apresenta seu ritmo de desenvolvimento determinado pela maturação do seu sistema nervoso, uma superestimulação pode desencadear desde um estresse até crises de ansiedade e de repulsa ao objeto ou situação imposta. Estimular a criança potencializa suas aptidões, sim, mas que sejam feitas dentro da idade ideal. Conhecer o estágio do desenvolvimento em que essa criança está é o primeiro passo para ajudarmos no processo de recuperar o tempo perdido.

Por algum tempo, acreditou-se que uma vez perdida a chance de estimular as crianças durante esses períodos propícios, não haveria como ocorrer o aprendizado. Porém, a maioria dos neurocientistas, atualmente, acredita que tais períodos não são tão rígidos e inflexíveis.

Até o primeiro ano de vida, as janelas escancaradas são as dos sentidos, quando a criança está aberta para receber, contar histórias, ouvir música e brincar com a fala. Já a percepção de formas, o amadurecimento da linguagem e a organização de ações se desenvolvem até os cinco anos, quando a linguagem organiza as ações, que passam a ser intencionais. No início do décimo ano de vida, inicia-se o predomínio das funções simbólicas sobre a motora, quando o pensamento abstrato não mais necessita de uma referência física ou concreta das experiências. Na adolescência, o indivíduo já é capaz de formular hipóteses a partir de fatos; é nessa fase então que o cérebro assemelha-se ao dos adultos.

Então, você conclui: a criança já nasce com a habilidade para aprender, mas o aprendizado só ocorre com a experiência, com a vivência e exploração do mundo, não é? Sim! Aprendizagem é uma adaptação ao ambiente, mas que se limita pela maturidade de estruturas responsáveis pela ação em si. Por exemplo: uma criança não aprenderá a andar antes que as estruturas responsáveis por tal ação estejam biologicamente prontas.

Contudo, a aquisição dessas habilidades só é possível pela incrível capacidade do cérebro de sofrer modificações e se adaptar quando exposto a novas experiências, a chamada neuroplasticidade ou plasticidade neuronal. Graças a essa incrível habilidade, nosso cérebro pode aprender por toda a vida, especialmente na primeira infância. No entanto, não ocorre de maneira uniforme e imutável ao longo da vida, mas durante essas janelas de oportunidades.

É importante citarmos que, quando falamos do processo de desenvolvimento cerebral ligado à aprendizagem em geral, uma das questões de grande relevância são os processos de poda neural dentro da neuroplasticidade. Esse recurso é uma maneira inteligente de o cérebro selecionar as conexões que estão sendo realmente usadas e as que não estão. Assim, as conexões mais fracas são justamente as das habilidades que não foram reforçadas, treinadas e repetidamente realizadas no dia a dia do indivíduo. Então, o cérebro reconhece as conexões mais utilizadas e reforça esses circuitos na forma de memória. Porém, não basta aprender uma habilidade, há que se treinar essa habilidade para que suas conexões cerebrais sejam devidamente estáveis e duradouras.

Lembra-se da macieira? Assim como o tronco da macieira, nosso tronco deve ser forte e estável para que os galhos e folhas, como se fossem braços, pernas, mãos, pés e dedos, possam desempenhar suas funções. No caso do nosso corpo, o desenvolvimento do equilíbrio, da lateralidade e da consciência corporal estão intimamente ligados a um bom controle de tronco. Como na árvore, os galhos e folhas só se desenvolvem se houver um tronco grosso e forte sustentando-os. Só depois que a árvore tem um tronco estável, galhos e folhas abundantes é que ela produzirá flores e frutos saborosos.

E é aí que minha vivência profissional me conecta a este livro, caro leitor! Semanalmente, estimulo aproximadamente 150 crianças, entre as aulas de psicomotricidade, os atendimentos no consultório e o Centro de Autismo. Muitas idades, diagnósticos, características e condições sociofamiliares distintas me fazem ver o desenvolvimento infantil de uma maneira muito descomplicada. Ouso citar uma mulher extraordinária, que tive a honra de conhecer e me capacitar em seu Método de Reorganização Neurofuncional, batizado com seu sobrenome. Beatriz Padovan dizia: "Aquele que segue o que a sábia natureza nos mostra e ensina tem menos chance de errar." Desde então, esse valioso ensinamento me acompanha por toda a minha prática profissional.

Portanto, para termos uma macieira frondosa, com tronco forte, galhos e folhas, frutas, flores e frutos abundantes, é necessário que sua raiz seja regada e adubada. Menos sempre é mais quando se trata de estimularmos o desenvolvimento de nossas crianças. Devemos observá-las e estimulá-las, embasados nas etapas do desenvolvimento do ser humano. E como fazemos isso? Você deve estar se perguntando! Por muitos caminhos... Mas hoje venho apresentar a vocês o maravilhoso mundo da psicomotricidade!

Ciência originada na França durante a Segunda Guerra Mundial, a psicomotricidade unifica as áreas da saúde e da educação, estudando o ser humano em toda a sua complexidade. Otimiza os potenciais do ser humano a partir de questões neurológicas, emocionais, cognitivas e funcionais. Luciana Brites, brilhantemente, elucida o termo ao citar que o prefixo PSI relaciona-se ao emocional e à afetividade dedicada nas intervenções. CO relaciona-se aos estímulos cognitivos ofertados; MOTRIC refere-se ao componente da motricidade humana e IDADE está relacionada às fases do desenvolvimento do indivíduo. Sendo assim, terá o papel de ofertar os estímulos adequados para cada etapa do neurodesenvolvimento, já que o crescimento e o desenvolvimento são importantes indicadores de saúde.

Assim, para finalizarmos este capítulo, a recomendação diante da observação de atrasos no desenvolvimento de uma criança é buscar ajuda especializada com um profissional que entenda o desenvolvimento infantil na sua forma mais ampla. Uma avaliação aprofundada e uma intervenção lúdica e assertiva, esse é o caminho!

Referências

ANTUNES, C. *Jogos para a estimulação das múltiplas inteligências.* São Paulo: Editora Vozes, 2011.

BARTOSZECK, A. B.; BARTOSZECK, F. K. Neurociência dos seis primeiros anos: implicações educacionais. *EDUCAÇÃO – Temas e Problemas,* v. 9, p. 59-71, 2012.

BRITES, L. *MoviMente atividades interventivas: programa com subsídios teóricos práticos, para profissionais da saúde e educação, que visa a avaliação e intervenção das habilidades psicomotoras nos transtornos de neurodesenvolvimento.* 2. ed. Londrina: NeuroSaber, 2022.

FONSECA, V. *Neuropsicomotricidade*: ensaio sobre as relações entre o corpo, motricidade, cérebro e mente. Rio de Janeiro: Wack Editora, 2018.

HEMEROTECA DIGITAL DE LISBOA. CULTURA. *Entrevista com José Saramago, horas depois da chegada a Lisboa.* 14 out. 1998. Disponível em: <https://hemerotecadigital.cm-lisboa.pt/efemerides/saramago/Publico_14Out1998/Publico_14Out1998_master/Publico_14Out1998_0001_0030-0031.pdf>. Acesso em: 18 jun. de 2024.

MINISTÉRIO DA SAÚDE (BR). Secretaria de Atenção à Saúde. *Diretrizes de estimulação precoce: crianças de 0 a 3 anos com atraso no desenvolvimento neuropsicomotor decorrente de microcefalia.* Brasília: Ministério da Saúde, 2016. Versão preliminar. Disponível em: <https://moodle.unasus.gov.br/vitrine29/pluginfile.php/5384/mod_resource/content/2/DIRETRIZES%20DE%20ESTIMULA%C3%87%C3%83O%20PRECOCE.pdf>. Acesso em: 3 nov. de 2023.

PADOVAN, B. *Método Padovan de reorganização neurofuncional.* Vila Velha: Above Publicações, 2013.

ROGERS, S. J.; DAWSON, G. *Intervenção precoce em crianças com autismo. Modelo Denver para promoção da linguagem, de aprendizagem e de socialização.* Lisboa: Lidel, 2010.

05

PROCESSAMENTO EMOCIONAL DO NASCIMENTO À ADOLESCÊNCIA

O presente capítulo tem como objetivo fundamental integrar e engajar na literatura e principalmente na vivência as manifestações emocionais desde o nascimento até a adolescência, norteando a ideia de como é saudável trabalhar suas emoções, destacando o processo desde perceber, sentir, compreender e nomear conceitos emocionais da autopercepção à regulação emocional.

DELAIR TEIXEIRA

Delair Teixeira

Mãe da jovem Kauanny. Psicóloga, neuropsicóloga, empreendedora, perita judicial e autora iniciante. Fundadora da Neuronconecta e cofundadora do Espaço Integrar. Atuou como analista em gestão de pessoas, professora universitária e psicóloga na APAE. Formação: Psicologia; especialização em Neuropsicologia (USP); especialização em Intervenção ABA para Autismo e Deficiência Intelectual e MBA em Inteligência Artificial para Negócios. Formação em Altas Habilidades/Superdotação – AH/SD; formação em Transtorno de Déficit de Atenção e Hiperatividade – TDAH e Transtornos Específico da Aprendizagem – TEAp; e formação em Perfil Neuropsicológico dos Transtornos Mentais. Formação no Teste Rorschach e Denver II. Espiritualmente guiada por Deus.

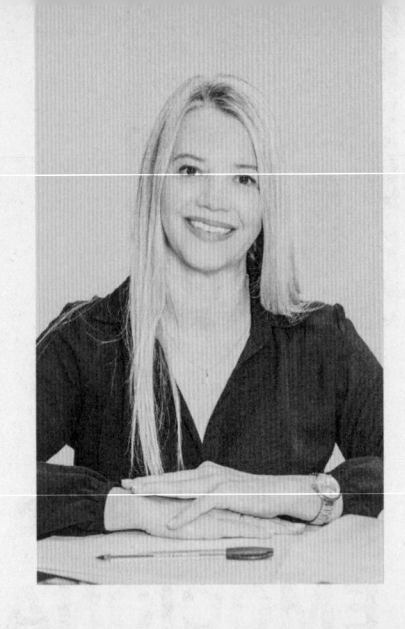

Contatos
delairpsico@gmail.com
Instagram: @delair.neuropsicologia
47 99967 5970

Estamos vivendo na era da inteligência artificial, um campo que está avançando a passos largos! No entanto, acredito que a inteligência humana ainda tem um longo caminho a percorrer para acompanhar esse ritmo. É irônico que o mesmo ser humano que cria máquinas superinteligentes ainda precisa aprimorar sua própria inteligência. Esta é uma observação, não um julgamento! Em pleno 2023/2024, ainda estamos testemunhando conflitos, "guerras", que causam desconforto emocional e psicológico em muitas vidas, tudo para satisfazer egos. Isso apenas confirma que a evolução do ser humano e da máquina está seguindo caminhos distintos. Este capítulo tem como objetivo nos engajar em um caminho voltado para a evolução humana, trazendo à tona o conhecimento sobre nosso processamento emocional.

Existem teóricos notáveis na literatura, como Piaget, que delineiam os estágios do desenvolvimento cognitivo. Contudo, não dispomos de estágios, estados nem fases definidos para o processamento ou desenvolvimento emocional, devido à sua complexidade e às divergências existentes entre cientistas e estudiosos do tema. Até o momento, não se chegou a um consenso, nem a uma definição explícita e tampouco a componentes que possam ser divididos em etapas ou fases. Este material sobre processamento emocional se baseia em alguns instrumentos da psicologia, revisão de literatura e pesquisa em ferramentas de inteligência artificial (IA). Com este conhecimento, você, como leitor, poderá perceber como as emoções se manifestam e gradualmente moldam nossas vidas, contribuindo para nossa construção como seres humanos. A definição de emoção é complexa, dada a multiplicidade de fatores envolvidos no funcionamento psicológico. Atualmente, com o uso de ferramentas de inteligência artificial para pesquisa, descobrimos que a emoção é um conceito complexo e multifacetado que tem sido objeto de estudo em várias disciplinas, incluindo psicologia, neurociência e filosofia. No entanto, a pesquisa sobre emoções continua a evoluir, e novas teorias e descobertas estão constantemente moldando nossa compreensão deste fenômeno complexo.

Neste capítulo, adotaremos a seguinte definição de compreensão emocional:

> A compreensão das emoções refere-se à capacidade de identificar, reconhecer e nomear emoções; diferenciar as próprias emoções; compreender as emoções dos outros com base nas expressões faciais e nas características das situações de contexto emocional (DENHAM et al., 2019, p. 340)

Vamos elencar o processamento emocional[1], iniciando pelo nascimento até a adolescência:

- **Nascimento** – o bebê expressa alegria, medo, tristeza, raiva e curiosidade. A percepção dos eventos e o processo emocional são moldados pelas vivências individuais (BRODY, 1985; DENHAM et al., 2009; EKMAN, 2003; PLUTCHIK, 2002). O desenvolvimento emocional é construído a partir das experiências individuais, somadas com a influência cultural ao longo do ciclo vital. Desde o nascimento, o bebê já é capaz de expressar a qualidade de suas emoções, sorrindo para emoções agradáveis e chorando para as desagradáveis, sendo experiências sensoriais estas primeiras emoções. Nos primeiros dois anos de vida, por meio do vínculo com o cuidador, o bebê começa a distinguir os estados emocionais e a entender a nomeação e a identificação dos eventos que causaram esses estados emocionais (DENHAM et al., 2009; ROSENBLUM e LEWIS, 2006; SAARNI, 1999).
- **Segundo ano de vida** – Nesta fase, a criança vivencia emoções complexas como vergonha, ciúmes e orgulho. Fase em que a criança já adquire algum autoconhecimento e compreensão sobre os outros, bem como uma percepção do que é socialmente esperado dela, como não gritar e esperar a sua vez, demonstrando assim uma compreensão básica/primária do funcionamento social (BRODY, 1985).
- **Dos 3 aos 6 anos de vida** – As crianças começam a experimentar emoções mais complexas. O nojo surge por volta dos 2 ou 3 anos de idade (KONNER; SHOSTAK, 1987). Emoções como inveja e culpa começam a aparecer, e as crianças começam a perceber os estados emocionais de outras pessoas, identificar expressões falsas e aprender a disfarçar seus próprios estados emocionais. Nesta fase, também surgem comportamentos como birra, teimosia e euforia. À medida que a criança começa a interagir com mais crianças de sua idade, seu círculo social se expande e ela começa a

---

1. Cada criança é única e pode se desenvolver em ritmos diferentes, desde que dentro de um período de segurança, ou seja, dentro do período que a ciência estabelece de um marco do desenvolvimento infantil esperado. Portanto, essas informações são gerais e podem não se aplicar a todas as crianças. Porém, caso a criança não apresente tais traços emocionais dentro do marco do desenvolvimento esperado, orienta-se procurar um especialista na área da saúde mental.

aprender condutas e comportamentos além dos que observou em sua família. Nesta fase, a percepção e a compreensão emocional se desenvolvem rapidamente, enquanto a regulação emocional se desenvolve mais lentamente, o que pode resultar em birras e teimosia (DENHAM et al., 2009; ROSENBLUM e LEWIS, 2006; SAARNI, 1999). Um componente importante do desenvolvimento emocional social (ou socioemocional) nesta faixa etária (3 a 6 anos) é a teoria da mente. A criança começa a entender seus próprios sentimentos, pensamentos e motivações, e a partir da percepção de suas próprias emoções e pensamentos, começa a entender os outros. Aos 3 anos de idade, aproximadamente 93% das crianças, de acordo com um estudo, usam regularmente rótulos de emoções primárias como alegria, tristeza, raiva e medo (RIDGEWAY; WATERS; Kuczaj, citados por SCHULTZ et al., 2005).

- **Dos 7 aos 9 anos** – Compreensão da culpa e controle emocional. O desenvolvimento da compreensão emocional se dá em três fases, conforme estudado por Pons et al. (2004): Primeira fase (cerca de 5 anos):
    - A criança começa a entender aspectos externos da emoção, como suas causas situacionais, expressão externa e eventos ou objetos que servem como lembretes externos que reativam a emoção.
    - Segunda fase (cerca de 7 anos): A criança começa a entender a natureza mental das emoções, fazendo a conexão com desejos e crenças, e distinguindo entre a emoção expressa e sentida.
    - Terceira fase (entre 9 e 11 anos): a criança começa a entender como um indivíduo pode refletir sobre uma situação a partir de diferentes perspectivas, desencadeando sentimentos diferentes, como sentimentos contraditórios, emoções morais (como culpa e vergonha) e a regulação cognitiva da emoção.

    Cada fase precisa ser dominada antes que a criança possa progredir para a próxima.

- **Dos 10 aos 11 anos** – A criança amplia sua compreensão social até o início da adolescência, o que desacelera o desenvolvimento emocional e torna mais evidentes os traços de personalidade. Nesse período, um vasto repertório emocional apoia as mudanças físicas e sociais. As relações se intensificam e surgem emoções mais complexas. Há um conhecimento mais elaborado de ideias abstratas e metáforas. A ironia e o sarcasmo se desenvolvem mais durante a adolescência, levando à compreensão de que expressões faciais externas podem ter significados diferentes dos sentimentos internos ou ocultos (BRODY, 1985; DENHAM et al., 2009; PAVARINI et al., 2011; ROSENBLUM; LEWIS, 2006).

- **Adolescência** – No começo da adolescência, as emoções são processadas de maneira instintiva e intensa, ao passo que no final são processadas de maneira mais planejada e controlada. Os adolescentes podem ter dificuldades para entender e expressar suas emoções adequadamente. Isso pode ser devido ao fato de estarem experimentando essas emoções intensas pela primeira vez e talvez não possuírem as ferramentas nem o entendimento necessário para lidar com elas. A regulação emocional é um aspecto crucial durante a adolescência. Dependendo de como as emoções foram formadas anteriormente (em fases anteriores), elas serão manifestadas. As experiências vividas em fases anteriores definem a maturidade emocional. Ou seja, se as experiências afetivas foram negativas, com medo e raiva, podem resultar em insegurança, agressividade nas relações, baixo desempenho acadêmico, problemas no trabalho e uso de substâncias. Se as experiências foram positivas, gerarão emoções de segurança em como resolver suas angústias, tendendo a se tornar um adulto seguro, confiante em si mesmo, com capacidade de gerenciar seus estados emocionais e viver com saúde emocional (DENHAM et al., 2009; KOCHANSKA, 2001; PAVARINI et al., 2011; SAARNI, 1999). A habilidade de entender e regular essas emoções é fundamental para o bem-estar emocional e o desenvolvimento saudável.

> A maturidade emocional surge quando uma pessoa utiliza suas habilidades emocionais já aprimoradas para identificar, nomear, expressar e compreender de forma empática as causas de seus sentimentos, bem como dos sentimentos das outras pessoas, e as gerencia com maestria. A maturidade emocional significa viver em plenitude emocional, expressando compreensão incondicional por si mesmo e pelos outros (TEIXEIRA, 2024).

Vivências reais

> *"Se eles não podem aprender a maneira como ensinamos, nós ensinamos a maneira como aprendem."*
> *LOVAAS*

É importante trazer com sensibilidade humana dos fatos reais a escuta qualificada, ouvida em práticas de avaliações e intervenções clínicas.

- **Pequeno, 4 a 5 anos:** "Aniversário de Jesus! Como eu vou fazer para entregar o presente pra Jesus, o céu é muito longe" [sic]. **Compreensão:** o fato real descreve uma situação em que uma criança de 4 a 5 anos expressa sua compreensão sobre o Natal e seu desejo de dar um presente a Jesus, apesar de perceber que o "céu é muito longe". Isso mostra que a criança está começando a entender o significado do Natal e está expressando afeto genuíno. Além disso, a família foi orientada a abordar a espiritualidade de acordo com suas crenças e a incentivar a curiosidade da criança sobre o tema. Eles também são aconselhados a respeitar as escolhas da criança à medida que ela cresce, mesmo que essas escolhas sejam diferentes das da família, sempre tendo sabedoria se as escolhas são seguras. Isso indica a

importância de uma abordagem educativa que respeite a individualidade da criança e promova um ambiente de aprendizado aberto e acolhedor.
- **Pequena, 4 a 5 anos:** "A chuva quando cai no chão vira estrelinhas"; "Vira seu arzinho pra lá" [sic]; "Arrumar a cama em forma de dormido ou acordado?" [sic]. **Compreensão:** as crianças, por serem mais baixas, conseguem ver a gota de chuva se espalhando no chão. Essa visão da gota saltando do chão e subindo parece estrelas de água para elas. Em outra situação, ao dormir com a mãe, com os rostos colados, a criança diz à mãe que a respiração dela, ou seja, o "arzinho", está indo em seu rosto. Por isso, ela pede à mãe para virar a cabeça para o lado, onde a criança possa respirar e o "arzinho" dela possa passar. A família foi orientada sobre a estratégia de como a criança queria dormir, dessa maneira certamente ajudará a criar um ambiente mais confortável e compreensivo para ela. Quanto à fala de arrumar a cama, forma dormido, quer dizer que as cobertas ficam esticadas e você somente deita para dormir. E forma acordado e cama com cobertas dobradas. Aqui somente ressalta como a criança fala literalmente como visualiza e como entende.
- **Pequena, 5 anos:** "Tia, arruma minha cabeça". **Compreensão:** orientar a criança que tenha sempre na vida a conduta de se posicionar, bem como que poderia praticar este posicionamento nas sessões avaliativas, que a criança poderia solicitar o que desejasse para ficar melhor para ela a forma para realizar os testes. E durante a avaliação a criança de 5 anos (tetraplegia e respiração mecânica) expressou desejar ficar de modo confortável, e pediu para ajustar sua cabeça à cadeira. O diálogo também contou com comunicação pelos olhos com a criança (criada pela sensibilidade profissional) para não cansar (respiração mecânica). Suas solicitações prontamente eram atendidas.
- **Pequeno, 6 anos:** "Hoje é feio, foi feio na escola!" [sic]. **Compreensão:** nesta fala, podemos observar que a criança tem alexitimia e não sabe nomear nem contar seus sentimentos. Compreensão: a criança expressou desconforto com algo que aconteceu na escola, mas teve dificuldade em articular seus sentimentos, um indicativo de alexitimia. Na intervenção, buscou-se entender o conceito de "feio" para o menino e ajudá-lo a lidar com essa forma de sentir. Ele guardou e verbalizou que algo não estava bem, pois alguns colegas o chamaram de doente, algo que ele não soube administrar e não sabia como expressar. Foi trabalhada e explicada a situação de uma maneira que a criança pudesse entender e foram realizadas atividades na escola que promoveram a compreensão de todos e a integração da criança de maneira respeitosa e acolhedora. Quadro clínico, pequeno com autismo.
- **Fundamentos teóricos:** a alexitimia é um quadro no qual a pessoa tem dificuldade de identificar suas emoções e explicá-las, preferindo aspectos sensoriais em vez de sentimentais. Baixa capacidade de pensamento simbólico e metafórico, prefere informações mais concretas e objetivas. Quadro

que não é um transtorno, mas está presente em diversas psicopatologias (PORCELLI, 2004; TAYLOR e BAGBY, 2004).

- **Pequeno, 6 anos:** "Consigo fazer de cabeça minhas continhas... mas é errado, né, tia? Na escola, preciso fazer tudo que faço na cabeça no papel. Eu não sei, é muito rápido tudo [sic]." **Compreensão:** criança expressou que consegue resolver problemas matemáticos mentalmente, mas acredita que isso é errado porque na escola ele precisa registrar tudo no papel. Ele se sente sobrecarregado porque tudo acontece muito rápido. Isso sugere que ele pode não estar ciente de suas habilidades e que elas são valiosas, e que o sistema educacional pode não estar preparado para atender às suas potencialidades e condição humana. Criança com altas habilidades/superdotação. Na prática, buscou-se equipá-lo com conhecimento científico, garantindo que ele esteja seguro de suas habilidades dentro da condição de altas habilidades/superdotação, oportunizando acolhimento a suas dificuldades e orientando suas potencialidades, levando em consideração sua idade, assim como foi realizado planejamento de adaptação curricular na escola, segundo legislação.
- **Pequeno, 7 anos:** "Sumiu do meu cérebro o que era pra fazer, sumiu, apagou tudo do cérebro; meu cérebro estava dormindo nesta hora, minha cabeça apagou tudo [sic]." Contou nos dedinhos e emprestou os dedos da mão da terapeuta para continuar a conta. **Compreensão:** criança com quadro de TDAH desatento e com transtorno do processamento auditivo central (TPAC), expressou de maneira genuína que estava tendo dificuldades com sua memória operacional, um sintoma comum no perfil do TDAH. Na prática, foram explicadas de maneira lúdica, dentro do conhecimento da criança, suas características e proporcionadas técnicas funcionais com o apoio de recursos externos, família e a escola, bem como orientação de adaptação curricular.
- **Pequeno, 8 anos:** "O meu avô emprestado [sic]." **Compreensão:** pequeno cujos avós são falecidos mencionou que o avô a quem se refere é, na verdade, o avô de um amigo, que ele considera como se fosse seu. Foi trabalhado com ele o processo de luto e o acolhimento de suas emoções, proporcionando um ambiente seguro para expressar seus sentimentos.
- **Pequeno, 8 anos:** "Tia, você atende desautista [sic]?" **Compreensão:** criança realizou avaliação neuropsicológica e resultou que não era autista, apesar de terem dito a ele que era. Ele expressou o desejo de continuar frequentando as sessões e fez essa pergunta de maneira genuína. Foram trabalhadas formas de condição humana de maneira adequada à sua idade, ajudando-o a entender seu quadro clínico.
- **Pequeno, 9 anos:** "Ele está mau gosto", "O gosto da pessoa está com gosto de alegria ou de raiva" [sic]. **Compreensão:** criança associa emoções fortes e sentimentos à palavra "gosto". Neste contexto, ele usa a palavra "gosto" para expressar como se sente. Na prática, trabalhamos para ajudá-lo a entender melhor as emoções e a alexetimia.

• **Adolescente, 16 anos:** "Então eu sou um diferente bom [sic]." Após confirmação em laudo que tem altas habilidades/superdotação. **Compreensão:** a partir dessa declaração, pode-se perceber que o adolescente sempre se sentiu diferente, mas de uma maneira negativa. Trabalhado na intervenção o conhecimento científico, garantindo que ele esteja ciente de suas habilidades dentro da condição de altas habilidades/superdotação, além de acolher suas dificuldades e orientar suas potencialidades, bem como adaptação curricular em contexto escolar.

Concluindo, é perceptível que, ao demonstrarmos comportamentos emocionalmente acolhedores para as pessoas que chegam até nós, independentemente da idade, elas expressam que se sentem acolhidas e compreendidas em suas dificuldades. Aprendem comportamentos e práticas para resolver e regular suas emoções, permitindo-lhes evoluir emocionalmente sem se anular. Embora haja muita discussão sobre evolução, é necessário que o ser humano evolua em termos de experiências humanas emocionais. A pandemia nos mostrou a necessidade de sermos mais humanos, mais empáticos e de expressarmos atitudes de acolhimento emocional. O ser humano evoluído é aquele que é seguro, livre, autônomo, responsável por suas escolhas e ações, sejam elas falhas ou assertivas, sempre buscando evoluir cada vez mais. Ressalto a importância de mais autores escreverem sobre este tema, pois precisamos evoluir como seres humanos. Desejo que este conteúdo possa ALCANÇAR e BENEFICIAR muitas VIDAS. Fecho com uma frase de minha autoria: "Com o autoconhecimento psicológico e emocional, conquistamos nossa liberdade emocional. Ser reféns de situações emocionais é uma escolha! Escolha ser livre!" (TEIXEIRA, 2023).

Referências

MIGUEL, F. K. *BOLIE: bateria online de inteligência emocional.* 1. ed. São Paulo: Editora Vetor, 2021.

WOYCIEKOSKI, C.; SIMON, C. Inteligência emocional: teoria, pesquisa, medida, aplicações e controvérsias. *Psicol. Reflex. Crit.*, v. 22, n. 1, 2009. Disponível em: <https://www.scielo.br/j/prc/a/fYtffQ8jhwz7Dn3sNGKzRwt/>. Acesso em: 21 dez. de 2023.

YAMAMOTO, M. E.; VALENTOVA, J. V., orgs. *Manual de psicologia evolucionista* [recurso eletrônico]. Tradução de Monique Bezerra Paz Leitão, Wallisen Tadashi Hattori. Natal: EDUFRN, 2018. 844 p.

06

MATERNIDADE SEM MÁSCARAS
UMA HISTÓRIA DE AMOR REAL

A jornalista Ana Paula Mendes, apresentadora, por 16 anos, do mais importante telejornal do interior do Rio, compartilha os desafios de ser mãe após os 40, enfrentando a solidão e a pressão por uma maternidade idealizada. A demissão após a licença-maternidade a levou a se reinventar. Ela reflete sobre a jornada de aprendizado, crescimento e amor incondicional da maternidade.

ANA PAULA MENDES

Ana Paula Mendes

Graduada em Jornalismo pela Faminas, Ana Paula Mendes trabalhou como repórter, editora e apresentadora na TV Mirante, no Maranhão.
Também foi editora e apresentadora dos principais telejornais da Inter TV, afiliada da Rede Globo no interior do Rio de Janeiro. Tem experiência em rádio, jornal impresso, revista e assessoria de imprensa. Hoje, trabalha com jornalismo e marketing digital por meio das redes sociais e YouTube.

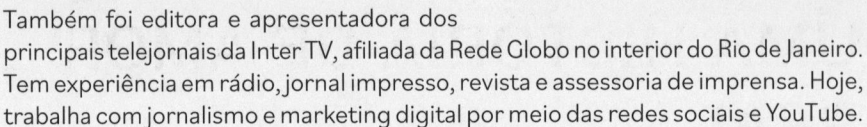

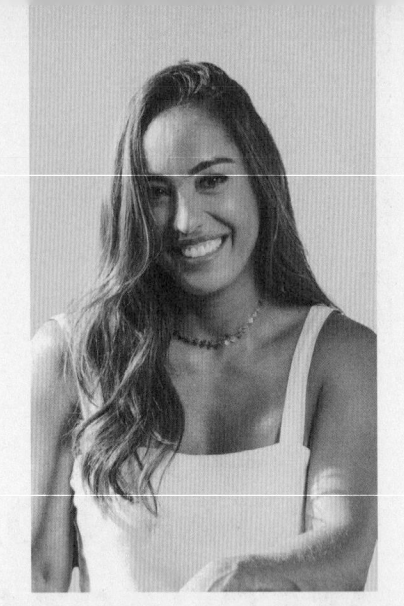

Contatos
anaevoce.com.br
anapaulamendes.jornalista@gmail.com
Instagram: @euanapaulamendes

O desejo de ser mãe chegou tarde para mim. Minha primeira gestação veio aos 39 anos. Veio linda e logo se foi, depois de um aborto espontâneo. Não me abati e oito meses depois a vida renasceu dentro de mim. Meu arco-íris chegou colorindo as paredes do meu ventre, me encantando e transformando corpo e alma. E eu nem fazia ideia do tamanho dessa transformação.

Quando me perguntavam sobre a maternidade, eu costumava sorrir e dizer que estava pronta para qualquer desafio. Sempre fui guerreira, feliz no casamento com o homem que amo, feliz na profissão e, como consequência, preparada para ser mãe. A realidade é que nenhuma mãe nasce pronta para a maternidade. Nada pode preparar uma mulher para a jornada tumultuada e transformadora que é ser mãe pela primeira vez.

Precisamos conversar e mostrar para todo mundo as demandas que ninguém nos conta antes da maternidade. Ao contrário, temos uma romantização desse processo que é belo, porém, de muitas renúncias. De fato, ser mãe é padecer no paraíso. Tudo muda com a chegada de um filho.

Eu fui jogada num mar de incertezas, angústias, questionamentos e uma felicidade tão profunda quanto o oceano. Que processo lindo e difícil criar um filho e ver também a gênese de uma mãe ao mesmo tempo. Um curso de desenvolvimento e formação que desafia todas as expectativas e certezas que a vida anterior nos proporcionou.

Eu que sempre me orgulhei de ser destemida diante das câmeras, me encontrava agora em um cenário onde nada podia ser ensaiado nem previsto. João estava ali, nos meus braços, pequeno e frágil, mas cheio de uma energia que parecia transcender a compreensão humana.

Com ele, uma nova Ana Paula nasceu. Passei meses sem curtir a vida do meu filho porque estava mergulhada nas responsabilidades e no medo: "estou fazendo tudo certo?". Os desafios começaram no puerpério. Minha mãe só pôde ficar comigo 13 dias e meu marido trabalhava em outro estado, a 900 quilômetros de distância. Eram 12 horas de carro que nos separavam.

Sozinha e com um recém-nascido, eu me via ilhada em pensamentos e sensações de impotência e, ao mesmo tempo, de força. Pensava: "É você com você mesma. Não esmoreça." Queria chorar, mas não podia. Queria sorrir, mas não tinha forças. A maternidade não é tão encantadora como se vende. Lindo é o amor que existe entre uma mãe e um filho. Mas, no dia a dia, tudo dói. O puerpério machuca, amamentar nos primeiros quinze dias é sofrimento. Ver o bebê chorando sem saber o motivo me doía na alma. Fome? Frio? Calor? Trocar fraldas? Com o tempo, você aprende. Mas, até lá... dói.

A falta de uma rede de apoio me deixou sobrecarregada. Os dias eram intermináveis, e eu ficava num *looping* entre o dia e a noite. Olhava-me no espelho e tentava enxergar a Ana de antes, que já não existia ali. Noites mal dormidas, sem hora para banho nem para me alimentar, autocuidado fora do eixo, casa revirada e os hormônios numa guerra interna.

A mãe, fatalmente, se coloca em segundo plano durante essa caminhada no primeiro ano de vida do bebê. Tudo muda, e você entra num mundo mágico infantil que é doce e solitário. Digo solitário porque a gente puxa para a gente as responsabilidades e espanta programas que eram comuns numa vida antes da maternidade. É uma troca de pele da noite para o dia pós-parto. Durante a gestação, nenhuma mãe de primeira viagem vai saber o que a espera.

Quando meu marido vinha para ficar com a gente de quinze em quinze dias, era um alívio. Apesar da distância, sempre foi presente e um pai apaixonado. Nas nossas conversas, ele sempre me perguntava: "Amor, está curtindo essa fase do bebê?" Eu não sabia como explicar para ele que não estava curtindo, apesar de amar o João. Na verdade, eu não sabia o que sentia. Uma mistura de sentimentos confusos que é difícil de escrever ou tentar falar.

Ao mesmo tempo que você se perde, você se encontra. Estava completamente sem saber o que fazer. Mas tinha certeza do que era preciso ser feito. Loucura tudo isso, não é?! A essa altura do campeonato, minha cabeça já estava no retorno para meu trabalho. Estava ansiosa para voltar à ativa. Cumpri minha licença-maternidade e no primeiro dia de volta à emissora fui desligada da empresa. Você deve estar pensando: "Coitada, agora ela se afunda de vez." Pior que não! Veio-me uma força de dentro inexplicável.

Esse momento da minha vida merece um livro à parte (risos). Foram anos e anos de dedicação em frente às câmeras no jornalismo no estado do Rio de Janeiro. Minha saída da TV gerou uma comoção muito grande entre os telespectadores e, até, na mídia nacional. Um rosto que ficou 16 anos no ar tinha ganhado a empatia do público e a revolta por ter sido demitida após uma licença-maternidade, mesmo dentro da legalidade. Nas redes sociais, os comentários foram aos montes. A jornalista que dominava os estúdios de TV agora precisava se reinventar.

Reinventei-me e comecei a cuidar de mim. Minha válvula de escape sempre foi a atividade física. Durante os primeiros meses de vida do João, não conseguia fazer nada para me exercitar. E isso me consumia de tal forma que me deixava ainda mais tensa. Decidi que queria ser mãe, mas ainda continuar sendo a Ana jornalista, a Ana esportista, a Ana dona de casa, a Ana esposa e a Ana mulher. Precisava de um tempo para mim.

Foi aí que resolvi colocar o João na escolinha com oito meses de vida. Comecei a busca por um espaço que trabalhasse a educação de modo livre. Não queria que meu bebê ficasse somente numa sala fechada. Busquei uma escola que tivesse contato com a natureza num ambiente externo. E consegui! Fiz apenas um dia de adaptação e João ficou superbem. E a mamãe, como ficou? Senti-me aliviada com culpa. A todo o momento, pensava: "Será que não estou sendo uma boa mãe?" Parecia que eu estava passando para os outros um assunto que era eu que tinha de resolver. Depois que somos mãe, não conseguimos ter um minuto de paz.

Se você é mãe, com certeza já ouviu esta frase: "Ih, na escolinha vai ficar doente direto." João é forte como um tourinho, graças a Deus. Mas teve tosse no inverno que evoluiu para pneumonia e, ainda, com diarreia. Logo veio um quadro de desidratação e precisou ficar internado para tomar soro. Ele passou por tudo isso com maestria. Nem parecia que estava doente.

Porém, nós pais que ficamos mal. Meu marido, Alessandro, depois do susto queria tirar João da escola, e eu bati o pé que ele ficaria. Assim fiz e não me arrependo. Durante a criação dos nossos filhos, vamos ouvir muitas dicas, sugestões, críticas, opiniões. Não me importo de ouvi-las. Porém, quem define os rumos somos nós, os pais.

Confesso que, depois que João entrou para a escolinha, eu comecei a respirar uma vida além da maternidade. E, novamente, meu marido me perguntou: "Amor, está curtindo essa fase do bebê?" Desta vez, eu pude dizer SIM. Com mais tranquilidade, aos poucos a maternidade se tornou mais leve na minha vida e consigo dividir nos ombros o peso da responsabilidade e da felicidade ao mesmo tempo.

Quando a infância dói

A rotina de uma mãe é exaustiva, e o choro é em silêncio. As cobranças chegam com os filhos e você nunca se desliga na busca por uma mãe infalível. Meu pequeno João é um bebê e a cada fase tenho a sensação de que as demandas serão maiores para colocarmos os nossos filhos num caminho de luz. E isso pode nos custar um colapso maternal.

Com tantas demandas intermináveis do lar, do casamento, do trabalho e da vida, a mulher que decide ser mãe deve se cuidar para não entrar num *burnout* materno. O acúmulo de tarefas com a cobrança da mulher independente deve nos alertar que a conta não fecha e que precisamos desacelerar e pedir ajuda. Meu marido, depois de passar a gestação e o primeiro ano de vida do João longe da gente por causa do trabalho, enfim, conseguiu voltar para casa. A chegada dele me trouxe alívio na divisão das tarefas e, mais ainda, felicidade por estarmos juntos novamente.

Já ouvi tantas vezes a frase "Seu marido te ajuda?". Sempre respondo NÃO! E me deparo com feições de perplexidade. Na sequência, completo: "Ele não me ajuda. Ele faz a parte dele de pai." Um ser é composto de quarenta e seis cromossomos, vinte e três do pai e vinte e três da mãe. Meio a meio, portanto, as responsabilidades são dos dois. É claro que determinadas tarefas requerem a mãe. Amamentar é um exemplo.

Mas o que o homem deve fazer para compensar? Ou melhor, para não se tornar um jogo, o que o homem deve fazer para não pesar o lado da mãe? Sempre há uma saída. Isso se chama parceria. Isso se chama pai!

Meu primeiro ano de maternidade me levou a uma jornada de autoconhecimento e redescoberta. Descobri em mim, aos poucos, uma paciência que desconhecia, uma capacidade de amar incondicionalmente e uma força que ultrapassa qualquer desafio. Cada noite sem dormir, cada desafio de conciliar trabalho e cuidados maternos, tudo se tornou uma oportunidade de crescimento e aprendizado.

Por diversas vezes, penso nas mães solo, em famílias que a renda mal dá para se alimentar, famílias com pais desempregados e tantas outras situações que deixam esse momento ainda mais delicado. Hoje, olho para minha mãe e a vejo de outra forma. Mulher de três filhos numa situação muito diferente da minha. Numa casa simples com terra batida e em meio à construção de um lar, fomos criados sem tantos recursos.

Minha mãe foi perfeita? Não. Na verdade, nenhuma mãe conseguiu nem vai conseguir ser perfeita. Muitas adoeceram e choraram em silêncio. A mulher tem a responsabilidade de cuidar das próximas gerações ao criar os filhos. E essa carga mental é pesada demais. Sempre vamos acertar muito e errar demais. A vida é assim flexível, e os passos que vamos dando nesse caminho da maternidade são cheios de erros e acertos que nos transformam em pais e mães.

Hoje, olho para trás e vejo a jornada que percorri e um caminho muito longo pela frente. As lágrimas de cansaço se misturam com os sorrisos de gratidão. Cada momento de dificuldade é compensado por um abraço apertado, um olhar de confiança, uma risada contagiante. Vejo que o João me ensina mais do que eu ensino a ele. Meu filho me ensina a cuidar da vida que passa todos os dias diante dos nossos olhos. Uma vida que pede entrega, desafios, medo e amor.

A maternidade não é apenas criar um filho. É se criar também. É se transformar, se reinventar e se entregar de corpo e alma a esse amor que transcende todas as barreiras. E, assim, a jornada continua.

Que venham os desafios, as dúvidas e as alegrias. Pois sei, agora mais do que nunca, que a maternidade é uma jornada de entrega e amor, e estou pronta para vivê-la plenamente. Estarei pronta mesmo?!

07

DIREITO À SAÚDE DA CRIANÇA AUTISTA
UMA REFLEXÃO À LUZ DA OBRIGATORIEDADE DE COBERTURA DO TRATAMENTO PELOS PLANOS DE SAÚDE E PODER PÚBLICO

O capítulo aborda a problemática acerca da obrigação dos planos de saúde e do Sistema Único de Saúde (SUS) em fornecer cobertura integral do tratamento especializado para crianças com autismo no Brasil, incluindo terapias multidisciplinares, consultas médicas e medicamentos, de forma a assegurar a dignidade da pessoa humana como princípio constitucional, bem como o direito à saúde e igualdade de condições, nos moldes da legislação específica vigente.

RAFAELA FERNANDES

Rafaela Fernandes

Graduada em Direito. Advogada especialista em Direito Médico e da Saúde, Direitos Humanos, Biodireito; Direito Canábico; Direito Empresarial; Lei Geral de Proteção de Dados (LGPD); Advocacia Privada e Docência do Ensino Superior. Mestranda em Planejamento Regional e Gestão da Cidade, com linha de pesquisa em Direito. Professora universitária no curso de Direito. Pesquisadora e autora de artigos científicos nas áreas de Direito Médico e da Saúde, Biodireito e Bioética. Desde 2020, pesquisadora voluntária do Grupo de Estudos e Pesquisa em Bioética e Dignidade Humana (GEPBIDH).

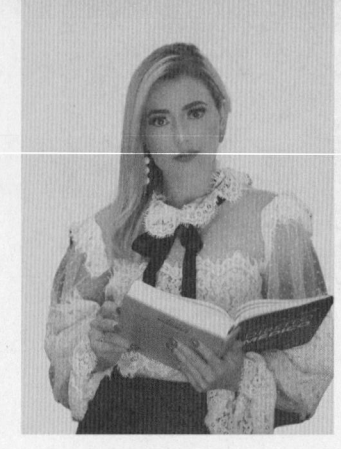

Contatos
http://www.rafaelafernandesadvocacia.com.br/
atendimento@rafaelafernandesadvocacia.com.br
Instagram: @rafaelafernandesadvocacia
32 98503 4023

Do direito ao tratamento especializado – da obrigatoriedade de cobertura integral do tratamento pelos planos de saúde e SUS

A dignidade da pessoa humana, conforme estabelecida pela Constituição Federal no artigo 1º, inciso III, é um pilar fundamental da República Federativa do Brasil. Este princípio orienta as metas nacionais de construir uma sociedade justa e solidária, erradicar a pobreza e diminuir as desigualdades sociais, como delineado no artigo 3º da Constituição. Além disso, é garantido pelo artigo 5º, XXXV do mesmo diploma legal, que todos os direitos são passíveis de análise judicial, assegurando a inviolabilidade do direito à vida, liberdade, igualdade, segurança e propriedade. Tal previsão é corroborada com o art. 196, também de nossa Carta Magna, o qual prevê, de maneira clara, que a saúde é direito de todos e dever do Estado.

Especificamente, pessoas com autismo são protegidas pela Lei Brasileira de Inclusão da Pessoa com Deficiência (Lei Federal nº 13.146/2015), que em seu artigo 10, ratifica o dever do poder público de garantir a dignidade das pessoas com deficiência durante toda a vida. Esta disposição inclui proteger especialmente o direito à saúde das crianças com deficiência.

A Lei 12.764/2012, que criou a Política Nacional de Proteção dos Direitos da Pessoa com Transtorno do Espectro Autista (TEA), também estipula no artigo 2º, III, e no artigo 3º, III, "b", a necessidade de garantir o diagnóstico precoce, bem como fornecer tratamento multiprofissional especializado aos indivíduos diagnosticados com autismo. Portanto, os tratamentos para pessoas com deficiência, em especial crianças com autismo, devem ser integralmente cobertos pelos planos de saúde e SUS, nos moldes da indicação do médico especialista, refletindo um compromisso com os princípios de igualdade, dignidade humana e melhor interesse do menor.

Também, o Decreto Legislativo nº 186, de 9 de julho de 2008, aprovou a Convenção sobre os Direitos das Pessoas com Deficiência, assinada em

30 de março de 2007 e ratificada pelo Brasil em 1º de agosto de 2008. A convenção, em seu artigo 7º, delineia diretrizes específicas para a proteção de crianças com deficiência, sendo certo que, nos moldes do artigo 5º, §3º, da Constituição Federal, os tratados internacionais sobre direitos humanos igualmente possuem força de emenda constitucional. Assim, os direitos afirmados pela convenção são considerados direitos fundamentais no Brasil, reforçando o suporte legal para proteção e garantia de tratamentos especializados sem restrições indevidas.

Nessa perspectiva, é imperativo tratar a criança com TEA com a dignidade merecida, oferecendo-lhe cuidados especializados que fomentem o desenvolvimento de suas capacidades físicas e habilidades mentais ao máximo. Tais tratamentos, contudo, apresentam custos elevados, tornando-se muitas vezes inviáveis para as famílias que já suportam o ônus do custeio dos planos de saúde e por vezes os reajustes abusivos, além das demais despesas básicas para sobrevivência do infante.

Segundo a Lei Federal 9.656/98, que regula os planos e seguros de saúde, é obrigatória a cobertura para as doenças listadas na Classificação Estatística Internacional de Doenças e de Problemas Relacionados à Saúde, que inclui o transtorno do espectro autista, uma vez que trata-se de um distúrbio do neurodesenvolvimento. Noutro giro, os artigos 4º, 15 e 17 do Estatuto da Criança e do Adolescente asseguram o direito ao respeito e à dignidade da criança, bem como a inviolabilidade de sua integridade física, psíquica e moral.

A legislação atual, portanto, garante a cobertura de uma gama de transtornos do desenvolvimento, incluindo o autismo, abrangendo tratamentos necessários, sessões de terapias multidisciplinares com profissionais especialistas nos métodos indicados pelo médico assistente, exames médicos, inclusive os genéticos, consultas médicas e medicamentos. No entanto, é comum que operadoras e seguradoras de saúde forneçam tratamento genérico, com profissionais que não possuem as especializações necessárias, bem como limitem o acesso a um número restrito de sessões terapêuticas anuais, ou as forneçam com duração inferior à indicada, o que é insuficiente, dada a necessidade de acompanhamento contínuo. Essa limitação, como sabido, contradiz o direito à saúde, assegurado como um dos direitos sociais pela Constituição Federal no artigo 6º, e afirmado no artigo 196 como um direito fundamental.

Neste contexto, o artigo 51, inciso IV, do Código de Defesa do Consumidor estabelece que são nulas as cláusulas contratuais que se mostram abusivas ou que colocam o consumidor em desvantagem excessiva, comprometendo a equidade e a boa-fé. Portanto, qualquer cláusula que restrinja indevidamente o tratamento necessário é considerada abusiva e deve ser eliminada, pois prejudica o consumidor, que é a parte mais vulnerável na relação de consumo. Nesse sentido, é o entendimento do Superior Tribunal de Justiça (STJ), o qual reforça tal previsão por meio da Súmula 302. Assim, destaca-se a necessidade de assegurar que as cláusulas contratuais respeitem a legislação vigente e garantam efetivamente o direito à saúde para as crianças com TEA, cuja condição requer uma atenção especializada e contínua para sua adequada qualidade de vida.

Frisa-se que o Poder Judiciário já reconheceu que o Rol de Procedimentos e Eventos em Saúde da ANS não é vinculativo, servindo apenas como um mínimo obrigatório a ser oferecido pelos planos de saúde. Portanto, a argumentação de que se deve aderir estritamente ao que é listado pela ANS é inválida, pois tal listagem não pode prevalecer sobre a Lei Federal 9.656/98, que não impõe restrições a esses tratamentos.

As limitações impostas nos contratos de assistência à saúde não podem ser mantidas quando o tratamento contínuo é essencial e eficaz para a saúde do paciente. É crucial reconhecer que o médico responsável é quem deve orientar a terapia do paciente. Se a condição médica exige um tratamento prolongado e o médico não estabeleceu um limite para as terapias, então o plano de saúde não tem o direito de fazê-lo. Qualquer restrição ao tratamento multidisciplinar necessário para uma criança com TEA é considerada abusiva, pois contraria a legislação vigente.

É importante ressaltar que a resolução da ANS não pode sobrepor-se a uma lei federal, não possuindo, portanto, o poder de limitar a cobertura para tratamentos que estão claramente previstos na Lei Federal 9.656/98. Ademais, o plano-referência de assistência à saúde deve proporcionar uma cobertura abrangente para as doenças listadas na Classificação Estatística Internacional de Doenças e Problemas Relacionados com a Saúde da Organização Mundial de Saúde, conforme estipulado pela referida lei. Isso garante que as crianças com autismo recebam as terapias essenciais para o seu desenvolvimento e bem-estar.

Destarte, não pairam dúvidas de que não cabe ao plano de saúde questionar a terapêutica prescrita pelo médico que acompanha o menor, o qual possui a qualificação técnica necessária e conhece o histórico clínico do paciente. Portanto, é razoável concluir que o tratamento indicado é o mais adequado para as necessidades da criança autista.

Quando a infância dói

O informativo nº 313/2007 do STJ esclarece, por meio da decisão no REsp 8.21-SP, julgado em 15 de março de 2007, que a operadora de plano de saúde não pode determinar o tratamento mais adequado para a patologia coberta em seu contrato (BRASIL, 2007). Esse entendimento também se aplica ao tratamento multidisciplinar para o autismo. Não cabe ao plano de saúde determinar qual é a qualificação do profissional que irá tratar o paciente, muito menos o número de sessões de terapia necessárias, mas ao médico que acompanha o tratamento da requerente desde o diagnóstico.

O rol da ANS não deve infringir o direito fundamental à saúde. Dada a natureza incurável do autismo, é essencial questionar como minimizar suas consequências se os planos de saúde não disponibilizam profissionais qualificados e ainda impõem limitações ao número de terapias necessárias.

É amplamente reconhecido que os convênios de saúde não podem restringir os tratamentos essenciais, pois tal prática pode colocar em risco a vida e desenvolvimento da criança, além de contrariar os objetivos do contrato, violando tanto o Estatuto da Criança e do Adolescente quanto a Lei Federal nº 12.764/2012, que estabelece a Política Nacional de Proteção dos Direitos da Pessoa com TEA.

A jurisprudência atual sobre o tema em apreço destaca consistentemente que a orientação terapêutica de um paciente deve ser definida pelo médico ou profissional habilitado, e não pelo plano de saúde. É fundamental que esses profissionais mantenham autonomia para determinar o período e a frequência de atendimento adequados às necessidades individuais de cada paciente, sem que as operadoras de saúde imponham limitações que possam comprometer a eficácia do tratamento de transtornos mentais.

Noutro giro, é importante destacar que a Segunda Seção do Superior Tribunal de Justiça, por maioria, ao fixar as teses no julgamento do ERESP nº 1.886.929/SP e do ERESP nº 1.889.704/SP sobre o tema em comento, deixou claro que, na forma do item "4", os planos podem, inclusive, ser compelidos a custear procedimentos não previstos na lista, a exemplo de terapias com recomendação médica (Nº 1.0000.23.201291-4/001 Fl. 4/12) sem substituto terapêutico no rol e que tenham comprovação de órgãos técnicos e aprovação de instituições que regulam o setor.

Com efeito, diante das premissas estabelecidas, fundamentou-se no ERESP nº 1.889.704/SP que a operadora deve cobrir tratamento para uma pessoa com transtorno do espectro autista, porque a ANS já reconhecia, inclusive, a terapia ABA como contemplada nas sessões de psicoterapia do rol de saúde suplementar.

É preciso observar, ainda, que a Diretoria Colegiada da Agência Nacional de Saúde Suplementar (ANS) aprovou, na reunião extraordinária realizada em 23/6/2022, a Resolução Normativa ANS nº 539, que amplia as regras de cobertura assistencial para usuários de planos de saúde com transtornos globais do desenvolvimento, entre os quais está incluído o transtorno do espectro autista.

Essa perspectiva é reforçada por normas e garantias estabelecidas em diversas legislações, como a Constituição Federal de 1988, o Estatuto da Pessoa com Deficiência (Lei 13.146/2015), a Lei Federal 12.764/2012, que institui a Política Nacional de Proteção dos Direitos da Pessoa com TEA, e a Lei Federal 9.656/98, que regula planos e seguros de saúde, além das decisões do STJ. Esses documentos legais asseguram o direito ao tratamento adequado.

Além disso, decisões recentes da Terceira Turma do Superior Tribunal de Justiça, em 2023, enfatizam que o tratamento do autismo requer uma cobertura ampla. A ministra Nancy Andrighi, ao comentar sobre o ERESP 1.889.704, destacou que a recusa em cobrir terapias especializadas prescritas para o tratamento do TEA é considerada abusiva (BRASIL, 2023).

Ademais, o tratamento especializado deve também ser garantido pelo Sistema Único de Saúde (SUS), conforme o princípio da integralidade da assistência, estabelecido pela Lei Federal 8.080/90. Esse princípio define que a assistência à saúde deve ser contínua e abrangente, cobrindo todas as ações e serviços necessários para cada caso, em todos os níveis de complexidade do sistema.

Portanto, é imperativo que o Estado evite impor barreiras burocráticas que possam dificultar ou impedir o acesso ao tratamento adequado, especialmente para cidadãos em situação de vulnerabilidade. A interpretação das leis deve sempre buscar a solução mais justa, prevenindo injustiças e a violação dos direitos fundamentais dos cidadãos, principalmente no que tange ao direito à vida e à saúde.

Na repartição das competências constitucionais referentes à saúde pública, a União e os estados cooperam técnica e financeiramente, enquanto os municípios, por meio da descentralização, executam os serviços. Nesse sentido, os estados e municípios devem ser ressarcidos pelas despesas que, nos termos da lei, devem ser objeto do apoio financeiro da União e dos estados. Essa sistemática, contudo, não exonera os municípios do atendimento direto e imediato, pois se trata do direito à saúde e à integridade física, que são componentes da dignidade da pessoa humana, fundamento da República Federativa do Brasil. Assim, conclui-se que, ao negar o fornecimento das terapias ao requerente, o Poder Público está violando a Constituição, à qual deveria respeitar incondicionalmente. A saúde dos cidadãos não pode esperar por diligências burocráticas, que, via de regra, são dilatórias. As providências médicas, para serem eficazes, devem ser imediatas, sob pena de se tornarem inúteis diante da perda do próprio bem de vida que se busca proteger.

Referências

BRASIL. Superior Tribunal de Justiça. *ERESP 188.970.4 SP*. 2ªTurma, Rel. Min. Villas Bôas Cueva, julgado em: 3 ago. 2022.

BRASIL. Superior Tribunal de Justiça. *Resp n.º 1.846.108 SP*. 3ª Turma, Rel. Min. Nancy Andrighi, julgado em: 2, fev. 2021.

MACHADO, J. E. M.; RAPOSO, V. L. *Direito à saúde e qualidade dos medicamentos proteção dos dados de ensaios clínicos numa perspectiva de direito brasileiro, comparado e internacional*. São Paulo: Almedina, 2015.

REMEDIO, José Antonio. *Direitos e garantias dos autistas e das pessoas com deficiência*. Jurua: Editora Juruá, 2023.

ROGERS, S. J.; DAWSON, G. *Intervenção precoce em crianças com autismo: modelo Denver para a promoção da linguagem, da aprendizagem e da socialização*. Lisboa: Lidel Editora, 2014.

TJMG. Tribunal de Justiça de Minas Gerais. *AI 10702170937461001 MG*. Rel. Aparecida Grossi, julgado em: 8, nov. 2018.

VALENTE, N.L. *Direito à saúde da criança autista*. São Paulo: Editora Lumen Juris, 2020.

PARTE 2
O MANEJO DOS TRANSTORNOS DA INFÂNCIA

01

NEM TÍPICOS NEM ATÍPICOS, APENAS CRIANÇAS
QUEBRANDO OS RÓTULOS E COMPREENDENDO A CRIANÇA PARA ALÉM DE UM DIAGNÓSTICO

Este capítulo é sobre incômodos acerca das nomeações e definições pejorativas que nossas crianças vêm enfrentando. Tenho visto patologias sendo usadas como adjetivos para definir crianças, nomeações e rótulos que definem tudo que a criança é, sem ao menos dar ela o direito de ser ela mesma em todas as suas individualidades. Isso precisa nos incomodar para que mudanças aconteçam! Essas crianças precisam ser enxergadas para além de um transtorno. Afinal uma CID não vai definir quem é essa criança. Um diagnóstico irá informar o apoio que essa criança precisa e indicar uma atuação. Mas meu convite aqui é levá-lo a refletir para além dos transtornos.

VÍVIAN RIBEIRO
PARTICIPAÇÃO — KARLA FILÓ MAZZINI MOTA

Vívian Ribeiro

Minha jornada começa na cidade de Lagoa da Prata/MG. Ser mãe é a minha maior bênção e minha fonte inesgotável de inspiração.

Cada dia é uma oportunidade para ensinar, aprender e crescer. Este é meu motivo maior para seguir em frente.

Minha ligação com as APAEs de Minas Gerais é um compromisso que trago com amor e dedicação, juntamente com meu marido, o deputado estadual Gustavo Santana. Como madrinha dessas instituições, minha missão é promover a inclusão, o respeito e a igualdade para todos os indivíduos, independentemente de suas capacidades. Acredito que cada pessoa merece ter suas habilidades reconhecidas e valorizadas, e é isso que me impulsiona a trabalhar incansavelmente para oferecer suporte e oportunidades a quem mais precisa.

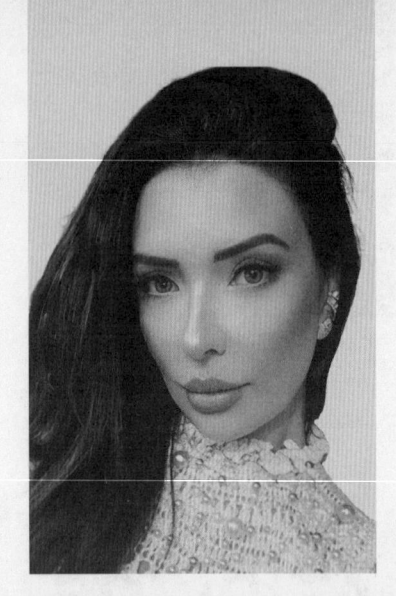

Contatos
Instagram: @vivanribv
37 99999 4262

Vívian Ribeiro

Se há uma coisa que me incomoda extremamente ao lidar com crianças é vê-las sendo chamadas ou tratadas pelas patologias que apresentam ou pela deficiência e disfunção que exibem.

Num mundo em que a diversidade já é uma realidade tão debatida, em que o conhecimento sobre os comportamentos atípicos já está difundido, é um verdadeiro retrocesso alimentar esse tratamento rotulado das nossas crianças.

Em minhas visitas a instituições infantis acompanhando meu marido, o deputado estadual Gustavo Santana, posso dizer que já presenciei verdadeiros atos de desrespeito às nossas crianças que, em vez do nome, são identificadas como **o down, o autista, o TDAH, o surdo, o cadeirante**, isso quando não usam termos piores que não serão ditos aqui, porque devem ser abominados de nosso vocabulário.

Aquilo a que nos referimos ou a forma como chamamos a criança reflete nossa maneira de lidar com essa criança e exibe nossa capacidade de manejo desses seres humanos tão dependentes de nossa ação. O grau de relacionamento de um professor com um aluno é medido pela capacidade de ele entender A CRIANÇA e não O TRANSTORNO.

Cada criança traz consigo suas individualidades, seus desejos, sonhos e formas de olhar a vida. As diferenças existem para qualquer criança. As com diagnóstico e as sem diagnóstico apresentam sua forma única de SER NO MUNDO.

Se você é sensível para compreender a unicidade de cada criança, já consegue entender minha revolta ao ver profissionais de saúde, sociedade e até familiares lidarem com as crianças pelo seu transtorno e não pela sua identidade.

Reduzir a criança a um mero diagnóstico é tirar dela o fôlego da infância.
(Karla Filó)

É claro que os diagnósticos são importantes, porém eles existem para justificar nossos alvos terapêuticos e condutas eficientes com essas crianças; entretanto, não podem ser a única forma que encontramos de lidar com as tantas Marias e Joãozinhos que conheceremos.

Não é de hoje que estudos neurocientíficos evidenciam que a interação que nós adultos mantemos com as crianças estimula seu desenvolvimento cerebral, crescimento emocional e aprendizagem. Assim, quero chamar a atenção para a forma como lidamos com as crianças, para a maneira como atuamos e nos posicionamos diante delas. Estamos colaborando com esse desenvolvimento ou somos barreiras limitantes?

Precisamos ser capazes de reconhecer o funcionamento de uma criança para além de um transtorno ou prejuízo, precisamos compreender suas necessidades emocionais, ensiná-las a serem mais felizes, organizadas, responsáveis, respeitar seus limites, mostrar suas potencialidades, nutrir a autoestima e a criatividade promovendo bem-estar na infância.

Crianças e seus diagnósticos não estão no mundo para SOBREVIVER, mas, sim, para VIVER tudo o que precisarem vivenciar. Isso é infância! Isso é SER humano. Crianças com grandes limitações estão no mundo para buscar muito mais do que a mera sobrevivência. Pense nisso. Você pode ser a pessoa que a ajuda a sobreviver ou aquela que ajuda essa criança a evoluir. A escolha será sempre sua. Quem você é na vida da criança, o apoio para ela sobreviver ou o estímulo para ela evoluir?

O cérebro de uma criança é significativamente moldado pelas experiências que são oferecidas a ela. Por isso a importância de enxergar a criança além dos prejuízos e laudos que ela possa apresentar. Nossa forma de atuar com qualquer criança pode ser o combustível para uma vida forte e resiliente.

O que molda uma criança? A experiência. Por isso a importância de não aprisionar essa criança a uma patologia, sem dar a ela a liberdade de poder ser o que quiser ou se enxergar da forma que mais lhe seja confortável, gerando oportunidades de mudanças e novas vivências. Precisamos ser a chave que abre essas cadeias do preconceito que aprisiona tantas crianças dentro de seus transtornos.

Toda criança tem percepções, lembranças, pensamentos, sentimentos e sonhos; e isso deve ser levado em conta apesar de suas limitações. Toda criança também tem medos, preocupações, desejos, coragem e ilusões que também precisam ser reconhecidos, apesar de todas as suas atipias ou disfunções.

Os critérios diagnósticos apresentados por uma criança não podem definir quem ela é. Apenas exibem suas necessidades, que devem ser validadas e supridas com eficiência. Mas não podem definir quem ela é ou quem irá se tornar. Se você não acredita no potencial de uma criança diante de seu diagnóstico, por favor, reveja seu lugar, porque esse lugar, provavelmente, não é na infância de alguém.

O transtorno é apenas uma parte do TODO que a criança é. As crianças precisam ser reconhecidas pelo que são, e não estou me referindo aqui a diagnósticos e, sim, à vida que respira dentro daquele laudo. Se queremos forjar crianças para participarem ativamente do mundo como indivíduos saudáveis e felizes, precisamos criar dentro delas um estado aberto, receptivo e livre em vez de um estado fechado, reativo e aprisionado a uma patologia.

Já vi muitas crianças serem repreendidas ou reprimidas com frequência. Já vi crianças sendo paralisadas por crenças limitantes de adultos preconceituosos e ignorantes atuando nesse mundo neurodivergente. A neurodivergência não é lugar para pessoas despreparadas, com pouco conhecimento de uma infância atípica, adultos desrespeitosos, negligentes e covardes.

O desconhecimento faz que crianças neurodivergentes sejam colocadas em uma caixinha e obrigadas a funcionarem dentro de um padrão em que alguém um dia falou que elas deveriam funcionar, mas em nenhum momento perguntaram a elas se queriam ser parte de um protocolo técnico comportamental validado. Será mesmo que toda criança precisa funcionar à risca pelo modelo padrão que idealizamos para ela ou no qual obrigatoriamente a incluímos?

Modelos de reforços positivos estão constantemente em ascensão, tabelas de critérios diagnósticos para vários transtornos são expostos todos os dias na internet. Assim, vamos intensificando essa necessidade de colocar um nome em tudo aquilo que foge do esperado na vida da criança. Essa nossa necessidade de dar nome a tudo e padronizar nossas crianças arranca de nós a capacidade de SENTIR a criança.

Este capítulo trata de incômodos acerca das nomeações e definições pejorativas que nossas crianças vêm enfrentando. Tenho visto patologias sendo usadas como adjetivos para definir crianças, nomeações e rótulos que definem tudo o que a criança é, sem ao menos dar ela o direito de ser ela mesma em todas as suas individualidades.

Isso precisa nos incomodar para que mudanças aconteçam! Essas crianças precisam ser enxergadas para além de um transtorno. Afinal, uma CID não vai definir quem é essa criança. Um diagnóstico informará o apoio de que essa criança precisa e indicará uma atuação. Mas meu convite aqui é levá-lo a refletir para além dos transtornos.

É pensar no Arthur para além do TEA, pensar na Mariana para além da deficiência visual, pensar no Davi além do TDAH, pensar na Carolina além do quadro de deficiência intelectual. Minha pergunta é: o que você consegue enxergar além do diagnóstico que vê? Qual é o seu grau de contato e relacionamento com A CRIANÇA e não com a PATOLOGIA que ela apresenta? Qual é a troca humana e a reflexão mais subjetiva que você pode oferecer a essa criança?

Há pessoas extremamente técnicas ao lidar com crianças. São ótimos profissionais, dominam com excelência as patologias, mas são pobres de inteligência emocional para lidar com essas crianças. São extremamente próximos da patologia e distantes da essência da criança. Lidam de maneira técnica, estruturada e padronizada, como se estivessem manuseando uma Lista de Critérios Diagnósticos e não UMA VIDA.

Mas meu incômodo também vai se estender àquelas crianças que apresentam grandes dificuldades em contexto escolar, porém não têm diagnóstico definido. Assim, suas dificuldades podem até ser reconhecidas e observadas pelos profissionais de educação. Mas, na maioria das vezes, NADA é feito em relação a essa criança, pois ela não tem diagnóstico.

Minha reflexão aqui é: o que valida sua atuação com uma criança, um papel ou o seu desejo de mudar as dificuldades dela? Sua atuação vai de acordo com o que você entende sobre a criança ou com o que um papel diz sobre ela?

Muitas crianças jamais terão um diagnóstico para justificar seus atrasos, seus sofrimentos, suas desadaptações, então cabe a nós nos importarmos em colocar essa criança dentro de nosso radar de acolhimento. Isso é indispensável a qualquer pessoa que lida com a infância, seja ela profissional de educação, profissional da saúde, familiares ou uma entusiasta que luta pela causa, assim como eu.

Fui nomeada madrinha das APAEs devido ao trabalho que venho exercendo junto ao meu marido. Isso me trouxe uma intensa postura em relação a todas as crianças que dependem um pouco de nós para mudar a história delas.

Aqui eu digo CRIANÇAS, sem distinção. TODAS elas precisam do nosso olhar além da técnica, além daquilo que é racional na infância. Nosso olhar deve ser conduzido pela sensibilidade em entender que qualquer criança precisa ser enxergada em sua essência, com todas as suas particularidades e peculiaridades.

Há astronautas, jogadores de futebol, policiais, bombeiros, médicos, escritores, professores e bailarinas que vivem dentro dessas crianças. Há amor, medo, frustração, alegria, nojo e esperança que também habitam essas mesmas crianças. Qualquer criança, com ou sem diagnóstico, tem dentro de si um mundo que precisa ser RECONHECIDO e VALIDADO por todos nós.

Que essa mudança comece então por você. Talvez você não mude essa realidade no mundo, mas, com certeza, sua mudança de postura poderá mudar a vida de uma criança.

02

DIAGNÓSTICO DIFERENCIAL ENTRE TDAH E TEA NÍVEL 1 DE SUPORTE

Algumas vezes, o diagnóstico de autismo nível 1 de suporte é confundido com o TDAH (transtorno do déficit de atenção e hiperatividade). Isso acontece, talvez, porque são transtornos que se iniciam com características desde a primeira infância e afetam o desenvolvimento neurológico, possuindo sinais muito parecidos; e um mesmo indivíduo pode ser diagnosticado com os dois transtornos.

WYNEA VIEIRA DE QUEIROZ ALBUQUERQUE FERREIRA

Wynea Vieira de Queiroz Albuquerque Ferreira

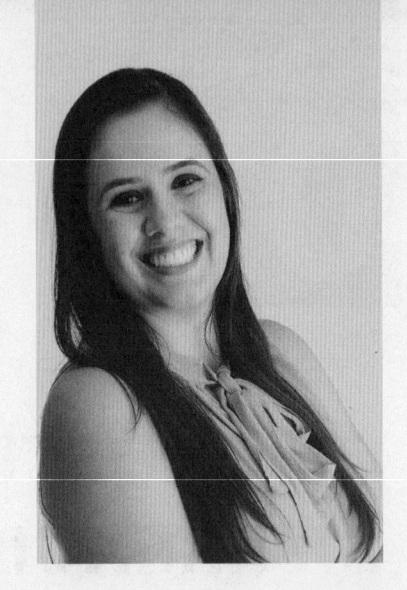

Psicóloga. Neuropsicóloga. Terapeuta cognitivo-comportamental infantojuvenil. Neuropsicopedagoga. Orientadora parental com formação internacional pela Psicologia Positiva Americana. Especialista em avaliação da primeira infância (0 a 6 anos). Terapeuta ABA.

Contatos
wyneaqueiroz@gmail.com
32 98401 2408

Autismo: o que é e como identificar

O autismo, segundo o DSM-V, é um transtorno do neurodesenvolvimento caracterizado por dificuldades em duas áreas: (1) interação e comunicação social, que são déficits na expressão verbal e não verbal, falta de reciprocidade social e incapacidade de desenvolver e manter relacionamentos de amizade apropriados para sua faixa de desenvolvimento; e (2) padrões restritos e repetitivos de comportamentos, de interesses e de atividades, manifestados pelo menos por duas áreas – motoras, verbais ou sensoriais –, além de obsessão por rotinas e padrões ritualizados, com interesses restritos, fixos e intensos.

Esses sintomas devem estar presentes desde o início da infância, mas podem se manifestar um pouco depois, até que as demandas sociais excedam o limite de sua capacidade.

Pessoas com autismo nível 1 de suporte apresentam prejuízos nas relações, interações e comunicação social, mas não necessitam de muita ajuda, conseguem realizar muitas coisas sozinhas. Possuem respostas atípicas e têm pouco interesse em se relacionar com outras pessoas, além de dificuldade para trocar de atividade, pouca independência para o autocuidado, dificuldade para se organizar e se planejar. Os sinais do TEA surgem na primeira infância, e com o diagnóstico podem ter níveis de necessidade de suporte diferentes, o que quer dizer que alguns com esse diagnóstico terão mais facilidade do que outros em atividades da vida diária.

O diagnóstico do autismo é feito por profissionais especializados por meio da observação da criança e conversa com os pais e a família; de preferência, por neuropsicólogos, neuropediatras e psiquiatras infantis, com experiência na faixa etária a ser avaliada. Nos primeiros 12 meses, é possível identificar alguns sinais, como o baixo contato visual, não realiza balbucio ou poucas intenções sociais e não responde pelo nome quando chamado.

A família percebe pouco interesse em compartilhar objetos e dificuldade em desviar o foco em atividades de interesse. Dificuldade para dormir é um outro sinal muito comum, na primeira infância, assim como seletividade alimentar, medos excessivos e hipersensibilidade a determinados barulhos ou estímulos. Preferem determinados objetos, texturas, cores ou jogos. Pode haver atrasos motores e no desenvolvimento da linguagem.

O médico, juntamente com a equipe multiprofissional, faz o diagnóstico baseando-se em observação da criança e conversa com os familiares e, quando a criança entra para a escola, é o momento da vida em que existem mais diagnósticos, pois o professor é uma peça-chave para essa identificação.

TDAH: o que é e como identificar

O TDAH, por outro lado, é um transtorno neurobiológico. O diagnóstico é clinico, dependendo de avaliação neuropsicológica. Ele é caracterizado pela presença de seis ou mais sintomas de desatenção e seis ou mais sintomas de hiperatividade/impulsividade. Para realizar o diagnóstico, os sintomas devem estar presentes no mínimo há seis meses, devem ter começado antes dos 12 anos de idade e estar presentes em mais de um ambiente em que a pessoa frequente.

Critérios diagnósticos de desatenção (seis ou mais sintomas)

a. Frequentemente, não presta atenção em detalhes ou comete erros por descuido em tarefas escolares, no trabalho ou durante outras atividades.
b. Frequentemente, tem dificuldade de manter a atenção em tarefas ou atividades lúdicas.
c. Frequentemente, parece não escutar quando alguém lhe dirige a palavra diretamente.
d. Frequentemente, não segue instruções até o fim e não consegue terminar trabalhos escolares, tarefas ou deveres no local de trabalho.
e. Frequentemente, tem dificuldade para organizar tarefas e atividades.
f. Frequentemente, evita, não gosta ou reluta em se envolver em tarefas que exijam esforço mental prolongado.
g. Frequentemente, perde coisas necessárias para tarefas ou atividades.
h. Frequentemente, é distraído com facilidade por estímulos externos.
i. Frequentemente, é esquecido em relação a atividades cotidianas.

Critérios diagnósticos de hiperatividade/impulsividade (seis ou mais sintomas)

a. Frequentemente, remexe ou batuca as mãos ou os pés ou se contorce na cadeira.
b. Frequentemente, levanta da cadeira em situações em que se espera que permaneça sentado.
c. Frequentemente, corre ou sobe nas coisas em situações em que isso é inapropriado (em adolescentes ou adultos, pode se limitar a sensações de inquietude).
d. Frequentemente, é incapaz de brincar ou se envolver em atividades de lazer calmamente.
e. Frequentemente, "não para", agindo como se estivesse "com o motor ligado".
f. Frequentemente, fala demais.
g. Frequentemente, deixa escapar uma resposta antes que a pergunta tenha sido concluída.
h. Frequentemente, tem dificuldade para esperar a sua vez.
i. Frequentemente, interrompe ou se intromete.

Em crianças, o TDAH pode ser identificado quando começam a apresentar dificuldades na escola; e ao se relacionar com outras crianças, seus pais ou até professores, são desatentas, têm dificuldade em se concentrar ou são "ligadas no 220". Já em adultos, é possível perceber no dia a dia em tarefas do cotidiano, são inquietos, têm dificuldade de memória, são impulsivos, mudam de atividades a todo tempo e têm dificuldade em perceber o que seus comportamentos disfuncionais causam em seu dia a dia. De acordo com a Associação Brasileira do Déficit de Atenção, o TDAH ocorre em média em 5% das crianças.

Como fazer o diagnóstico diferencial entre o TDAH e o autismo nível 1

As crianças com TDAH e autismo demonstram dificuldades diferentes. Aquelas com TDAH apresentam dificuldades no controle inibitório e têm menos dificuldade nas relações sociais e uma maior desatenção. As com autismo apresentam maior dificuldade com a flexibilidade cognitiva e o planejamento, e terão um comprometimento maior com a comunicação e interações sociais.

O diagnóstico precoce no autismo é fundamental. No TDAH nem tanto, a criança que é muito agitada, inquieta e não se interessa em parar e interagir com outras crianças, não olha nos olhos, prefere interagir com objeto do que com pessoas, apresenta hipersensibilidade ou demonstra sentir pouca ou nenhuma dor e possui preferência por objetos ou assuntos demonstra traços de autismo.

Nem sempre é fácil distinguir o que é autismo e o que é TDAH, pois possuem muitas características em comum, e os dois diagnósticos podem aparecer em um mesmo indivíduo.

A pessoa com TDAH geralmente não se aborrece com a quebra de rotina, é impulsiva e possui dificuldades para fazer o planejamento, já pessoas com autismo amam se planejar, organizam minimamente os detalhes e se desregulam quando algo acontece diferente do planejado. A pessoa com TDAH não se importa com a bagunça, esquece, por exemplo, de colocar roupa suja no cesto, já as pessoas com autismo costumam ser metódicos, gostam das coisas organizadas de um jeito específico, como por cor, formato, textura, e quando algo sai fora do planejado, ficam inquietos, irritados e ficam um pouco perdidos sobre o que fazer.

A pessoa com TDAH tem dificuldade com pontualidade. Por exemplo, quando pedem para se arrumar para ir à escola, a criança se distrai fazendo outras coisas e acaba se atrasando, já a pessoa com autismo preza pela pontualidade e se sente bem com a organização e previsibilidade. A pessoa com TDAH consegue manter um contato visual e na maioria das vezes não tem dificuldade quanto a isso, já algumas pessoas com autismo relatam que sentem até doer quando tentam manter contato visual por um tempo prolongado; geralmente conversam com as pessoas olhando para outras direções.

A pessoa com TDAH pode apresentar hiperfoco em várias coisas ao mesmo tempo, mas a pessoa com autismo geralmente apresenta apenas um hiperfoco, que muda de acordo com o tempo. Os dois possuem dificuldade social, a pessoa com TDAH devido à impulsividade, pois muda de assunto do nada, interrompe as pessoas enquanto estão falando, não para na mesma atividade ou brincadeira, já as pessoas com autismo têm dificuldade para entender a linguagem corporal, o sarcasmo, entendem tudo ao pé da letra, quando alguém conta uma piada demoram para entender.

A pessoa com TDAH tem dificuldade de atenção, se dispersa em atividades que não possuem muito interesse, já a pessoa com autismo percebe detalhes que ninguém conseguiu ver e é extremamente detalhista, às vezes focando em si e se esquecendo de olhar como um todo. Outro detalhe que difere um transtorno do outro é sair da zona de conforto. A pessoa com TDAH não tem dificuldade quanto a mudar rotina, fazer novas atividades, experimentar novos alimentos, já a pessoa com autismo não gosta dessas mudanças e prefere ficar e agir sempre da mesma forma.

Nos dois transtornos, está presente a dificuldade com as funções executivas, porém no TDAH o indivíduo se esquece de cumprir algumas etapas do que é preciso fazer e no autismo a pessoa gosta de seguir passo a passo, se norteia bem com pistas visuais para realizar cada atividade e se sente bem fazendo assim.

Tratamento para autismo e TDAH

Para ambos os transtornos, é importante que se realize acompanhamento com profissional psicólogo que utilize a abordagem cognitivo-comportamental e acompanhamento médico, uma vez que no caso do TDAH geralmente o tratamento medicamentoso é associado.

Nas intervenções para o autismo, a terapia ABA atualmente é tida como padrão ouro para o acompanhamento. Alguns conseguem mudar o nível de suporte, diminuindo as limitações que o transtorno traz. É importante o acompanhamento com neuropediatra ou psiquiatra, além de fonoaudiologia e terapia ocupacional, e outros profissionais que se fizerem necessários em cada caso.

Outro ponto importantíssimo para o tratamento é a orientação e a participação da família e da escola durante todo o processo. Todos caminhando juntos com os mesmos objetivos trazem um ganho imenso.

Referências

AMERICAN PSYCHIATRIC ASSOCIATION (APA). *Diagnostic and Statistical Manual of Mental Disorders*, 5th ed. 2013.

COELHO, B. M.; PEREIRA, J. G.; ASSUMPÇÃO, T. M.; SANTANA Jr, GEILSON L. *Psiquiatria da infância e adolescência: guia para iniciantes*. Nova Hamburgo. 2020 928p.

ABDA – ASSOCIAÇÃO BRASILEIRA DE DÉFICIT DE ATENÇÃO. *TDAH e o processo de aprendizagem*. Disponível em: <https://tdah.org.br/sobre-tdah/o-que-e-tdah/>. Acesso em: 27 fev. de 2024.

03

AUTISMO NÃO VERBAL
UMA PERSPECTIVA TERAPÊUTICA COM O MÉTODO DE INTEGRAÇÃO SENSORIAL DE AYRES

Este capítulo explora o autismo não verbal e o Método de Integração Sensorial de Ayres na terapia ocupacional. Destacamos desafios na comunicação e uma nova proposta de definição. Analisamos o método, que oferece abordagem terapêutica e aprofunda a compreensão do processamento sensorial dentro do espectro. A terapia ocupacional e os pacientes podem enriquecer seu dia a dia ao adotar o método.

VALÉRIA FRANÇA COELHO

Valéria França Coelho

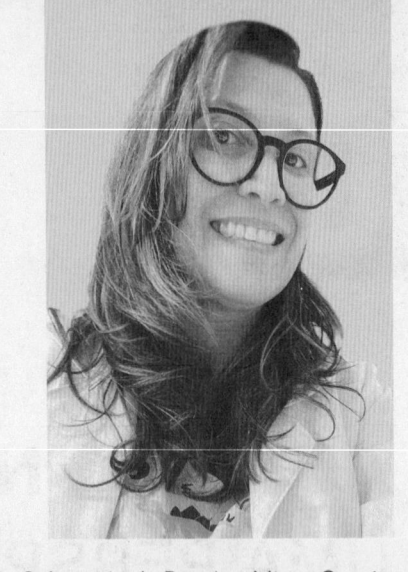

Terapeuta ocupacional graduada pelas Faculdades Salesianas de Lins em 2001. Atuo na área desde 2002. Desde 2006, proprietária do Centro Multiprofissional Florescer, em São Sebastião do Paraíso, Minas Gerais. Possuo certificação internacional em Integração Sensorial de Ayres e sou membro da Sociedade Brasileira de Integração Sensorial (ABIS) desde 2020. Ao longo da minha carreira, busquei aprimorar meus conhecimentos, especializando-me em Reabilitação Cognitiva pelo Hospital das Clínicas de São Paulo, em 2016, e em Terapia Ocupacional com ênfase em Neurologia pelas Faculdades Salesianas, em 2002.
Tenho muito orgulho de ser autora do capítulo "Análise da importância da Integração Sensorial de Ayres para ações de intervenção no Transtorno do Desenvolvimento" do livro *Pediatria: experiências profissionais e relatos de casos*, vol. 2 e também coautora da obra *Análise da importância da abordagem multidisciplinar no TDAH*, ambos publicados em 2020. Além disso, contribuí para o livro *Otorrinogeriatria*, com o capítulo "Terapia Ocupacional e a intervenção com idosos".
Essas experiências e certificações refletem meu comprometimento com a constante busca por conhecimento e a aplicação de abordagens em minha prática profissional, sempre visando proporcionar intervenções eficazes, baseadas em evidências científicas e de qualidade para meus pacientes.

Contatos
vafcoelho.to@gmail.com
Instagram: @vafcoelho.to

O transtorno do espectro autista (TEA) abrange transtornos neurológicos que se manifestam precocemente na infância. Conforme descrito no *Manual diagnóstico e estatístico de transtornos mentais (DSM-5)* pela Associação Psiquiátrica Americana (APA, 2014), esses transtornos impactam significativamente a comunicação, a linguagem, a cognição, o desenvolvimento motor e o processamento sensorial, além de trazerem comportamentos repetitivos, interesses restritos e desafios sociais. A gravidade dos sintomas varia e é categorizada em níveis de suporte I, II e III, que indicam o grau de assistência e apoio necessário para alcançar a independência nas atividades diárias e instrumentais.

No nível III, os sintomas se manifestam de maneira expressiva, demandando apoio significativo para qualidade de vida e participação social. Nesse nível, ao abordar a comunicação social, comportamentos restritos e estereotipados, podem ocorrer falhas graves na expressão verbal e não verbal, resultando em limitações interpessoais e respostas mínimas a interações e, quando combinadas com inflexibilidade e padrões repetitivos sérios e em todos os ambientes, causam sofrimento ao desviar o foco de ações.

Quando essas manifestações se intensificam, com dificuldades acentuadas na compreensão, no uso de gestos, nas expressões faciais, na troca de olhares, na atenção compartilhada e na linguagem corporal, expressando-se por respostas peculiares, rígidas e quase sempre excessivas, o diagnóstico de TEA não verbal no nível de suporte III é sugerido, de acordo com os critérios do DSM-5. Esta classificação ressalta a extensão dos desafios enfrentados por indivíduos nesse espectro e a necessidade de intervenções específicas para promover seu bem-estar e desenvolvimento.

Prevalência

A falta de dados oficiais sobre a prevalência de TEA no Brasil é um desafio. Em 2011, um estudo com 20 mil participantes sugeriu uma proporção aproximada de 1 em 367 habitantes em um bairro de Atibaia, fornecendo uma visão inicial da possível incidência no país. Em 2023, nos Estados Unidos, a prevalência é de 1 em 36 pessoas, com uma maior incidência em homens (3,8 para 1 em comparação com mulheres).

Nova proposta de definição

Em março de 2023, o termo "autismo profundo" emerge como uma nova proposta de definição para descrever manifestações específicas do TEA. Esse termo é atribuído a indivíduos cujo quociente de inteligência é inferior a 50, não verbal ou minimamente verbal, com comportamentos autolesivos, pontuações adaptativas significativamente baixas e comorbidades, como a epilepsia, demandando grande suporte para suas necessidades. A prevalência é que aproximadamente 26,7% dos diagnósticos de TEA podem ser classificados como autismo profundo. A incidência é mais prevalente em meninas, grupos minoritários e/ou de baixa renda, maior propensão entre prematuros ou com baixo peso ao nascer. Pode estar associado a comportamentos autolesivos, pontuações adaptativas significativamente baixas e comorbidades, como a epilepsia.

Essas características destacam a complexidade e a diversidade de desafios enfrentados por indivíduos com autismo profundo, reforçando a importância de estratégias de intervenção e apoio adaptadas às suas necessidades específicas.

Avaliação e intervenção multiprofissional

Diante do crescente número de casos de TEA, incluindo os não verbais no nível III ou profundo, a abordagem multiprofissional torna-se essencial. A sinergia entre a equipe, aliada à plasticidade neural, embasada por evidências científicas, o investimento de tempo na intervenção e fatores genéticos, desempenha um papel crucial na cognição e comunicação desses casos. As estratégias que envolvem família, escola e sociedade contribuem para um prognóstico mais positivo e, por conseguinte, para uma maior autonomia e qualidade de vida.

No contexto da abordagem multiprofissional, a terapia ocupacional (TO) desempenha papel importante na avaliação e intervenção, atentando para as ocupações, habilidades, demandas de atividades e o contexto envolvido. Entre os métodos utilizados pela TO, destaca-se a abordagem da Integração Sensorial de Ayres (ISA), que representa uma ferramenta valiosa para lidar com as complexidades sensoriais e motoras no TEA.

Ao considerar a interação entre os sistemas sensoriais e a resposta do indivíduo ao ambiente, a ISA busca promover a adaptação e melhoria nas habilidades ocupacionais. Essa abordagem não apenas visa otimizar as funções sensoriais, como também contribui para o desenvolvimento global, abrangendo aspectos físicos, emocionais e sociais.

Assim, a atuação da TO integrada à equipe multiprofissional e à aplicação de métodos como ISA desempenha um papel crucial na promoção de intervenções eficazes e padronizadas, visando ao desenvolvimento integral e à melhoria da qualidade de vida de indivíduos com TEA.

Relação entre disfunção da integração sensorial e infância

A disfunção da integração sensorial representa um padrão de processamento associado ao desenvolvimento neurológico inadequado na infância. Estudos indicam que essa condição afeta aproximadamente 10 a 15% das crianças típicas; no entanto, quando vinculada a outros diagnósticos relacionados a modalidades sensoriais, a prevalência aumenta significativamente, variando de 40% a 90%.

Diante de alterações no padrão de processamento neurológico, a TO utiliza instrumentos padronizados, respaldados por evidências científicas na ISA para realizar avaliações. Os resultados orientam intervenções direcionadas ao desenvolvimento, levando em consideração os desafios associados à participação da criança em diversas atividades. Essa abordagem sublinha a importância da detecção, transmissão, integração e organização das informações sensoriais, desempenhando um papel central no desenvolvimento da coordenação motora, do sono, da alimentação, da atenção, do aprendizado, da resposta adaptativa e das habilidades socioemocionais na infância.

Nos casos específicos de TEA nível III ou profundo, a avaliação envolve diferentes instrumentos, fornecendo dados quantitativos e qualitativos. Essa abordagem desempenha um papel essencial na identificação precisa dos desafios enfrentados por essas crianças, permitindo uma compreensão do impacto na práxis e na participação em atividades cotidianas. Essa abordagem diferenciada na avaliação é essencial para o planejamento de intervenções adaptadas às necessidades específicas desses indivíduos, visando à promoção de seu desenvolvimento integral e melhoria na qualidade de vida.

Apresentação de caso

Garoto 6 anos e apresenta ausência de comunicação, preferências alimentares por texturas específicas, isolamento e comportamento autolesivo e heterolesivo.

Diagnosticado com TEA, foi classificado como nível de suporte III ou autismo profundo e é depende integralmente para as atividades diárias.

Resumo da avaliação em ISA

Apresentou ausência de interação com a TO, revelando incompreensão de comandos e falta de resposta aos chamados. A avaliação sensorial apontou para uma série de desafios, destacando uma função vestibular comprometida, refletida em baixo tônus muscular, dificuldades no controle postural, equilíbrio, integração bilateral, sequenciamento e cruzamento da linha média.

Apresentou pobre percepção tátil, proprioceptiva, práxis oral e ocular, assim como em habilidades motoras amplas e finas. Hiperreatividade auditiva a estímulos sonoros, enquanto a percepção visual foi sua habilidade mais preservada, embora com prejuízos na discriminação visual.

Informações obtidas junto a mãe indicam graves prejuízos no processamento sensorial.

No contexto do transtorno do desenvolvimento da coordenação, há a presença ou suspeita sem diferenças significativas nos componentes.

Nas habilidades funcionais, foram identificados atrasos em autocuidado, mobilidade e função social. Em relação à assistência do cuidador, o menor requer auxílio total em autocuidado e função social e supervisão em mobilidade.

Concluindo, a avaliação integral indicou disfunção em multifunções da integração sensorial, enfatizando a necessidade de intervenções padronizadas para abordar as demandas sensoriais e motoras. Este resumo fornece uma base para o desenvolvimento de um plano terapêutico adaptado, visando promover melhorias significativas em sua qualidade de vida e independência funcional.

Limite de participação

Na análise dos limites de participação, o ato de sentar é um desafio que impacta diretamente sua capacidade de envolvimento em diversas atividades. A pobre percepção vestibular foi identificada como um fator contribuinte significativo, resultando em dificuldades no controle postural e equilíbrio ao realizar a ação de sentar.

Além disso, os desafios na propriocepção, afeta a habilidade em perceber e ajustar a posição do corpo durante a transição para a posição sentada. A percepção tátil também se revelou comprometida, o que pode influenciar a sensação em relação ao toque durante o ato de sentar.

A hiperreatividade auditiva, evidenciada durante a avaliação, sugere que estímulos sonoros representam um fator adicional, podendo causar distração e/ou desconforto durante a atividade de sentar.

Meta

A avaliação da meta estabelecida para melhorar a capacidade de permanecer sentado durante intervenções e refeições revelou um padrão de comportamento ruim, indicando dificuldade em manter-se na posição sentado.

Essa meta reflete a progressão desejada, buscando não apenas melhorar a capacidade de permanecer sentado, mas na aquisição da habilidade em um conjunto mais diversificado de situações. O acompanhamento contínuo e a adaptação do plano terapêutico são essenciais para garantir que as metas sejam atingidas.

Resultado

-2	-1	0	1	2
Muito menos que o esperado	Menos que o esperado	Meta esperada	Mais que o esperado	Muito mais que o esperado
Não permanece sentado nas intervenções e refeições em casa, preferindo movimentar-se, levantar e andar.	Permanece sentado até concluir 2/3 da tarefa com apoio de terapeuta e familiar.	Permanece sentado durante 1 atividade do dia a dia e 1 em família (sentar à mesa, em casa, e realizar o almoço e o jantar).	Permanece sentado durante 5 atividades do dia a dia e 5 em família.	Adquire a habilidade de permanecer sentado durante as atividades diárias necessárias.
Julho 23		**Out/Nov 23**		

Contribuições da TO na intervenção do TEA

Diante do crescente número de diagnósticos com TEA, torna-se necessário não apenas reconhecer, mas também descrever, quantificar, qualificar e intervir de maneira eficaz para melhorar a qualidade de vida dessas crianças e de suas famílias. Este capítulo buscou explorar e destacar a significativa contribuição da TO, especificamente por meio da abordagem da integração sensorial de Ayres, em casos de TEA no nível III ou profundo, alcançando resultados positivos na intervenção.

Os benefícios da ISA demonstraram-se uma ferramenta valiosa na abordagem dos desafios sensoriais e motores complexos enfrentados por esses indivíduos. A promoção de resultados positivos demonstra a eficácia dessa abordagem específica da TO, enfatizando a importância de intervenções com evidência científica para atender às necessidades únicas de crianças com TEA.

No contexto brasileiro, a conclusão reforça a urgência de mais estudos, políticas e programas destinados a atender às necessidades ao longo da vida dessas pessoas. A garantia de suporte adequado, tanto em termos de desenvolvimento quanto de inclusão social, deve ser uma prioridade para assegurar que todos com TEA tenham a oportunidade de alcançar seu máximo potencial e desfrutar uma vida plena e significativa. O compromisso com a pesquisa contínua, o desenvolvimento de políticas inclusivas e a implementação de programas eficazes são essenciais para enfrentar os desafios presentes e futuros relacionados ao TEA no Brasil.

Referências

AMERICAN PSYCHIATRIC ASSOCIATION (APA). *Manual diagnóstico e estatístico de transtornos mentais – DSM-5*. Porto Alegre: Artmed, 2014.

HUGHES, M. M. et al. The Prevalence and Characteristics of Children With Profound Autism, 15 Sites, United States, 2000-2016. *American Journal of Psychiatry*, v. 138, n. 6, 19 abr. 2023. DOI: 10.1177/00333549231163551.

MAENNER, M. J. et al. Prevalence and Characteristics of Autism Spectrum Disorder Among Children Aged 8 Years – Autism and Developmental Disabilities Monitoring Network, 11 Sites, United States, 2020. *Surveillance Summaries*, 2023, v. 72, n. 2, p. 1-14 mar. 24. DOI: http://dx.doi.org/10.15585/mmwr.ss7202a1.

ROCHA, A. N. D. C. et al. *A Integração Sensorial e o engajamento ocupacional na infância*. Marília: Oficina Universitária São Paulo/Cultura Acadêmica, 2023.

04

ANSIEDADE E PÂNICO NA INFÂNCIA

A infância é uma fase desafiadora para todos, mas alguns podem ter momentos mais intensos que ativam seu sistema límbico (responsável pelo controle do medo e das emoções), levando, assim, à ansiedade, o que faz parte do desenvolvimento. Você então pergunta: "Quando é que tais comportamentos passam a ser um problema e devo começar a me preocupar?". Ao longo deste capítulo você encontrará as respostas!

RENATA BERGAMIM

Renata Bergamim

CRP 06/90479

Psicóloga clínica – UNISA (Universidade de Santo Amaro). Pós-graduada em Psicopedagogia Institucional e Clínica – UNIÍTALO (Universidade Ítalo-Brasileira). Pós-graduada em Terapia Comportamental – UNISÃOPAULO. Pós-graduada em Neuropsicologia – HCFMUSP (Hospital das Clínicas, Faculdade de Medicina da Universidade de São Paulo). Pós-graduanda em Sexualidade Humana – CBI of Miami (Child Behavior Institute of Miami). Atua com crianças, adultos, casais, orientação de pais e orientação escolar. Experiência nas áreas clínica, educacional/escolar e terceiro setor. Palestrante. Professora de neuropsicologia em cursos técnicos e de formação.

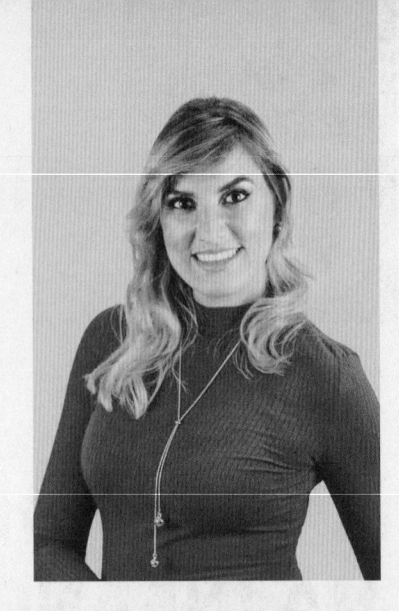

Contatos
psicorenatabergamim@gmail.com
Instagram: @psicorenatabergamim
Facebook: Renata Bergamim Psicóloga Psicopedagoga e Neuropsicóloga
11 97413 4233

Sabe aquela famosa frase que diz "É errando que se aprende!"? Pois bem, podemos dizer que ela é uma verdade absoluta quando nos referimos à infância.

Nessa fase da vida, encontramos desafios diários que geram preocupações, medos, inseguranças, mas quando estes sentimentos e sensações estão presentes de modo contínuo e exacerbado na vida da criança, podemos considerá-los patológicos. Então, faz-se necessário um olhar mais atento dos pais, professores e demais cuidadores sobre a criança para que ela possa se desenvolver de modo saudável.

Sinais de ansiedade na criança: quais são os sintomas mais comuns?

As últimas pesquisas apontam que a ansiedade tem sido considerada o segundo transtorno comportamental mais frequente na infância.

Nas crianças, a ansiedade se manifesta de maneira física. Deste modo, segundo o DSM-V (*Diagnostic and Statistical Manual of Mental Disorders, Fifth Edition [DSM-5]*), para fins diagnósticos, a criança deve apresentar pelo menos quatro dos principais sintomas e prejuízos funcionais: alterações no apetite; dificuldades no sono; queda no rendimento escolar (isso ocorre devido a maior prejuízo das funções atencionais e mnésticas); falta de motivação; preocupações excessivas; dores de cabeça; tonturas; isolamento social; pesadelos recorrentes; irritabilidade; ou apatia.

Outros sintomas característicos são dores abdominais, dores de cabeça, crises de choro intensas. Em crianças maiores, é comum observar a síndrome das pernas inquietas, agressividade e tiques.

A autocobrança e sensibilidade, em níveis elevados, frente a situações do cotidiano, também são sinais de alerta que indicam que essa criança está precisando de atenção e cuidados especiais.

Observar e mensurar a frequência e intensidade com que esses sintomas se manifestam e alteram o comportamento infantil de modo a levar a prejuízos funcionais é de suma importância para evitar que este e outros transtornos sejam desencadeados.

Contribuições da família para a ansiedade infantil: pontos negativos e positivos

O principal fator de risco para os transtornos de ansiedade com início precoce é a ocorrência de o pai ou a mãe da criança ter transtorno de ansiedade ou depressão, além do fato de que os transtornos ansiosos se desenvolvem mais comumente em indivíduos com uma predisposição neurobiológica herdada (BERNSTEIN; BORCHARDT; PERWIEN, 1996; ASBAHR, 2004).

Muito se fala sobre a família ser a base da criança, pois por intermédio dela lhe são passados valores e princípios, a personalidade vai sendo construída e os comportamentos, moldados.

Nesse contexto, os cuidados com a saúde mental dos membros e a estrutura familiar podem ou não promover a ansiedade infantil, por exemplo, num ambiente familiar disfuncional, onde não há previsibilidade. Essa situação ficou muito evidente e pôde ser mais bem percebida durante o período da pandemia de covid-19. A situação sanitária pela qual o mundo estava passando gerou muitas preocupações, angústias e incertezas nos adultos; entretanto, as crianças também perceberam essa atmosfera e tomaram para si os sentimentos de seus pais.

Lembre-se: a criança aprende muito pela observação e imitação! Logo, pais emocionalmente saudáveis, que orientam seus filhos de maneira sábia e amorosa, criam filhos emocionalmente também sadios.

Quer ajudar uma criança? Estes são os caminhos a percorrer: identificar os sintomas, procurar o especialista correto e iniciar o tratamento

Conforme mencionado, é de suma importância que os pais conheçam os sintomas para que já aos primeiros sinais busquem ajuda especializada antes que o transtorno se instale.

Contudo, quando o quadro de ansiedade já está instaurado (quando os medos são desproporcionais aos estímulos e sua manifestação é prolongada), o diagnóstico diferencial se faz necessário para que a intervenção seja feita corretamente.

O transtorno de ansiedade pode se apresentar de diferentes modos nas crianças, de acordo com os sintomas e idade em que surgem:

- Transtorno de ansiedade generalizada – neste transtorno, a criança vive em constante estado de alerta, seus medos costumam ser intensos e irracionais, o que gera muita tensão; sua ocorrência é comum em ambos os sexos.
- Transtorno de ansiedade de separação (mais comum em crianças pequenas) – a ansiedade torna-se aparente quando o adulto responsável se afasta, como quando essa criança é deixada na escola enquanto os pais vão trabalhar, ou quando vão à casa de um amigo ou familiar e os adultos saem daquele cômodo, gerando assim um sofrimento real para essa criança.
- Fobias específicas – estão relacionadas a um medo exagerado e prolongado de algo. Nas crianças, os medos mais comuns são de insetos e outros animais de pequeno porte, barulhos mais altos. Esse transtorno é mais prevalente em crianças do sexo feminino.
- Fobias sociais – são caracterizadas pelo medo do julgamento alheio quando está numa situação social; são mais comuns em crianças maiores e adolescentes.
- Transtorno de pânico – mais predominante no sexo feminino e de baixíssima ocorrência na infância; esse transtorno é marcado por intensos sintomas de taquicardia, sudorese, falta de ar, quando a criança tem a sensação de estar morrendo.
- Transtorno de estresse pós-traumático – ocorre quando a criança sofreu ou presenciou uma situação impactante, correndo risco físico ou psíquico, como abuso sexual e outros tipos de violências. A partir daí, os sintomas de ansiedade aparecem sempre diante da presença do estímulo aversor.

O quadro de ansiedade deve ser acompanhado por uma equipe multidisciplinar composta por pediatra, psiquiatra infantil e psicólogo. Dentro deste cenário, a terapia cognitivo-comportamental mostra-se como intervenção mais apropriada, bem como pode ser necessário o uso de medicações, tornando o tratamento mais eficaz.

Ajudar a criança a entender seus sentimentos e manejar seus sintomas contribui para uma menor incidência de ansiedade e outros transtornos comportamentais quando estiver em sua fase adulta.

Técnicas para controle da ansiedade

Sem dúvidas, uma das técnicas mais eficazes para o manejo dos sintomas durante as crises de ansiedade são os exercícios respiratórios. Com eles, é possível trazer a criança de volta à calmaria.

Permitir que a criança fale sobre suas angústias, acolher estes sentimentos, mas não os comportamentos disfuncionais, ajudam-na a se sentir mais segura e racionalizar sobre a situação ou estímulo aversor.

Assim como para os adultos, a prática de atividades físicas ajuda a regular hormônios e neurotransmissores responsáveis pelo humor.

A alimentação impacta diretamente em nosso funcionamento global; portanto, evitar alimentos estimulantes e excitatórios, tais como o açúcar ou à base de cafeína, contribui para um maior estado de tranquilidade.

Os exercícios de meditação ajudam no controle de emoções negativas e estresse.

Não negligencie os sintomas e crises, eles alteram os comportamentos e impactam na qualidade de vida dos pequenos.

Referências

ABITANTE, M. S.; HEIDEMANN, C. V.C. *Transtornos de ansiedade na infância e adolescência*. Disponível em: <https://portal.secad.artmed.com.br/artigo/transtornos-de-ansiedade-na-infancia-e-adolescencia?utm_term&utm_campaign=SCD%20-%20DSA%20-%20Portal&utm_source=adwords&utm_medium=ppc&hsa_acc=8683439976&hsa_cam=17878804317&hsa_grp=139925319016&hsa_ad=650971566127&hsa_src=g&hsa_tgt=dsa-1708230497412&hsa_kw&hsa_mt&hsa_net=adwords&hsa_ver=3&gad_source=1&gbraid=0AAAAAD8KOMgJH8MzTuogeinI2pTeUG6IZ&gclid=Cj0KCQiAsburBhCIARIsAExmsu53dsbkoRY0KszzpwueC5X84H8565U0w430W8NKGJWhkra57fVxorMaAqoYEALw_wcB>. Acesso em: 13 jan. de 2024.

AMARAL, M. F. do; ALBRECHT, A. R. M. *Os impactos da ansiedade para a aprendizagem infantil*. Disponível em: <https://repositorio.uninter.com/bitstream/handle/1/1021/OSIMPA-1.PDF?sequence=1&isAllowed=y>. Acesso em: 13 jan. de 2024.

AMERICAN PSYCHIATRIC ASSOCIATION. *Manual de diagnóstico e estatístico de transtornos mentais: DSM-V. 5*. Porto Alegre: Artmed, 2014.

ARAÚJO, F.D.; BARROS, C. M. L.; FARIAS, R. R. S. de. O papel dos pais no transtorno de ansiedade infantil. *Ciências da saúde,* volume 26 – edição 117/dez 2022. Disponível em: <https://revistaft.com.br/o-papel-dos-pais-no-transtorno-de-ansiedade-infantil/>. Acesso em: 13 jan. de 2024.

ASBAHR, F. R. Transtornos ansiosos na infância e adolescência: aspectos clínicos e neurobiológicos. *J. Pediat,* Rio de Janeiro, v. 80, n. suppl. 2, abr. 2004.

BATISTA, N.B.B.; RODRIGUES, P.E.A. dos.; NEVES, E.C. Ansiedade infantil: intervenção psicológica na sintomatologia do transtorno de pânico através da terapia cognitivo-comportamental. Anais da 12ª Semana Acadêmica de Psicologia / 10ª Conferência de Estudos Psicológicos Santa Fé do Sul (SP), v.6, n.6, 2019. Disponível em: <https://seer.unifunec.edu.br/index.php/ASP/article/view/3907>. Acesso em: 13 jan. de 2024.

EMERICK, A. S. V. *A relação da estrutura familiar e o desenvolvimento da ansiedade infantil.* Artigo apresentado como Trabalho de Conclusão de Curso na graduação em Psicologia, como requisito parcial para obtenção do título de Psicólogo (a) pela Universidade do Sul de Santa Catarina, 2020. Disponível em: <https://repositorio.animaeducacao.com.br/items/c242f7f3-2c3f-4f5f--9b72-2f6d0f07729b>. Acesso em: 13 jan. de 2024

GUANCINO, L.; TONI, C.G.S.; BATISTA, A. P. *Prevenção de ansiedade a partir do método friends.* Disponível em: <https://www.scielo.br/j/pusf/a/S3BmGxTYd9hf6vxgDHCDxGk/>. Acesso em: 13 jan. de 2024.

KONESKI, J. *Ansiedade infantil: principais sintomas e quando buscar auxílio médico.* Disponível em: <https://www.neurologica.com.br/blog/ansiedade--infantil-principais-sintomas-e-quando-buscar-auxilio-medico/>. Acesso em: 13 jan. de 2024.

LOWENTHAL, R. Saúde mental na infância e na adolescência. In: *Saúde mental na infância: proposta de capacitação para atenção primária* [online]. São Paulo: Editora Mackenzie, 2013. Saberes em tese collection, vol. 2, pp. 35-46. Disponível em: <https://books.scielo.org/id/db864/pdf/lowenthal-9788582937273-06.pdf>. Acesso em: 13 jan. de 2024.

MOÇO, A. *Ansiedade em crianças: como identificar e ajudar os pequenos.* Disponível em: <https://vidasaudavel.einstein.br/ansiedade-em-criancas/>. Acesso em: 13 jan. de 2024.

IAMSPE. *Crises de ansiedade nas crianças.* Disponível em: <https://www.iamspe.sp.gov.br/especialistas-alertam-sobre-sinais-de-crise-de-ansiedade--nas-criancas/>. Acesso em: 13 jan. de 2024.

SAID, T. Ansiedade infantil: grupo da USP aposta em comunicação feita para crianças. *Jornal da USP,* 26/10/2021. Disponível em: <https://jornal.usp.br/universidade/ansiedade-infantil-grupo-da-usp-aposta-em-comunicacao-feita-para-criancas/>. Acesso em: 13 jan. de 2024.

05

O TRANSTORNO DEPRESSIVO NA INFÂNCIA E NA ADOLESCÊNCIA
TÉCNICAS UTILIZADAS NA TERAPIA COGNITIVO--COMPORTAMENTAL PARA AUXILIAR TERAPEUTAS E FAMILIARES

Este capítulo aborda o transtorno depressivo na infância e na adolescência e como a terapia cognitivo-comportamental ajuda no tratamento, utilizando diferentes técnicas.

PAULA BOCCHILE
SUELOTTO LOPES

Paula Bocchile Suelotto Lopes

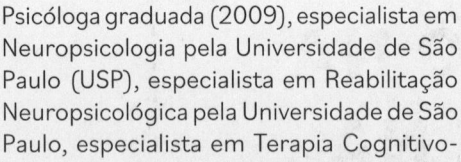

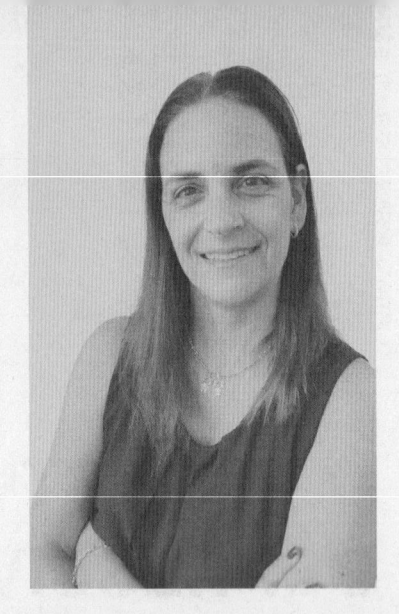

Psicóloga graduada (2009), especialista em Neuropsicologia pela Universidade de São Paulo (USP), especialista em Reabilitação Neuropsicológica pela Universidade de São Paulo, especialista em Terapia Cognitivo-comportamental da Infância e Adolescência pelo CTC VEDA, com certificado europeu de formação profissional no The Nora Cavaco Institute International Center of Neuropsychology & Autism e certificado pela DGERT.

Contatos
paulabslopes@hotmail.com
WhatsApp: 11 98152 0463

Sabe-se que a depressão infantil causa prejuízos importantes na vida da criança e do adolescente, impossibilitando seu desenvolvimento de maneira adequada. O transtorno depressivo na infância e na adolescência é caracterizado pela presença de humor triste, vazio ou irritável, falta de motivação ou tédio, acompanhados de alterações cognitivas e somáticas que afetam significativamente o funcionamento dessas crianças e adolescentes. Além disso, ocorre uma falta de respostas positivas a atividades prazerosas, interações sociais e atenção dispensada a outras pessoas.

Existem muitas maneiras de expressar o transtorno depressivo, o que difere são a duração, a intensidade e o quanto afeta a vida da criança e do adolescente. Segundo o DSM-V, crianças que apresentam até os 12 anos de idade irritabilidade persistente e episódios constantes de descontrole comportamental extremo podem ter hipótese diagnóstica de transtorno depressivo.

Outra maneira de diagnóstico é a observação realizada por pais, professores e pessoas próximas da criança e do adolescente, pois estes apresentam prejuízo funcional progressivo que acarretará dificuldades acadêmicas e sociais e em outras atividades nas quais estiverem inseridos.

Critérios diagnósticos

Para saber se uma criança ou adolescente apresenta o transtorno depressivo é necessário fazer a avaliação diagnóstica. Essa deve ser realizada por uma equipe multidisciplinar com médico psiquiatra e psicólogo, mas é muito importante a observação dos pais, professores, amigos e familiares dessa criança para auxiliar no fechamento diagnóstico.

Avaliação do potencial suicida

Muitas crianças e adolescentes deprimidos pensam em se machucar e com frequência fazem isso. Cortam-se, fazem arranhões pelo corpo todo (principalmente braços, barriga e pernas), por esse motivo podem evitar roupas curtas, mesmo em dias quentes. Aos poucos, essa automutilação vai se intensificando se não houver controle e atenção terapêutica direcionada ao que se passa.

A ideação suicida deve ser observada com rigor pelos profissionais da saúde, mas os pais, professores, amigos e familiares dessa criança e adolescente também devem estar atentos aos seus comportamentos e discursos.

É importante que as pessoas próximas a essa criança ou adolescente estejam atentas a sua linguagem, pois algumas podem expressar sua ideação suicida abertamente com frases como "Eu quero morrer", e outras podem demonstrar sua intenção para o suicídio de maneira oculta como: "Gostaria de dormir para sempre", "Eu nunca deveria ter nascido", "Eu queria desaparecer".

Além de se expressarem verbalmente, podem fazer isso por meio de escrita em redes sociais, mensagem para amigos, cartas ou autorrelatos em diários ou ainda desenhos.

Muitos jovens e crianças deprimidos tendem a se isolar, preferem ficar sozinhos em vez de terem companhia; sendo assim, é de fundamental importância que os pais e pessoas próximas a essas crianças estejam atentos ao que seus filhos estão fazendo em seus quartos com as portas fechadas. É importante que monitorem seus dispositivos eletrônicos (celular, computador...), que estejam sabendo o que eles postam nas redes sociais, quais são seus ídolos, em quais grupos estão inseridos etc.

A família deve estar atenta a todos esses sinais e procurar ajuda profissional o quanto antes. O adolescente ou criança que tem ideação suicida pode fazer várias tentativas de suicídio e fracassar, mas não é por esse motivo que ele vai desistir; por isso, os pais e pessoas próximas devem estar constantemente alertas para os sinais descritos acima e procurar ajuda profissional.

Fatores de proteção

Sabe-se que crianças e adolescentes que apresentam um bom relacionamento com seus pais e escola diminuem o risco de depressão e outros comportamentos associados, como ideação suicida, uso de substâncias, compulsão alimentar, entre outros.

A relação positiva entre pais e filhos, a supervisão positiva a respeito do desempenho acadêmico do filho, compartilhar momentos prazerosos em família, ter momentos de lazer e fazer refeições juntos colaboram para menor risco de sintomas depressivos.

Eficácia da terapia cognitivo-comportamental

Muitos estudos comprovam que a terapia cognitivo-comportamental (TCC) é um método terapêutico muito eficaz para o transtorno depressivo. Entre eles, há o estudo de Wood, Harriington e Moore (1996), que obtiveram respostas positivas com o modelo de tratamento de cinco a oito sessões de TCC durante doze semanas. O estudo indicou que o tratamento com a TCC foi o que apresentou melhores resultados com adolescentes com depressão (CAMINHA; CAMINHA; DUTRA, 2017).

Técnicas de terapia cognitivo-comportamental nos transtornos depressivos

Existem diferentes técnicas dentro da TCC bastante utilizadas e vamos abordar essas técnicas neste capítulo.

Por se tratar de crianças e adolescentes, a linguagem utilizada durante o processo terapêutico deve ser acessível para a idade da criança, utilizando conceitos compreensíveis, de acordo com a idade dela, além de utilizar ferramentas lúdicas para que ocorra o engajamento durante a terapia.

Psicoeducação

Um componente fundamental para a introdução da terapia cognitivo-comportamental é a psicoeducação, com a qual explicamos para a criança e o adolescente a relação entre pensamento, sentimentos e comportamentos.

Para crianças pequenas, podemos utilizar o livro *A ovelha mal e o lobo bem: entendendo a depressão infantil*. Esse livro aborda a psicoeducação na perspectiva da terapia cognitivo-comportamental, facilitando o entendimento da patologia e sintomatologia a partir de atividades divertidas e realização prática, ajudando no engajamento da criança durante o processo psicoterápico.

Com os adolescentes, a psicoeducação sobre o transtorno depressivo também é importante. Nesses casos, podemos utilizar personagens de séries conhecidas por eles, como *Por lugares incríveis*. Trata-se de um filme lançado em 2020 que tem a depressão como tema central. O filme traça diferenças entre o luto e a depressão e mostra como os personagens conseguem a superação apesar de terem sofrido traumas e os pedidos constantes para quem sofre de depressão pedir ajuda.

Automonitoramento

Com crianças e adolescentes deprimidos, o automonitoramento de seus pensamentos e sentimentos pode ser mais difícil, mas é necessário, pois identificar os pensamentos e sentimentos contribui para as técnicas que serão utilizadas posteriormente de autoinstrução e análise racional, ambas muito importantes para a reestruturação cognitiva no transtorno depressivo.

A seguir, abordamos alguns materiais e técnicas utilizadas para o automonitoramento dos pensamentos e dos sentimentos das crianças e adolescentes.

Uma das primeiras coisas a trabalhar com crianças e adolescentes é questionar quais são as emoções básicas (raiva, alegria, medo, nojo, tristeza e amor) que conseguem identificar, em quais situações essas emoções aparecem e qual é a intensidade. Para esse momento, pode-se utilizar diferentes materiais, tais como cartões camaleões da *Terapia divertida* ou o livro *Cérebro e seus moradores* (usando os personagens e até mesmo brincando de jogo da memória), ou ainda o Baralho das emoções para adolescentes e crianças maiores.

No tratamento do transtorno depressivo, é importante o monitoramento das emoções e, para isso, podemos utilizar o monitoramento do estado de humor da criança e do adolescente. Esta tabela pode ser realizada de diferentes formas.

Existem livros específicos com atividades prontas que a criança pode completar com desenhos ou colocando seu estado de humor. Para crianças, podemos utilizar o livro *Cora e pê, a ovelha mal e lobo bem*.

Para os adolescentes, podemos utilizar aplicativos no celular para a realização desse monitoramento diário. Um deles é o Cogni. Trata-se de um aplicativo gratuito que pode ser baixado no celular, e o adolescente coloca seu estado de humor diário e depois compartilha com o terapeuta.

Crianças e adolescentes com transtorno depressivo apresentam muitos pensamentos distorcidos sobre si mesmos, sobre os outros e sobre o mundo. É como se enxergassem as coisas ao seu redor com óculos escuros, quando nada pode ser visto de maneira clara e promissora. Por esse motivo, é de fundamental importância que durante o processo terapêutico essa criança e adolescente consigam modificar seus pensamentos distorcidos para pensamentos mais assertivos e funcionais. A seguir, abordaremos algumas técnicas da TCC para essa mudança.

Método de autoinstrução e reestruturação cognitiva

A primeira tentativa de intervenções em TCC para lidar com pensamentos disfuncionais e perturbadores é a autoinstrução. Esse método envolve o treinamento em técnicas de fala interna, ou seja, é o conteúdo cognitivo ou o que as pessoas dizem a si mesmas em seus pensamentos.

O procedimento de fala interna atua no sentido de modificar o que crianças e adolescentes pensam de si mesmos ao experenciarem uma situação perturbadora ou problemática.

A reestruturação cognitiva mostra para a criança e para o adolescente que, se é possível mudar seus pensamentos, também é possível mudar suas emoções.

Para crianças e adolescentes com depressão, o modelo de fala interna inclui promover resolução positiva de problemas, substituir pensamentos irreais por pensamentos mais realistas e aumentar autoafirmações positivas. Para isso, o terapeuta pode utilizar com a criança testes de evidência, autoinstrução e autocontrole.

Técnica de reestruturação cognitiva

Para trabalhar com a reestruturação cognitiva, podemos utilizar "o cartão de enfrentamento", uma técnica que tem como objetivo fazer que a criança e o adolescente consigam visualizar com mais clareza seus pensamentos disfuncionais que geram sofrimento mental e elaborar estratégias para reestruturá-los, buscando estruturar soluções que ajudem crianças e adolescentes a enfrentarem seus problemas de maneira mais saudável.

Nos cartões de enfrentamento, são escritas frases motivacionais e realistas de assuntos que foram trabalhados durante a sessão. Os cartões devem ser lidos todos os dias, mesmo que se sintam motivados. Dessa forma, crianças e adolescentes conseguem aumentar sua própria autoestima, encontrando motivação necessária para enfrentar as mais difíceis situações.

Técnica autoinstrutiva

Dentre as técnicas autoinstrutivas, podemos utilizar com as crianças o "Baú do tesouro", com o qual trabalharemos pensamentos de enfretamento positivos da criança que serão guardados dentro do baú, que será confeccionado durante a sessão e a criança levará para casa. Deve ser explicado que retire um papel do baú sempre que estiver triste.

Teste de evidência

Essa técnica consiste em conduzir a criança e o adolescente a testarem hipóteses e estudarem as evidências antes de tirarem conclusões sobre as situações. A técnica tem como objetivo colher evidências contra e a favor dos pensamentos automáticos, registrar observações e examinar mudanças nos pensamentos e sentimentos. Os resultados ajudam a desafiar os pensamentos automáticos como "Não sou bom em nada".

Uma atividade lúdica para trabalhar com o teste de evidência é o "Detetive particular". Nessa atividade, a criança terá que descobrir a verdade e resolver as questões "Minha hipótese é verdadeira?" e "O que penso sobre mim mesmo é real?".

Para iniciar a atividade, pode conversar com a criança sobre o que um detetive faz, qual é a importância dele, se ele gostaria de ser um também. Para um maior envolvimento da criança, utilizar materiais de detetive, como lupa, chapéu, capa, rádio, entre outros. Deve-se registrar então as evidências contra e a favor da sua hipótese. Para os adolescentes, o teste de evidência é feito de maneira escrita, com duas colunas, a primeira com a evidência a favor e outra com a evidência contra o pensamento automático.

Para o tratamento do transtorno depressivo, podemos utilizar algumas técnicas comportamentais. Entre elas, podemos trabalhar com o cronograma de atividades prazerosas e com o treino de habilidades sociais.

Cronograma de atividades prazerosas

Para crianças e adolescentes com depressão, atividades que anteriormente eram divertidas perdem a graça. Portanto, faz-se necessário encontrar atividades prazerosas para diminuir a anedonia, o retraimento social e a fadiga.

Muito provavelmente, para a construção desse cronograma o terapeuta terá que perguntar para a criança e adolescente quais eram as atividades que gostava de fazer antes de se sentir deprimido, verificar a frequência com que essas atividades serão realizadas, como e com quem.

Pode-se usar na confecção do cronograma materiais de interesse da criança, como personagens, cores preferidas, desenhos ou recortes das atividades que serão realizadas.

Treinamento de habilidades sociais

Para crianças e adolescentes deprimidos, iniciar amizades e interagir socialmente é muito difícil. O terapeuta ensinará a criança e adolescente habilidades sociais levando em conta o estágio de desenvolvimento e o comportamento de seus pacientes. O terapeuta ensina formas de comunicações assertivas para iniciar e responder às interações com os outros.

Esse ensinamento pode ser realizado por meio de *role-play*, modelagem, instrução direta e histórias de livros ou filmes, como *Frozen*.

Como os pais, professores e amigos podem intervir com crianças e adolescentes depressivos

Conforme citado anteriormente, abordamos algumas técnicas utilizadas por terapeutas para trabalhar com crianças e adolescentes depressivos, mas como os familiares, professores e amigos de uma criança ou adolescente depressivo podem ajudar? O que podem fazer?

Primeiramente, ofereça uma escuta sem crítica, deixe que falem o que estão sentindo e pensando. Não os julgue, não utilize de religião como uma forma de punição, que isso é errado e Deus não gosta.

A criança e o adolescente já estão se sentindo culpados por estarem assim e não conseguirem melhorar.

Ofereça atividades prazerosas que possam ser realizadas em família, fortaleça a capacidade dele de que é capaz, demonstre o quanto ele é amado e querido pelas pessoas de seu convívio. Tente resgatar atividades que antes eram prazerosas para essa criança ou adolescente e que agora deixaram de fazer.

O transtorno depressivo não pode ser visto a olhos nus, mas ele existe e quem tem depressão sofre muito, e na maioria das vezes calado e sozinho.

Conclusão

O transtorno depressivo pode se manifestar de diferentes maneiras e causar danos irreversíveis nas crianças e adolescentes. Neste capítulo, abordamos de maneira breve como a terapia cognitivo-comportamental e algumas de suas técnicas podem ser efetivas no tratamento desse transtorno.

Referências

BUNGE, E.; GOMAR, M.; MANDIL, J *Terapia Cognitiva com crianças e adolescentes: aportes técnicos*. 2. ed. São Paulo: Casa do Psicólogo, 2012.

CAMINHA, R. M.; CAMINHA, M. G.; DUTRA, C. A. *A prática cognitiva na infância e na adolescência*. Novo Hamburgo: Sinopsys, 2017.

CARTAXO, V. *A Ovelha Mal e o Lobo Bem: entendendo a depressão infantil*. Novo Hamburgo: Sinopsys, 2015.

DSM-5 Manual Diagnóstico e Estatístico de Transtornos Mentais, 5. ed. Porto Alegre: Artmed, 2014.

FRIEDBERG, R. D.; McCLURE, J. M.; GARCIA, J. H. *Técnicas de Terapia Cognitiva para crianças e adolescentes*. Porto Alegre: Artmed, 2011.

FRIEDBERG, R. D.; McCLURE, J. *A prática clínica da terapia cognitiva com criança e adolescente*. 2. ed. Porto Alegre: Artmed, 2019.

LEAHY, R. L. *Técnicas de terapia cognitiva: manual do terapeuta*. 2. ed. Porto Alegre: Artmed, 2019.

NAVATTA, A. *Terapia divertida: manual de ludoterapia cognitivo-comportamental – avaliando e desenvolvendo a inteligência emocional na criança*. São Paulo: CTC Veda, 2017.

NICOLETTI, E. A.; DONDON, M. F. *Ciclos de manutenção em terapia cognitivo-comportamental: formulação de caso, plano de tratamento e intervenções específicas*. Novo Hamburgo: Sinopsys, 2019.

06

A TERAPIA COMPORTAMENTAL DIALÉTICA NO TRATAMENTO DO TRANSTORNO DE PERSONALIDADE *BORDERLINE* NA ADOLESCÊNCIA

O presente capítulo tem como objetivo levar o leitor a compreender a complexidade do transtorno de personalidade *borderline* e sua caracterização na adolescência e apresentar a DBT-A como a abordagem de melhor evidência para o tratamento dessa população.

ANDREIA SILVA

Andreia Silva

Psicóloga formada pela UERJ. Especialista em Dificuldade de Aprendizagem pela UERJ. Especialista em Neuropsicologia pela Santa Casa de Misericórdia. Especialista em Neurologia Clínica e Intensiva pelo Hospital Albert Einstein. Especialista em Psicologia do Desenvolvimento pela Faculdade Metropolitana de São Paulo. Especialista em Terapia Cognitivo-comportamental pela Celso Lisboa. Especialista em Terapia Comportamental Dialética (DBT) pelo Instituto Vilaello. Especialista em Psicologia Jurídica pela Cândido Mendes. Formação em Reabilitação Neuropsicológica pela USP. Formação em Psicologia Baseada em Evidências pelo INPBE. Formação em Terapia Cognitivo-comportamental Aplicada a Crianças e Adolescentes pelo CPAF. Formação em Transtorno do Espectro Autista em Adolescentes e Adultos pela Inclusão Eficiente. Pesquisadora em Transtorno Bipolar pelo Instituto de Psiquiatria da Universidade Federal do Rio de Janeiro (IPUB). Responsável técnica pela Foccopsicologia – Teresópolis (RJ).

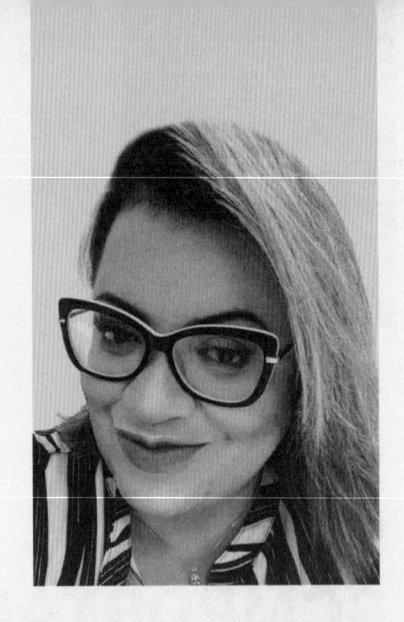

Contatos
foccopsicologia@yahoo.com
Instagram: @andreiasilva.neuropsicologa
21 2742 8037

O Transtorno de personalidade *borderline* (TPB) se apresenta como um grande desafio para os profissionais da saúde em virtude da complexidade de sua apresentação clínica e pela cronicidade do padrão de instabilidade presente em diversas áreas da vida de seus portadores.

De acordo com a Associação Americana de Psiquiatria (APA, 2022), pessoas com o diagnóstico de TPB podem apresentar inúmeros padrões de disfuncionalidade nas esferas cognitiva, interpessoal e comportamental. Dessa forma, é possível afirmar que as características centrais do TPB são padrões difusos de instabilidade das relações interpessoais, da autoimagem, dos afetos e da impulsividade.

A adolescência é compreendida como um período de intensa transformação, é a fase que se situa entre a infância e a vida adulta e constitui uma etapa importante para a construção da identidade. É um período permeado por mudanças e maturações desenvolvimentais biológicas, psicológicas e sociais que alocam o indivíduo numa situação de estresse e conflitos diante de questões de identidade, visão de mundo, relacionamentos interpessoais e sexualidade (PAPALIA; FELDMAN, 2013).

Por isso, para muitos, falar em diagnóstico de TPB na adolescência ainda se apresenta como um tema controverso, em razão de a própria adolescência ser um período que pode contemplar reações como tempestades emocionais, oscilações do humor e explosões de raiva. É possível observar nesse período que muitos adolescentes sentem a necessidade de experimentar sensações novas e, em consequência, engajam-se em comportamentos de risco, apresentam conflitos com figuras de autoridade e problemas nas relações interpessoais. Vale ressaltar que nem todo adolescente expressa tais oscilações de maneira tão intensa ou se envolve em comportamentos de alto risco. Neste capítulo, nos interessa diferenciar as oscilações esperadas para idade e as preditivas para TPB.

Na introdução da seção sobre transtornos da personalidade do *Manual diagnóstico e estatístico de transtornos mentais: edição revisada (DSM5-TR)*, a definição geral para transtorno de personalidade refere-se a um padrão persistente de experiência interna e comportamento que se desvia acentuadamente da cultura do indivíduo, é difuso e inflexível, começa na adolescência, é estável ao longo do tempo e leva a sofrimento e prejuízo. Ou seja, com exceção do transtorno de personalidade antissocial (TPAS), que possui indicadores específicos na infância e adolescência e só pode ser diagnosticado na fase adulta, não há idade de início para os demais transtornos.

Nos últimos anos, houve um aumento substancial de evidências científicas que sustentam a validade do TPB na adolescência, além de uma parcela clinicamente significativa de adolescentes com sintomas de TPB que levam a condição para a vida adulta (SHAFER; ALANO, 2021).

Então, como podemos diagnosticar adolescentes *borderlines*?

Estudos têm demonstrado que adotar uma perspectiva dimensional para o diagnóstico de adolescentes com sintomas de TPB tem se mostrado algo promissor, porque ela é capaz de considerar as variações presentes no processo de desenvolvimento e a alta variabilidade que são observadas em amostras juvenis (SHAFER; ALANO, 2021).

Nossa personalidade é moldada a partir das experiências significativas que vivemos ao longo da infância e adolescência. Ambas são terrenos cruciais que podem vir a determinar uma personalidade patológica na vida adulta. Indivíduos que ao longo do desenvolvimento passaram por experiências difíceis, como parentalidade disfuncional, convívio em ambientes violentos, sujeição a invalidações frequentes e ausência de um apego seguro estão mais propensos a comportamentos desadaptados na fase adulta.

O diagnóstico de TPB na adolescência segue os mesmos critérios do diagnóstico no adulto. E, de acordo com o DSM 5-TR, o indivíduo deve apresentar cinco dos nove critérios:

1. Esforços desesperados para evitar o abandono real ou imaginário. Na adolescência, pode-se traduzir como sentimento de desespero e comportamentos autodestrutivos, como tentativas de suicídio após término de um relacionamento.
2. Um padrão de relacionamento interpessoal instável e intenso caracterizado pela alternância de extremos de idealização e desvalorização. Esse critério pode ser observado na maneira como o adolescente se relaciona com as pessoas: em um dado momento, você pode ser considerado o melhor amigo do mundo e, no momento seguinte, pode se tornar o pior

amigo. Geralmente manifestam uma relação de amor e ódio com amigos, professores e familiares, e as expressões do afeto podem variar se o entorno não atende às suas necessidades.

3. Perturbação da identidade, instabilidade acentuada ou persistente da autoimagem e da percepção de si mesmo. Nesse aspecto, o adolescente não consegue definir quem é, sua identidade é fluida e é frequente que adote valores e a identidade dos grupos aos quais pertence e que geralmente são efêmeros.

4. Impulsividade em pelo menos duas áreas potencialmente autodestrutivas. No adolescente, o critério se caracteriza por gastos em excesso, sexo sem proteção, abuso de substâncias, direção irresponsável, compulsão alimentar e fugas de casa.

5. Recorrência de comportamento, gestos ou ameaças suicidas ou de comportamento automutilante. Os comportamentos autolesivos mais comuns envolvem cortes nos pulsos, barriga, pernas, peitos e também pode vir a se queimar. As tentativas de suicídio são recorrentes, o adolescente pode ingerir uma quantidade excessiva de remédios, pode se enforcar ou tentar pular de lugares altos, como prédios (SHAFER; ALANO, 2021).

6. Instabilidade afetiva devido a uma acentuada reatividade do humor. O humor do adolescente se modifica rapidamente quando há, por exemplo, uma interação ruim com alguém próximo. A instabilidade afetiva é decorrente da instabilidade do humor, que no adolescente muda rapidamente.

7. Sentimentos crônicos de vazio. É importante entender que, para o adolescente, vazio é um sentimento de solidão ou tédio (SHAFER; ALANO, 2021). Nesse aspecto, é possível que expresse que está sem metas e que não encontra motivos para continuar com sua rotina diária.

8. Raiva intensa e inapropriada e dificuldade de controlá-la. A manifestação desse critério na adolescência ocorre em brigas frequentes com pessoas próximas, exibindo dificuldade na regulação da raiva. Devem ser consideradas também outras emoções que se apresentem de maneira mais acentuada, cujas expressões sejam desproporcionais para as circunstâncias que as geraram (SHAFER; ALANO, 2021).

9. Ideação paranoide transitória associada a estresse ou sintomas dissociativos intensos como desrealização e despersonalização. Esse critério pode ser observado em adolescentes que acreditam que estão sendo perseguidos, que todos estão contra eles ou não gostam deles, como amigos e professores. E invariavelmente não há dados de realidade que sustentem tais alegações. Comumente, evidencia sintomas de ansiedade e manifesta experiências dissociativas, como a despersonalização, quando o adolescente tem a sensação de que não é real, e a desrealização, em que experiencia a sensação de que o mundo não é real.

Como vimos, adolescentes com personalidade limítrofe expressam uma diversidade de comportamentos que os colocam em risco: abuso de substâncias, comportamentos autolesivos, tentativas de suicídio e desregulações emocionais graves. A sintomatologia manifesta-se de maneira severa, comprometendo sua funcionalidade. Usualmente, há histórico de entradas em emergências de hospitais e internações psiquiátricas.

O diagnóstico é essencialmente clínico, e o profissional deve ter um bom conhecimento sobre desenvolvimento humano. Faz-se necessária uma avaliação criteriosa sobre a história desenvolvimental e do ambiente do adolescente por meio de uma boa anamnese com os pais ou cuidadores, tendo em vista os fatores de risco e proteção presentes em sua história de vida. O tratamento envolve equipe multidisplinar, que pode contemplar psicólogos, psiquiatras, terapeutas ocupacionais, psicopedagogos etc.

A terapia comportamental dialética para adolescentes: como a DBT-A pode auxiliar pacientes e suas famílias

A terapia comportamental dialética (DBT) foi criada por Marsha Linehan com o intuito de oferecer tratamento eficaz para indivíduos em profundo sofrimento, atuando onde os tratamentos convencionais falharam. A DBT é uma abordagem transdiagnóstica para desregulação emocional, baseada em princípios e considerada padrão ouro no tratamento de pacientes com intensa desregulação emocional. Atualmente, é utilizada para o tratamento de diferentes transtornos, como transtornos alimentares, transtorno bipolar, transtorno depressivo, transtorno do estresse pós-traumático etc. Sua adaptação para o público adolescente tem se mostrado promissora e apresentado resultados efetivos no tratamento de jovens com comportamentos problemáticos (RATHUS; MILLER, 2022).

A DBT-A irá considerar o comportamento do adolescente como consequência direta da desregulação emocional ou como estratégia para lidar com ela. Indivíduos emocionalmente desregulados apresentam déficits em habilidades sociais, na autorregulação emocional e na tolerância ao mal-estar (RATHUS; MILLER, 2022).

Os modos de tratamento da DBT-A são: terapia individual orientada pela DBT, coaching telefônico (em situações de crise) para os adolescentes e membros da família, treino de habilidades, sessões em família, sessões exclusivas com os pais ou cuidadores e equipe de consultoria para o terapeuta, além dos tratamentos auxiliares que envolvem outros profissionais.

No processo de intervenção, os fatores ambientais devem ser considerados, pois eles podem representar fator de risco para o desenvolvimento de novas habilidades e capacidades do adolescente. A inclusão dos pais ou cuidadores no processo de intervenção tem por objetivo o ensino de habilidades que auxiliem na generalização de condutas mais assertivas.

De acordo com Rathus e Miller (2022), a desregulação emocional e comportamental frequentemente faz com que o adolescente não tenha uma autopercepção coerente para construir relacionamentos satisfatórios com amigos e familiares. O treino de habilidades da DBT é parte essencial do tratamento, e sua formulação é pautada nos principais prejuízos decorrentes da desregulação. O treinamento é dividido em módulos:

- Habilidades de *mindfulness*: que auxiliam os jovens a ampliar sua consciência.
- Habilidades de tolerância ao mal-estar: são ensinadas ferramentas para reduzir a impulsividade e aceitar a realidade como ela se apresenta.
- Habilidades de regulação emocional: ajudam a minimizar emoções negativas e potencializar emoções positivas.
- Habilidades de efetividade interpessoal: auxiliam os adolescentes a preservar seus relacionamentos, bem como a desenvolver o autorrespeito.
- Habilidades para trilhar o caminho do meio: nesse módulo, são ensinados métodos para reduzir conflitos familiares pelo ensino da validação e de princípios de mudanças de comportamento, pensamento e ação dialéticos.

Outro ponto importante da DBT é a teoria biossocial da desregulação emocional. A teoria enfatiza que o comportamento de um indivíduo emocionalmente desregulado decorre de uma combinação de fatores biológicos e ambientais. A vulnerabilidade biológica e os ambientes invalidantes resultariam numa aprendizagem disfuncional.

A DBT, na sua adaptação para o público adolescente, tem apresentado bons resultados, sendo o tratamento com as melhores evidências para essa população. A DBT-A proporciona a esses jovens maior estabilidade, redução da impulsividade, consciência das suas ações, melhora para as relações interpessoais e desenvolvimento do autorrespeito.

A identificação do TPB no período da adolescência, por meio de diagnóstico diferencial dos sintomas transitórios próprios da fase do desenvolvimento, para aqueles mais crônicos e persistentes, possibilita a implementação de um plano de tratamento adequado e evita a cristalização de comportamentos disfuncionais que se tornam refratários à intervenção tardia.

Referências

ASSOCIAÇÃO PSIQUIÁTRICA AMERICANA. *Manual diagnóstico e estatístico de transtornos mentais Edição Revisada:* DSM-5 TR. (5ª ed.). Porto Alegre: Artmed, 2022.

PAPALIA, D. E.; FELDMAN R. D. *Desenvolvimento humano.* (13ª Ed.). Porto Alegre: Artmed, 2013.

RATHUS, J.; MILLER, A. *Manual de habilidades em DBT para adolescentes.* Novo Hamburgo: Sinopsys, 2022.

SHAFER, J.; ALANO, D. Transtorno de personalidade borderline na infância e na adolescência. In: Dornelles, V.; Alano, D. *Transtorno de personalidade borderline da etiologia ao tratamento.* Novo Hamburgo: Sinopsys, 2021.

07

DEPENDÊNCIA TECNOLÓGICA NA INFÂNCIA E ADOLESCÊNCIA
OS EFEITOS DELETÉRIOS DO EXCESSO DE ESTIMULAÇÃO ELETRÔNICA PARA O DESENVOLVIMENTO NEUROPSICOLÓGICO DE CRIANÇAS E ADOLESCENTES

Este capítulo visa explicitar como a tecnologia mudou a maneira como as pessoas se relacionam com o meio e o resultado desse comportamento desenfreado, que pode direcionar para um quadro de dependência tecnológica, e as consequências dessa interação no desenvolvimento físico, psicológico e social de crianças e adolescentes.

ALINE KERSUL

Aline Kersul

Psicóloga especialista em Neuropsicologia pela FMUSP (Faculdade de Medicina da USP – Instituto de Neurologia). Formação em Terapia Cognitivo-comportamental pelo CTC Veda (SP). Especialista em Neurologia Clínica e Intensiva pelo Hospital Israelita Albert Einstein. Professora de graduação e pós-graduação em cursos de Psicologia, Reabilitação Neuropsicológica e Neuropsicologia. Neuropsicóloga da clínica Med Center Vital. Supervisora clínica para profissionais de psicologia e neuropsicologia.

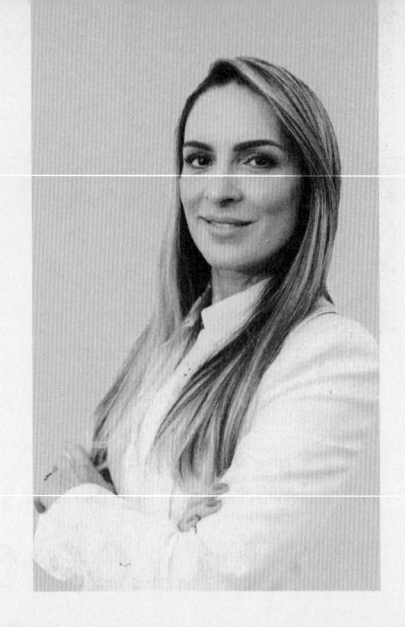

Contatos
www.alinekersul.com.br
alinekersul@gmail.com
Instagram: @alinekersul

Introdução

Nas últimas décadas, presenciamos uma das maiores revoluções da humanidade: o surgimento e a propagação da internet e de todo o aparato tecnológico que envolve as telas. A internet mudou de maneira radical o modo como nos relacionamos, como interagimos socialmente, como consumimos informação e a busca incessante pelo entretenimento.

O desenvolvimento tecnológico modificou não só a maneira como as pessoas se comunicam e interagem, mas também como elas se relacionam com a própria tecnologia. E a forma extremada desse comportamento, conhecida como dependência tecnológica, é um transtorno caracterizado pela incapacidade de controlar o uso da tecnologia (smartphone, celular, jogos eletrônicos, internet), afetando negativamente as principais áreas da vida do indivíduo: relacionamento interpessoal, saúde física, desempenho acadêmico e laboral. Segundo Griffiths (2000), a dependência tecnológica pode ser definida como uma dependência não química, que envolve a interação homem-máquina, incluindo tanto comportamentos passivos quanto ativos, mantidos por meio de reforço, e que pode levar ao desenvolvimento de um vício. Pesquisadores apontam semelhanças com dependência de substâncias no que diz respeito a alterações cognitivas, modificação de humor, tolerância e manifestações de abstinência, conflito e recaída, além de possíveis comorbidades psiquiátricas (KUSS; BILLIEUX, 2017; HUSSAIN; GRIFFTHS, 2018).

O termo *dependência tecnológica* foi utilizado neste capítulo porque engloba todas as dependências e possibilita explicitar o assunto, abrangendo todos os termos já utilizados na literatura moderna.

Tal premissa já pode ser considerada um fenômeno global de proporções catastróficas que podem afetar cerca de 6% da população com apresentações bastante heterogêneas (CHENG, 2014). Os subtipos de dependência tecnológica de maior prevalência na nossa prática clínica são a dependência de jogos eletrônicos, de redes sociais e de smartphones.

Segundo Abreu et al. (2008), os critérios diagnósticos para uso abusivo da tecnologia têm por base a manifestação dos seguintes critérios a serem identificados:

- Excessiva preocupação com a internet.
- Satisfação associada ao tempo conectado.
- Apresenta irritabilidade e/ou depressão a partir da suspensão do uso.
- Utiliza a internet como forma de regular a instabilidade emocional.
- Ultrapassa o tempo programado para manter-se conectado.
- Tem outras áreas da vida afetadas por causa do uso abusivo (p ex., o trabalho e as relações sociais).
- Esforça-se em vão para manter-se off-line.
- Mente em relação à quantidade de horas diárias que passa conectado.

Dessa forma, podemos compreender que a dependência tecnológica envolve um sistema complexo de dependências comportamentais que podem provocar efeitos específicos de recompensas por intermédio de processos bioquímicos relacionados à elevação dos níveis de dopamina no cérebro, incentivando o comportamento repetitivo para buscar cada vez mais as recompensas geradas.

Dependência de jogos eletrônicos

O mercado de jogos eletrônicos é considerado o mais lucrativo em comparação aos outros produtos que fazem parte do nicho de entretenimento, como o cinema e a música. É inegável a relevância econômica do setor, que vem se tornando o principal ramo de entretenimento e mídia do século XXI, principalmente para crianças e adolescentes.

Alguns estudos têm apontado que o uso moderado dos jogos eletrônicos pode trazer resultados positivos, como facilidade no processo de aprendizagem, desenvolvimento de habilidades cognitivas e motoras, além de contribuir para o desenvolvimento do repertório social (GENTILE, 2011).

Entretanto, é inegável e já comprovado que o uso excessivo de jogos eletrônicos pode acarretar prejuízos inquestionáveis na saúde física e mental, no desempenho acadêmico e nos relacionamentos afetivos do indivíduo.

Em 2013, um importante passo foi dado no sentido de compreender esse fenômeno como potencial caso de adoecimento tecnológico. A American Psychiatry Association relaciona o transtorno do jogo pela internet, no seu apêndice, como o uso persistente e recorrente da internet para envolver-se em jogos, frequentemente com outros jogadores, levando a prejuízo clinicamente significativo ou sofrimento, conforme indicado por cinco (ou mais) dos seguintes sintomas em um período de 12 meses:

- preocupação com jogos pela internet: o indivíduo pensa na partida anterior do jogo ou antecipa a próxima partida; o jogo pela internet torna-se a atividade dominante na vida diária. Obs.: este transtorno é distinto dos jogos de azar pela internet, que estão inclusos no transtorno de jogo;
- sintomas de abstinência quando os jogos pela internet são retirados: esses sintomas são tipicamente descritos como irritabilidade, ansiedade ou tristeza, mas não há sinais físicos de abstinência farmacológica;
- tolerância: a necessidade de passar quantidades crescentes de tempo envolvidos nos jogos pela internet;
- tentativas fracassadas de controlar a participação nos jogos pela internet;
- perda de interesse por passatempos e divertimentos anteriores em consequência e com exceção dos jogos pela internet;
- uso excessivo continuado de jogos pela internet, apesar do conhecimento dos problemas psicossociais;
- engana membros da família, terapeutas ou outros em relação à quantidade de jogo pela internet;
- uso de jogos pela internet para evitar ou aliviar o humor negativo (p. ex., sentimentos de desamparo, culpa, ansiedade);
- coloca em risco ou perde um relacionamento, emprego ou oportunidade educacional ou de carreira significativa devido à participação em jogos pela internet.

Finalmente, a Classificação Internacional de Doenças, em sua 11ª edição, também conhecida por CID-11, descreve o transtorno por uso de videogames como sendo um padrão persistente ou recorrente de comportamento de jogar (jogo digital ou videogames), que pode ser on-line ou off-line, como uma categoria patológica edificada e não mais como uma possibilidade diagnóstica.

Destaca-se que estudos recentes apontam que quase 30% dos adolescentes brasileiros fazem uso problemático de jogos eletrônicos e se encaixam nos critérios do transtorno de jogo pela internet (BRANDÃO, 2022), indicando uma prevalência superior à relacionada à população mundial. Ressalta-se que crianças e adolescentes do sexo masculino constituem um dos principais grupos de risco para a patologia citada.

Por fim, as comorbidades mais frequentemente associadas ao transtorno do jogo pela internet são a depressão, a ansiedade social, o transtorno obsessivo-compulsivo e o TDAH (transtorno de déficit de atenção e hiperatividade) (WEISS, 2011).

Dependência das redes sociais e internet

A popularização da internet se tornou um fenômeno global que alterou profundamente a dinâmica humana e os seus relacionamentos. E as redes sociais já são amplamente disseminadas entre crianças e adolescentes. Segundo Recuero (2009), uma rede social é definida como um conjunto de dois elementos: atores (pessoas, instituições ou grupos), que são os nós da rede; e suas conexões (interações ou laços sociais).

Segundo um relatório de fevereiro de 2023 produzido em parceria pela WE ARE SOCIAL e Meltwater, as redes sociais mais usadas no Brasil são WhatsApp, YouTube, Instagram, Facebook, TikTok, LinkedIn, Messenger, Kwai, Pinterest e Twitter. Este mesmo relatório aponta que os brasileiros passam, em média, 3 horas e 46 minutos por dia conectados às redes sociais. Um número expressivo que indica uma busca incessante pela perfeição dessas mídias e um distanciamento objetivo das relações reais. O indivíduo passa a negligenciar a própria vida, interferindo claramente nas atividades profissionais e pessoais, denotando falhas na administração do próprio tempo e na necessidade de se manter conectado para suprir uma demanda emocional.

Segundo Kuss e Griffiths (2017), a motivação que as pessoas encontram para usar as redes sociais compreende a busca por informações específicas e a construção de uma versão mais segura que agrade a si e aos outros com o intuito de vivenciar diversão, prazer e interação social.

É inegável que as redes sociais possuem mecanismos que estimulam o acesso constante dos usuários. As curtidas, notificações, mensagens e comentários levam o sujeito a querer conferir constantemente o que está acontecendo em seus perfis nas diversas redes disponíveis.

Nos últimos anos, diversos estudiosos demonstraram que o uso excessivo de redes sociais pode ser um novo problema de saúde mental e pode ser enquadrado como uma dependência comportamental. O uso intenso das mídias leva a uma elaboração ficcional da realidade, gerando uma distorção do que é real para diminuir emoções desconfortáveis.

A dependência leva a uma gama de prejuízos na vida do indivíduo, principalmente em crianças e adolescentes. O uso abusivo interfere progressivamente na qualidade e quantidade de sono, efeitos nocivos na interação social, diminuição do tempo de lazer, leitura e esportes. O aumento da obesidade é outro fator destacado por diversos autores no tocante ao uso inadequado das redes sociais, além dos desfechos negativos na vida do sujeito, como a oscilação de humor, a queda no desempenho acadêmico e os sinais de desatenção (HUSSAIN; GRIFFITHS, 2018).

Dependência de celular

A tecnologia se tornou tão necessária na vida das pessoas que o celular passou a ser um item essencial, modificando a estrutura da sociedade na sua maneira de se comunicar e trabalhar. Atualmente, parece impossível uma existência sem o acesso aos celulares e smartphones. E o Brasil já ocupa o segundo lugar no ranking mundial em relação ao tempo diário conectado à internet de nove horas por dia, segundo dados publicados pelo relatório da WE ARE SOCIAL, em 2020. Outro relatório destaca que 86% das crianças e adolescentes brasileiros acessam a internet por meio de dispositivos celulares.

Apesar da conveniência desses dispositivos, a grande preocupação está atrelada ao uso excessivo que pode levar a um quadro de dependência que pode comprometer as condições de saúde. Alguns estudiosos descrevem a dependência do celular como um distúrbio comportamental caracterizado pela falha no controle inibitório e pelo uso incontrolável para acessar redes sociais, jogos, aplicativos, mensagens e notificações. Quando afastados do celular, os indivíduos dependentes podem apresentar irritabilidade, tristeza e ansiedade, além de prejudicar o convívio social, o desempenho acadêmico e o sono.

O apego patológico ao celular levou os estudiosos a cunharem o termo *nomofobia*, que representa a fobia de ficar sem o telefone celular. Segundo King e Nardi (2014), nomofobia define o desconforto ou a angústia causada pelo medo de ficar incomunicável ou pela impossibilidade de comunicação por intermédio do telefone celular, computador ou internet. Os sintomas observados nos pacientes que apresentam nomofobia foram angústia, desconforto, insegurança, ansiedade, nervosismo, taquicardia, tremores, suor excessivo, alterações na respiração, entre vários outros.

As implicações neuropsicológicas na dependência tecnológica

É inegável que o excesso de estimulação eletrônica impacta decisivamente o desenvolvimento cerebral das crianças, acarretando prejuízos relevantes em funções neuropsicológicas como atenção, memória, funções executivas, linguagem, repertório social, aspectos comportamentais e emocionais. É notório sustentar que o aumento de atividades infantis com telas está relacionado à diminuição de brincadeiras ao ar livre, com a limitação da interação entre irmãos e pais e redução da leitura de livros.

Ressalta-se que o uso excessivo de telas na infância agrava a qualidade dos relacionamentos interpessoais e piora a competência social. Estudos relevantes destacam que a exposição precoce à televisão está relacionada a dificuldades atencionais em crianças (CHRISTAKIS et al., 2004).

O excesso de estimulação eletrônica, por crianças e adolescentes, resulta em um impacto negativo sobre o cérebro em processo maturacional, afetando áreas importantes como o córtex pré-frontal, a gradual aquisição de habilidades executivas e o sistema de recompensas. O cérebro é impactado por qualquer exposição ambiental, seja ela deletéria ou não.

No que tange aos aspectos emocionais, nota-se que em muitas famílias o uso da tecnologia ocupou o papel das relações parentais, limitando as interações afetivas e dificultando o estreitamento da convivência com os pais e irmãos.

Diante da preocupação dos órgãos governamentais e de pesquisa, o tempo de exposição tecnológica pode ser considerado nocivo ao desenvolvimento cognitivo e emocional em etapas precoces e necessita de orientação e supervisão constante.

O papel da família

O uso excessivo de dispositivos eletrônicos está intimamente relacionado com a qualidade relacional entre pais e filhos e a dificuldade dos genitores de conversar sobre o tema e delimitar regras claras e objetivas por intermédio do diálogo sobre as vantagens e desvantagens dessa prática. A maneira como os pais conduzem sua vida digital influencia fortemente as relações familiares, já que o uso problemático da tecnologia induz à repetição de um padrão comportamental por parte de crianças e adolescentes, além de contribuir para o distanciamento e a diminuição das interações afetivas e emocionais.

É essencial que os pais ou responsáveis tenham conhecimento e treinamento quanto aos riscos que o uso demasiado de aparelhos e dispositivos eletrônicos acarretam para o desenvolvimento e crescimento da criança e do adolescente. O efeito abusivo do tempo de tela em crianças e adolescentes afeta diretamente o desenvolvimento físico, o repertório social, as brincadeiras, o aprendizado, a regulação emocional, o isolamento, a atenção, a memória e as funções executivas. Tais premissas devem ser direcionadas aos responsáveis como medida de instrução e encorajamento para a adoção de cuidados de acordo com o contexto e as características de cada família.

O papel dos pais e responsáveis pela criança não está apenas no acompanhamento, mas na mediação e nas orientações efetivas. Estabelecer diálogo em família pode ser desafiador, mas é fundamental na construção do uso mais seguro e responsável dos aparatos tecnológicos. O adulto é a referência principal da criança e do adolescente e é justamente daí que surge a necessidade de estabelecer limites. Há vários dispositivos que podem auxiliar a família nesse controle parental com o objetivo de limitar os acessos a determinados conteúdos, programas e aplicativos, critérios de tempo de uso, faixa etária, horário e frequência, minimizando as possibilidades de abuso. Estabelecer rotina, desenvolver atividades com as crianças e familiares, evitar aparelhos eletrônicos no quarto e participação genuína na vida dos filhos são outras recomendações relevantes para a família e responsáveis.

Tratamento

Nos dias de hoje, o uso excessivo da tecnologia propicia uma série de consequências negativas para o desenvolvimento físico e mental de crianças e adolescentes, conforme destacado neste capítulo. A partir dessa concepção, torna-se necessária a intervenção multiprofissional com o acompanhamento de equipe de saúde em casos de dependência tecnológica, visando diminuir o comportamento desadaptativo e reabilitando a funcionalidade do sujeito no âmbito individual, social, acadêmico e familiar.

O tratamento da dependência em tecnologia é, fundamentalmente, psicoterápico, com destaque para a terapia cognitivo comportamental, que enfatiza técnicas de reestruturação cognitiva, avaliação do conteúdo utilizado e reaprendizado do uso da tecnologia para fins específicos. O tratamento psicofarmacológico, geralmente, é indicado quando há comorbidades psiquiátricas associadas, como transtornos de humor, transtornos do neurodesenvolvimento, além de outras possibilidades de associação.

Finalmente, é fundamental orientar que a família busque o apoio terapêutico para conduzir a mudança na dinâmica familiar e direcionar com efetividade o manejo individual. Aos pais e responsáveis, cabe realizar o monitoramento e controle parental, além de estabelecer regras claras e constante diálogo com o objetivo de preparar os sujeitos para uma vida autônoma e salutar.

Referências

ABREU, C. N.; GÓES, D. S.; LEMOS, I. L. (Org.). *Como lidar com dependência tecnológica: guia prático para pacientes, familiares e educadores*. 1ª. ed. São Paulo: Editora Hogrefe, 2020.

ANDREASSEN, C. S.; PALLESEN, S.; GRIFFITHS, M. D. The Relationship Between Addictive Use of Social Media, Narcissism, and Self-esteem: Findings From a Large National Survey. *Addict. Behav.*, v. 19, n. 64, p. 287-293, 2017.

ABREU, C. N. et al. Dependência de Internet e de jogos eletrônicos: uma revisão. *Brazilian Journal of Psychiatry*, v. 30, n. 2, p. 156-167, jun. 2008.

AMERICAN PSYCHIATRIC ASSOCIATION. *Diagnostic and Statistical Manual of Mental Disorders, (DSM-V)*. 5th ed. Arlington, VA: American Psychiatric Association.

BRANDÃO, L. C. *Fatores associados ao uso problemático de videogames entre adolescentes brasileiros*. Tese (Doutorado em Psicologia Clínica) – Instituto de Psicologia, Universidade de São Paulo, São Paulo, 2022.

BRAZILIAN INTERNET STEERING COMMITTEE. Núcleo de Informação e Coordenação do Ponto BR, editor. Pesquisa sobre o uso da internet por crianças e adolescentes no Brasil: TIC kids online Brasil 2018. São Paulo, 2019.

CASSEL, P. A.; TERRIBILE, T. G.; MACHADO, J. C. Por trás da tela: uso e consequências dos jogos online para multijogadores. *Res. Soc. Dev.*, v. 8, n. 10, p. 1-25, 2019.

CHAN, P. A.; Rabinowitz, T. (2006). A Cross-sectional Analysis of Video Games and Attention Deficit Hyperactivity Disorder Symptoms in Adolescents. *Annals of General Psychiatry*, v. 5, n. 16, 1-10. DOI:10.1186/1744-859X-5-16.

CHENG, C.; LI, A. Y. Internet addiction prevalence and quality of (real) life: a meta-analysis of 31 nations across seven world regions. *Cyberpsychol Behav Soc Netw*. 2014;17:755-60.

CHRISTAKIS, D. A.; ZIMMERMAN, F. J.; DIGUISEPPE, D. L.; MC-CARTY, C. A. Early television exposure and subsequent attentional problems in children. *Pediatrics,* 113(4), 708-713, 2004.

GENTILE, D.; CHOO, H.; LIAU, A.; SIM, T.; LI, D., FUNG, D.; KHOO, A. Pathological video game use among youths: A two-year longitudinal study. *Pediatrics,* 127(2), 319-329, 2011.

GRIFFITHS, M. Internet addiction – Time to be taken seriously? *Addict. Res.*, v. 8, 2000.

HUSSAIN, Z.; GRIFFITHS, M. D. Problematic Social Networking Site Use and Comorbid Psychiatric Disorders: A Systematic Review of Recent Large-Scale Studies. *Front. Psychiatry*, v. 9, 2018.

KING, A. N. S.; NARDI, A. E. O que é nomofobia? In: *Nomofobia: dependência do computador, internet, redes sociais? Dependência do telefone celular?* São Paulo, Atheneu Editora, 2014.

KUSS, D. J.; BILLIEUX, J. Technological addictions: Conceptualisation, measurement, etiology and treatment. *Addictive Behaviors*, v. 64, 2017, p. 231-233.

KUSS, D. J.; GRIFFITHS, M. D. Social networking sites and addiction: Ten lessons learned. *International Journal of Environmental Research and Public Health*, v. 14, 2017.

RECUERO, R. *Redes sociais na internet*. Porto Alegre: Sulina, 2009.

WE ARE SOCIAL. Global Digital Report 2019 – We Are Social [Internet]. 2019 [cited 2020 Apr 26]. p. 1-11. Disponível em: <https://wearesocial.com/global-digital-report-2019>. Acesso em: 18 jun. de 2024.

WEISS, M. D.; BAER, S.; ALLAN, B. A.; SARAN, K.; SCHIBUK, H. The screens culture: impact on ADHD. *Atten Defic Hyperact Disord.* 2011;3:327-34.

WICHSTROM, L.; STENSENG, F.; BELSKY, J.; von SOEST, T.; HYGEN, B. W. Symptoms of Internet Gaming Disorder in Youth: Predictors and Comorbidity. *Journal of Abnormal Child Psychology*, 47, 71-83, 2019.

08

LUTO NA INFÂNCIA
COMO DIRECIONAR AS CRIANÇAS NESSE MOMENTO

Neste capítulo, vamos abordar assunto difícil de encarar independentemente da faixa etária. Falar do luto, retratar a perda de um ente querido não é assunto fácil, principalmente quando se trata da infância. Abordaremos o luto, como falar para as crianças, deixá-las ou não participar das cerimônias fúnebres, como retornar às atividades diárias, quais são os benefícios do acompanhamento psicológico nesse momento.

ISABELLA BISSIATTE

Isabella Bissiatte

Bacharel em Psicologia pela FAMINAS Muriaé, psicóloga clínica infantojuvenil e adulto, atuando na clínica por 12 anos, me dedicando cada vez mais na jornada da infância e seus desafios. Pós-graduada em Gestão de Recursos Humanos – Terapia Cognitivo-comportamental (TCC) – Neuropsicologia e Avaliação Psicológica.

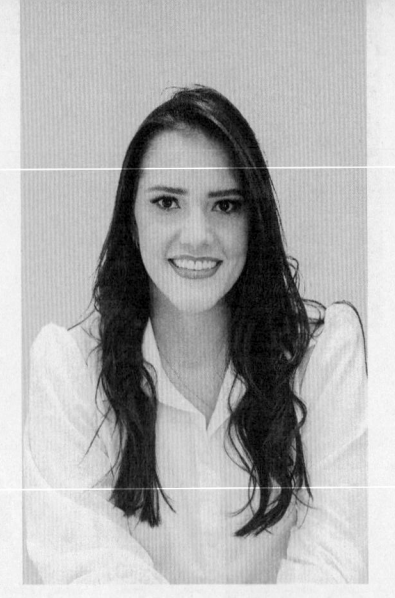

Contatos
isabissiatte@gmail.com
Instagram: @isabellabissiatte.psi
32 98434 1169
32 99815 1291

Sabemos o quanto este momento é difícil para todas as idades, carregado de emoções e sentimentos. E agora, o que fazer com as crianças?
Não teremos todas as respostas para as perguntas que irão fazer, mas podemos deixá-las a par do que está ocorrendo; sendo assim, elas também poderão se expressar ao ver outras pessoas enfrentando esses momentos.

O que é o luto?

É o sentimento que vem à tona quando perdemos um ente querido, ou pessoas conhecidas, próximas a nós, ou quando nos comovemos com perdas inesperadas. Vivemos vários processos de "luto", e o sentimento pode ser comparado entre eles. Em diversos momentos da vida, podemos não só perder pessoas, mas há determinadas situações que fazem que esse sentimento se torne presente. As reações variam de pessoa a pessoa, uma mistura de sentimentos, raiva, melancolia, apatia, tristeza, medo, desespero etc. Esse sentimento não é uma linha tênue, mas apresenta variações. Haverá dias mais intensos a ser atravessados, podendo apresentar sintomas físicos, como dores no peito, falta de ar, sudorese, insônia, baixo rendimento, entre outros. Portanto, o luto não será um processo fácil. No decorrer dos dias buscamos estratégias de enfrentamento para lidar com essas questões.

E para as crianças?

Elas sentem e percebem que esses momentos são cheios de sentimento. Muitas vezes, o primeiro contato com o luto é na perda do bichinho de estimação. Aí elas sentem que a morte é real, que não terão mais o contato com o quê, e com quem tanto amam. Nesse momento, não devemos ignorar os sentimentos apresentados, mas acolher e deixar que se expressem.

É preciso tempo para que as crianças possam assimilar a perda, algumas necessitam de um período maior. Terão dias de choros compulsivos, falta de apetite, desprazer em realizar atividades, desânimo e muitos questionamentos. Vale ressaltar a presença de familiares ou alguém próximo em quem a criança tenha confiança e principalmente uma relação de maior proximidade para acolher nesses momentos.

Devo ou não contar?

Assim como todos os momentos difíceis, por piores que sejam devem ser apresentados às crianças. Adiar esse momento pode levar a outros questionamentos e postergar uma dor inevitável pode ser ainda pior. Elas são capazes de perceber quando há algo acontecendo em seu meio. Haverá sempre mudança de rotina, agitação, preocupação, alteração no tom de voz, conversas longas e recorrentes ao telefone, choros, indisponibilidade de realizar atividades até então rotineiras, entre outros fatos e ações que normalmente não faziam parte do seu cotidiano.

Considera-se importante que nesse momento haja uma abordagem clara e objetiva, não havendo necessidade de explicações nos mínimos detalhes, mas relatar de maneira que as crianças entendam a gravidade da situação. Quando for antecedente à morte (caso haja situações de doenças) explique antes a situação de saúde da pessoa.

Em casos de perdas repentinas, apresente a situação. Crianças são seres sensitivos. Por mais que tentem de alguma maneira esconder, adiar ou camuflar essas situações, vai chegar uma hora em que elas questionarão a falta de determinada pessoa, deixando quem está em sua volta muitas vezes sem saber como agir, fazendo que a criança se sinta enganada, achando que estão escondendo algo importante delas, gerando um misto de sentimentos muito além dos fatos ocorridos.

As crianças têm diferentes percepções sobre o luto. Algumas fases do desenvolvimento são marcos importantes, havendo variadas formas de compreensão sobre esse assunto. Por não se tratar de um assunto recorrente, pois não há ninguém efetivamente preparado para perdas, as formas de encarar variam de pessoa a pessoa, não sendo diferente com as crianças.

Existem as diferenças entre os estágios de desenvolvimento para a compreensão da morte e reações ao luto de acordo com a idade, segundo Barbosa e Coelho (2014). Estágios do desenvolvimento e habilidade para compreender a morte com possíveis manifestações do luto:

- **Lactentes (0-2 anos):** Sem compreensão da morte angústia em geral, irritabilidade, regressão e mudanças na rotina (choro, alimentação, sono), somatização, abstinência infantil e depressão, ansiedade de abandono.
- **Crianças (2-4 anos):** A morte é vista como reversível, como ausência física prolongada, nenhuma diferença entre morte e sono, pensamentos mágicos sobre o tema da morte, confusão, pesadelos e agitação noturna, comportamentos regressivos, mudanças de alimentação e sono, choro e angústia generalizada, acessos de raiva e afastamento dos outros.
- **Crianças no jardim de infância (4-6 anos):** Grande variabilidade na percepção e compreensão da morte e sua irreversibilidade. Persistência de pensamentos mágicos sobre o tema da morte, culpa considerável, questionamento incessante sobre a morte, raiva, hiperatividade, irritabilidade, tristeza, regressão, insônia e pesadelos. Possível negação protetiva que pode deixar os adultos perplexos, levar tudo para o sentido literal (cuidado com as imagens usadas para falar sobre a pessoa falecida). Preocupação com as mudanças que perturbam a rotina diária (perdas e ganhos).
- **Crianças na escola primária (6-8 anos):** Compreensão da irreversibilidade da morte, incapacidade de generalizar a experiência da morte para si ou para os outros. Negação do fato de que ele(a) também poderia morrer. Medo de que algo possa acontecer com pessoas próximas, sentir-se anormal em comparação com seus colegas, questionamento repetido sobre a morte, ansiedade e depressão, somatização, raiva e isolamento, sentimento de perda de controle.
- **No período de latência (8-12 anos):** A morte vista como um fenômeno natural e universal, aquisição progressiva da capacidade de entender a causa da morte, coexistência de considerável curiosidade e ansiedade em relação à morte. Questionamentos filosóficos ou religiosos sobre a morte, problemas de concentração, sentir-se diferente das outras crianças.
- **Adolescentes (12-18 anos):** Percepções claras da morte e suas implicações tanto pessoal quanto geral, questionamento existencial sobre a morte, raciocínio abstrato sobre a morte, antagonismo entre processos da adolescência e processo de luto, negação do luto, tristeza, depressão, ansiedade, raiva e solidão, problemas de concentração, dificuldades na escola, comportamentos propensos ao risco (vícios, correr riscos etc.). Atitudes protetoras em relação à família (atitudes parentais).

Explicar para as crianças, em diferentes fases de seu desenvolvimento, que a vida é feita de ciclos (nascimento, desenvolvimento e morte) poderá fazer sentido a elas, mostrando o quanto essa pessoa foi e sempre será importante. Mostrar fotos antigas, contar fatos que se eternizaram, lembrar com carinho e principalmente relembrar histórias alegres que marcaram sua passagem que a criança viva esse momento de maneira mais leve, permitindo que sinta saudade e guarde boas lembranças.

Porém, é, e sempre será, um momento doloroso. Independentemente de formas, crenças e religiões, é fato que aquela pessoa não estará mais entre nós, mas permanecerá viva em nossos corações.

Utilizar-se de formas pejorativas pode fazer que a criança associe a morte com outros fatos, por exemplo, falar que determinada pessoa viajou e não voltará mais. Como essa criança vai encarar uma viagem de férias em família? Ou muitas vezes, usa-se a expressão que a pessoa está dormindo e não vai mais acordar. Isso pode gerar um terror noturno, insegurança, medo de dormir, medo da noite, medo do escuro. Sempre tomar cuidado com as associações.

Levar ou não a criança às cerimônias fúnebres?

Nesse caso, é de extrema importância que alguém de confiança esteja junto à criança e que esteja em condições emocionais suficientes para acolhê-la. Caso a família opte por levá-la, seja breve, entenda que haverá dúvidas sobre para onde a pessoa está indo, o motivo de não estar acordada, o porquê de as pessoas a sua volta estarem chorando.

Quando a família decidir que quer privar a criança desse momento, leve-a ao local posteriormente, quando já não estiver mais ninguém próximo, ou quando surgir dúvidas de onde ela está. Então já terão passado os momentos mais intensos, e a criança poderá assimilar melhor o ocorrido.

Como o psicólogo pode ajudar nesse momento?

É interessante o acompanhamento tanto da criança quanto da família, orientação aos pais ou responsáveis, o acolhimento para auxiliar no entendimento dos sentimentos apresentados.

Moura (2013) salienta que as reações ao luto podem surgir de diferentes maneiras, que incluem manifestações físicas, cognitivas, espirituais e comportamentais. No entanto, ressalta que as abordagens contemporâneas consideram que o processo de luto não segue um caminho previsível, linear ou universal, destacando que segue, na verdade, um padrão de altos e baixos, com variabilidade da intensidade das possíveis reações vivenciadas.

É de suma importância entrar em contato com a escola, preparar a classe para receber a criança, motivá-la a realizar atividades recreativas, alegres e prazerosas.

Durante as terapias, momento em que se encontram criança e terapeuta, procure deixá-la livre para a escolha de algum recurso ou brinquedos de sua preferência. Sugira atividades que auxiliem no processo de identificação de sentimentos e emoções, como desenhos; ouça a criança; deixe que conte histórias, expresse como se sente; utilize recursos como pinturas, recortes e encenações; coloque músicas alegres que proporcionem momentos de descontração.

Caso esteja muito retraída, procure aproximar-se de modo que não vai amedrontá-la ainda mais. Respeite o tempo de cada uma, a forma como irá se apresentar nesse momento, convide-a a dar uma volta. Utilizar estratégias que vão ao encontro do que mais dê a elas prazer e aproximação.

Não encontraremos receitas prontas com medidas que devam ou não serem feitas, vai de pessoa a pessoa, a maneira como cada um enfrenta situações difíceis como esta, pois nunca estaremos prontos para perder quem amamos e isso é fato. Para que seja possível "encontrar uma nova forma de conexão com a pessoa que morreu", é preciso que a criança possa ser validada e encorajada em sua necessidade de manutenção da relação com a pessoa perdida, porém não mais na dimensão física e presencial, mas sim na esfera emocional, tendo a possibilidade de manutenção de suas memórias e construção de sentido em torno da relação que perdeu. Para tanto, a criança pode ser incentivada à percepção de que, embora a pessoa tenha morrido fisicamente, ela não morreu em seu coração e em suas lembranças de tudo que viveram juntas, pois, desse modo, é possível a construção de uma representação interior que lhe permite a manutenção da relação perdida com uma nova configuração, a qual, por sua vez, será transformada à medida que a criança vai se desenvolvendo e amadurecendo (WORDEN, 1996; MOURA, 2013).

Referências

BARBOSA, A; COELHO, A. (eds.). Mediadores de risco no luto complicado. In: BARBOSA, A.; COELHO, A. *Mediadores do luto*. Lisboa: Faculdade de Medicina de Lisboa, 2014.

MOURA, M. J. A criança e a perda em Worden. In: BARBOSA, A. (ed.). *Olhares sobre o luto*. Lisboa: Faculdade de Medicina da Universidade de Lisboa, 2013.

PRESA, J. Luto e perdas ao longo da vida. In: BARBOSA, A. (ed.). *Contextos do luto*. Lisboa: Faculdade de Medicina da Universidade de Lisboa, 2014.

TORRES, W. C. *A criança diante da morte: desafios*. 2ª. ed. São Paulo: Casa do Psicólogo, 2002.

WORDEN, W. *Aconselhamento do luto e terapia do luto: um manual para profissionais da saúde mental*. São Paulo: Roca, 2013.

09

TRANSFORMA INFÂNCIA
GRUPOS INTERVENTIVOS DE HABILIDADES SOCIOEMOCIONAIS COMO PROPOSTA TERAPÊUTICA PARA COMPORTAMENTOS OPOSITORES E DESAFIADORES

Neste capítulo, vamos conhecer mais sobre a terapia cognitivo-comportamental com grupos e abordar como esta modalidade de acompanhamento psicoterapêutico pode ser utilizada para intervir em transtornos externalizantes na infância, em específico para comportamentos opositores e desafiadores.

MANUELLA BAYMA

Manuella Bayma

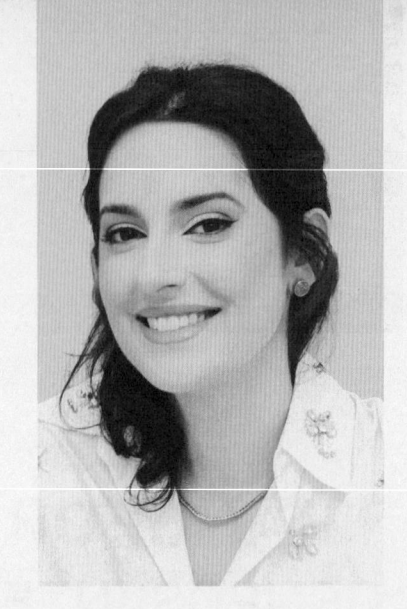

Graduada em Psicologia pela Universidade de Fortaleza, mestre em Psicologia pela Universidade Federal do Ceará, especialista em Terapia Cognitivo-comportamental Infantojuvenil pelo Instituto Vila Elo, especialista em Psicodiagnóstico pela UniChristus e, atualmente, cursando especialização em Neuropsicologia pelo Hospital Israealita Albert Einstein. Sócia-fundadora do Espaço de Desenvolvimento Infantil Transforma Infância, das Clínicas Transforma Infância e do Transforma Infância Educação, com mais de dez anos atuando com crianças e suas famílias.

Contatos
manuellabjb@gmail.com
Instagram @psicologiainfantil

Grupos terapêuticos que transformam a infância

O Espaço Transforma Infância nasceu em dezembro de 2021, na cidade de Fortaleza, no Ceará, e foi idealizado para ser um local de propostas interventivas, psicológicas e pedagógicas para crianças de 3 a 8 anos de idade. No Espaço, ocorre o Projeto Habilidades para a Vida, que se embasa em três pilares, nos quais atuam os setores de Psicologia, com as oficinas e seus módulos que abordam os temas de habilidades socioemocionais, de Psicopedagogia, responsável pelo acompanhamento pedagógico e a estimulação na esfera cognitiva e, por fim, de língua estrangeira, representado pelas aulas de inglês. Trata-se de um espaço voltado para o desenvolvimento infantil com mais de dois anos de funcionamento, o qual recebe, também, crianças que possuem algum diagnóstico, seja TEA, TDAH, TOD, entre outros. Observou-se, portanto, com o passar do tempo, os resultados positivos e a validação de sua proposta interventiva em um amplo espectro de diagnósticos, inclusive para crianças que apresentam comportamentos opositores e desafiadores.

Desafio, oposição e seus impactos na esfera social

A criança de comportamento opositor e desafiante pode apresentar, frequentemente, humor raivoso ou irritável, com significativo prejuízo social. Em caso de diagnóstico de TOD (transtorno de oposição desafiante), precisamos ter uma prevalência do humor raivoso ou irritável, de comportamento questionador com figuras de autoridade, recusa à obediência de regras, incômodo deliberado de pessoas e não consegue se responsabilizar pelo seu mau comportamento, culpando frequentemente os outros e possivelmente índole vingativa, sendo a maioria desses sintomas com duração mínima de seis meses (APA, 2023). Os sintomas do TOD podem ocorrer, em diferentes medidas, em indivíduos que não possuem o diagnóstico, por isso o terapeuta deve estar atento ao limiar de sintomas do quadro nosográfico e, não apenas isso, centrar seus esforços nas esferas de prejuízos que afetam a criança e seu contexto (APA, 2023).

Atentar-se aos sintomas de TOD e agir de maneira protetiva e interventiva auxilia para que ele não progrida e se associe a outros transtornos, favorecendo o risco para o desenvolvimento de quadros de ansiedade e depressão, ou mesmo transtorno de conduta. É nesse contexto que surgem intervenções como o Projeto Habilidades para a Vida, do Espaço Transforma Infância, que visa ampliar o repertório de comportamentos assertivos dessas crianças, assim como sua capacidade de regulação emocional. Inseri-las em espaços de grupo pode propiciar um maior potencial de adesão pela identificação e modelagem com os pares. No entanto, faz-se necessário ao mediador avaliar com clareza e cuidados os componentes do grupo para que o problema não intensifique.

Percebe-se, pelo exposto, que existem propostas interventivas robustas a serem aplicadas com crianças que possuem sintomas de desafio e oposição. No entanto, como poderíamos pensar e aplicar essas prerrogativas e outras em um contexto de grupo? Como as intervenções grupais poderiam ser efetivas para essas crianças? Vejamos a seguir.

Projeto Habilidades Para a Vida e seu potencial interventivo e terapêutico

As oficinas de habilidades socioemocionais funcionam a partir de uma metodologia própria, idealizada e construída pelo Espaço Transforma Infância, as quais são divididas em módulos que possuem durações mensais abordando a mesma esfera temática, estando esses temas inseridos nos módulos guarda-chuva. São estes: História das emoções; Geografia dos comportamentos; Matemática da vida; Português, Interpretação e cognição; Biologia das relações; Ciências, sociedade e cultura e Expressão artística e criatividade. O objetivo do projeto é trabalhar emoções, cognições e pensamentos por meio de temáticas do dia a dia, associados com as abordagens psicológicas.

No que tange ao modelo interventivo das oficinas em grupo aqui mencionadas, no dia um as crianças são motivadas, por meio do material, a compreenderem de maneira teórica e conceitual o tema da semana; e no dia dois ocorrem oficinas práticas para proporcionar a assimilação dos conteúdos. Apesar de o projeto ter uma metodologia base, ele também é adaptável conforme a demanda prevalente do grupo, sendo que o material tem por objetivo fornecer todo o conteúdo para que as intervenções sejam efetivas, como os recortes das atividades a seguir, que têm como tema: "Raiva", "Resolução de problemas" e "Paciência e disciplina":

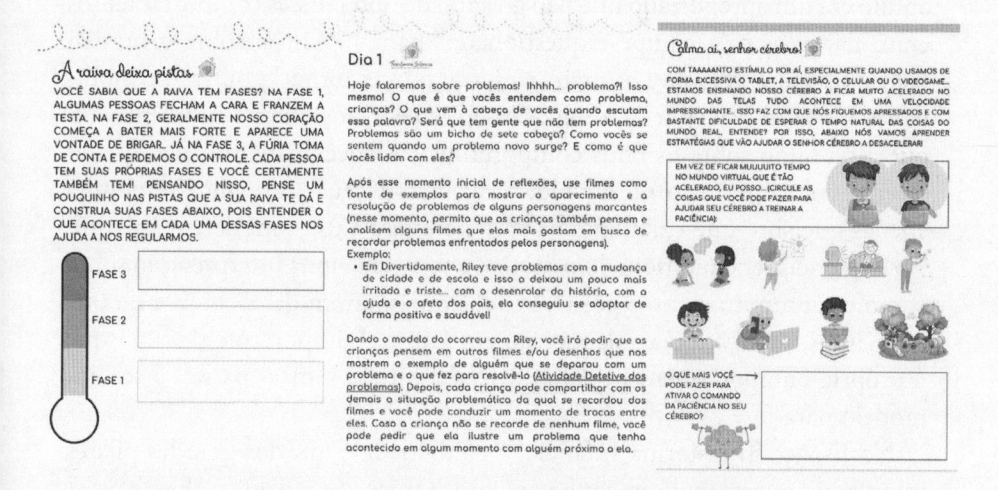

A partir deste formato de dispositivo terapêutico, as crianças vão entrando em contato com as suas emoções e cognições e realizam mudanças em seus comportamentos. A potência do grupo também está no fato de este possibilitar a modelagem comportamental, ou seja, quando uma criança modela, aprende, imita o comportamento da outra e assim amplia o seu repertório. Para tanto, é basal que o mediador consiga alocar no mesmo grupo das crianças disruptivas outras que sejam um referencial de comportamentos pró-sociais, assertivos e gentis.

O caso do José

José, 6 anos, chegou ao Projeto Habilidades para a Vida em junho de 2023 com a demanda de comportamentos opositivos e desafiadores. Constantemente, dizia "não" para tudo o que lhe era solicitado e afirmava achar tudo "chato" ou "entediante", não desejava participar, expressando-se de maneira incisiva e agressiva, por vezes até respondendo com gritos a perguntas simples e afetivas, como que numa tentativa de expelir qualquer possibilidade de aproximação por parte das mediadoras.

Nas mediações e intervenções do Projeto Transforma, a equipe de psicologia sempre procura alinhar os módulos do mês com as demandas de cada criança do grupo. Pensando nisso, em diversos momentos, eram dramatizados comportamentos assertivos e não assertivos para servir de modelagem para as crianças. José, no início, ao escutar e visualizar as dramatizações positivas, fechava os olhos e tampava os ouvidos, comunicando de modo não verbal que aquilo era um aprendizado que não gostaria de obter. Esses comportamentos eram narrados pela equipe e questionados para a criança, sobre o motivo pelo qual ele se recusava a ouvir, e essa narrativa fornecia outras possibilidades interventivas, por exemplo: "José, percebemos que no momento em que a tia falou sobre os bons comportamentos você aparentou não querer ouvir e colocou a mão no ouvido, o que aconteceu?" A criança respondia apenas que sim, que realmente havia feito e usava um tom de voz infantil. Na sequência, era questionado o motivo e fornecida uma interpretação sobre como os comportamentos positivos nos aproximavam das pessoas e do que queríamos, reforçando a colaboração em grupo. É importante ressaltar que o próprio comportamento colaborativo de outras crianças passou a ser um modelo para José.

No Espaço Transforma Infância, a afetividade é um dos grandes pilares interventivos, associada ao conhecimento técnico. Sendo assim, José, apesar de todo o comportamento opositivo e postura agressiva com as mediadoras, sempre era tratado de maneira gentil, paciente, afetiva e ordeira. Nos dias em que a criança estava excitada, direcionando palavras e atos agressivos para as outras crianças e adultos, a equipe mediava trazendo-o para fora de sala de aula e ficando sempre um adulto ao seu lado, disponível para conduzir um processo de respiração e relaxamento para auxiliar na regulação das emoções. O objetivo de tal intervenção é retirar a criança de estímulos excessivos no grupo e trazê-la para um ambiente pacífico em que, junto de um mediador especializado, ela consiga realizar o seu processo de gestão das emoções e assim retornar para as atividades grupais de maneira ordeira.

Após três meses de intervenção, em que tanto as temáticas do projeto eram trabalhadas como o manejo das mediadoras e a modelagem grupal foram cumprindo sua função interventiva, José passou a responder de maneira positiva. A cada novo comportamento assertivo, as mediadoras reforçavam enfaticamente José com palavras de elogio. "Parabéns pela atitude gentil com seu colega", "obrigada por colaborar respondendo a atividade", "A brincadeira fica muito melhor quando compartilhamos os brinquedos! Parabéns pela ação, José!", e sua resposta positiva era cada vez mais frequente. Associado a isso, José era solicitado a ocupar posição de ajuda e liderança com os colegas em sala, por exemplo: "José, por favor, você pode distribuir os materiais",

"José, você poderia ajudar a tia a acalmar as outras crianças para começarmos a atividade. Vamos começar com uma música".

As intervenções comportamentais associadas às cognitivas tiveram grande efeito com José. Ele foi adquirindo um repertório verbal de cunho positivo, seus pensamentos e interpretações eram trabalhados ao longo das oficinas de habilidades socioemocionais e assim ele pôde ressignificar algumas de suas principais distorções, por exemplo, o filtro mental, focando exclusivamente nos aspectos negativos de cada situação, pensamento dicotômico, comparações injustas e atribuição de culpa, procurando sempre culpados externos para suas ações.

Intervenções com as famílias

O treinamento de pais no TOD se configura como uma das estratégias padrão ouro para o tratamento. A ênfase pode ser tanto na redução e modificação dos comportamentos disfuncionais como na aprendizagem e estímulo de comportamentos pró-sociais (SERRA-PINHEIRO et al. 2005).

A base científica do Projeto Transforma é a terapia cognitivo-comportamental, que embasa as orientações e conduções com as famílias. As psicólogas do projeto engajam as famílias como facilitadoras de mudança dos seus filhos. A cada três meses, os pais obtêm feedbacks, quando tomam conhecimento não apenas dos desafios que os seus filhos vêm enfrentando, mas principalmente recebem orientações e propostas de como podem ajudar a criança.

Retornando ao caso de José, os seus pais vivenciavam desafios para ajudá-lo, pois eles seguiam diferentes estilos educacionais, sendo o pai mais permissivo e a mãe, mais autoritária, porém ambos carinhosos e afetivos. Algumas das orientações dadas visavam a uma melhor condução da rotina, uso de combinados em relação aos horários e acordos, aumento do tempo de qualidade com a criança, nomeação e validação dos sentimentos e aumento de reforçadores de comportamentos assertivos. Os pais aderiram às orientações e José respondeu positivamente aos novos estímulos, tudo isso associado às intervenções do Projeto Transforma. Passados mais de seis meses em que a criança está inserida no Espaço, as suas mudanças já são significativas e consistentes. Trata-se de um menino mais afetivo, pacífico, com melhor manejo das frustrações, redução na reatividade, que utiliza as palavras para expressar suas emoções e colabora com a maioria dos combinados.

Considerações finais

As intervenções grupais precisam ser pensadas a partir do nível de prontidão da criança e de seu possível diagnóstico, se seria a mais apropriada ou não para o que a criança precisa naquele momento (REDDY, 2012). No caso de os grupos serem uma opção assertiva, as mediadoras precisam ter cuidado para realizar os agrupamentos conforme as demandas e as necessidades complementares ou similares, que possam se conectar, resultando em um bom proveito dos integrantes.

A TCC vem crescendo e, com isso, os pesquisadores também têm se inclinado a estudar a abordagem psicoterapêutica com grupos, o TCCG, em que os pressupostos teóricos são os mesmos já conhecidos e aplicados na psicoterapia individual. A TCCG propõe diferentes modalidades de grupos, tais como os de apoio, de psicoeducação, de orientação e terapêuticos (NEUFELD, 2011). No Espaço Transforma Infância, os grupos têm uma base de orientação ou treinamento com ênfase na promoção de habilidades para a vida. As crianças aprendem a manejar de maneira assertiva seus desafios cotidianos, gerenciando suas emoções, resolvendo problemas, se autoconhecendo e se comunicando.

A realização de grupos com crianças e adolescentes demanda múltiplas habilidades do terapeuta, tais como criatividade, liderança, comunicação, dinamismo e adaptabilidade. Para isso, o investimento na aprendizagem acerca do trabalho com grupos é um desafio ao qual o profissional não deveria se limitar, haja vista o potencial transformador dos grupos e os benefícios tanto para quem participa como para quem promove, sendo esta uma atividade gratificante e recompensadora. Pensando nisso, o Transforma Infância hoje também proporciona um viés educacional, no qual psicólogas, inscritas para obter a licença da reprodução dos módulos em suas regiões de todo o Brasil, também recebem mentorias e aulas para executar esse trabalho com excelência. Assim, mais crianças e famílias são alcançadas e beneficiadas com nosso propósito de promover um futuro diferenciado para as crianças do nosso país.

Referências

AMERICAN PSYCHIATRIC ASSOCIATION (APA). *Manual diagnóstico e estatístico de transtornos mentais. 5ª edição texto revisado: DSM-5-TR.* 5. ed. Porto Alegre: Artmed, 2023.

BORDIN, I.; OFFORD, D. Transtorno da conduta e comportamento antissocial. *Revista Brasileira de Psiquiatria*, v. 22, p. 12-15, 2000.

FRIEDBERG, R.; MCCLURE, J. *A prática clínica de terapia cognitiva com crianças e adolescentes*. 2. ed. Porto Alegre: Artmed, 2019.

NEUFELD, C. B. Intervenções em grupo na abordagem cognitivo-comportamental. In: B. P. Rangé (Org). *Psicoterapias cognitivo-comportamentais: um diálogo com a psiquiatria*. 2ª ed. Porto Alegre: Artmed, 2011.

REDDY, L. A. *Group Play Intervention for Children: Strategies for Teaching Prosocial Skills*. Washington: APA, 2012.

SERRA-PINHEIRO, M. A.; GUIMARÃES, M. M.; SERRANO, M. E. The Effectiveness of Parent Management Training in a Brazilian Sample of Patients with Oppositional-defiant Disorder. *Archives of Clinical Psychiatry, [S. l.]*, v. 32, n. 2, p. 68-72, 2005. DOI: 10.1590/S0101-60832005000200002. Disponível em: <https://revistas.usp.br/acp/article/view/16310>. Acesso em: 15 mar. de 2024.

10

O LÚDICO QUE ENCANTA
O USO DE RECURSOS TERAPÊUTICOS NAS INTERVENÇÕES COM CRIANÇAS E ADOLESCENTES

No universo da psicologia infantojuvenil, a utilização de recursos terapêuticos desempenha um papel fundamental no estabelecimento de uma conexão significativa entre o profissional e o paciente. Esses recursos não apenas facilitam a expressão das emoções, como também promovem um ambiente terapêutico enriquecedor. Neste capítulo, exploraremos a relevância desses recursos e apresentaremos exemplos práticos que podem ser incorporados de maneira eficaz nos atendimentos.

TALITA PUPO CRUZ

Talita Pupo Cruz

Sou Talita, esposa do Gustavo e mamãe do nosso adorável Davi.
Eu me formei na UNA, CRP nº 04/44717, e me especializei em Terapia Cognitivo-comportamental pela PUC. Estou aprimorando meus conhecimentos em neurociências, educação e desenvolvimento infantil, também pela PUC, e tenho a honra de ser uma educadora parental certificada pela Positive Discipline Association dos Estados Unidos.
Sou coordenadora editorial do livro *Código das emoções*, coautora de diversas outras obras, idealizadora dos Emocionecos, companheiros dos pequenos nesse caminho emocional. Além disso, criei o Clube de Ideias Infinitas, o maior portal de recursos terapêuticos do Brasil, e sou pioneira em várias oficinas de educação emocional. Minha missão se estende além dos consultórios, alcançando mais de 18 mil alunos por meio de cursos *on-line*, mentorias e palestras. Esse trabalho reflete minha contribuição para um mundo em que as emoções são compreendidas e bem gerenciadas.

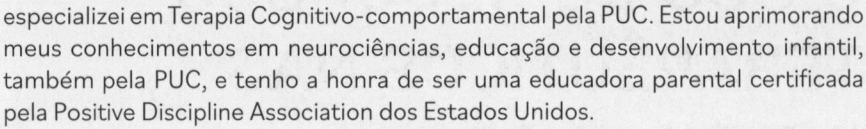

Contatos
Instagram: @psi.talitapupo / @clubedeideiasinfinitas

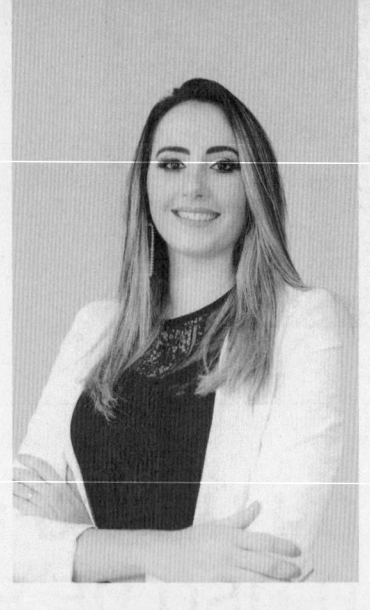

Adentrar o mundo complexo da psicologia infantojuvenil é como abrir uma porta para uma jornada fascinante de compreensão e transformação. Este capítulo busca desvendar o papel vital dos recursos terapêuticos, transcendendo a terapia convencional ao construir laços profundos entre psicólogos e jovens pacientes.

Estes recursos não se limitam a simples facilitadores emocionais; eles são verdadeiras ferramentas dinâmicas. Imagine-os como chaves que desbloqueiam as narrativas emocionais dos jovens, criando um terreno fértil onde o crescimento e o desenvolvimento podem florescer. É como se cada atividade terapêutica se transformasse em uma semente, plantada no solo fértil da conexão entre profissional e paciente, pronta para germinar e prosperar ao longo do processo terapêutico.

Ao entendermos que os recursos terapêuticos vão além do convencional, percebemos que eles não apenas facilitam a comunicação como também se tornam instrumentos dinâmicos capazes de moldar positivamente o caminho emocional dos jovens. Nesse universo fascinante, os recursos terapêuticos se tornam não apenas ferramentas, mas aliados poderosos na construção de experiências terapêuticas significativas e transformadoras para as próximas gerações.

Explorando o mundo lúdico

Ao nos aventurarmos na exploração do mundo lúdico, mergulhamos em um universo vibrante que vai além da diversão superficial. Aqui destaco o lado divertido como um catalisador poderoso para desencadear mudanças emocionais significativas em crianças e adolescentes.

Imaginem o lúdico não apenas como uma distração momentânea, mas como uma linguagem envolvente que traduz e transforma emoções de maneiras únicas. Este é um convite para uma jornada em que o lúdico atua como uma porta aberta, convidando a explorar, compreender e expressar emoções complexas de uma forma leve e cativante.

O lúdico é mais do que apenas uma plataforma de diversão; é uma ferramenta que estimula o pensamento, permitindo que jovens experimentem emocionalmente seu próprio mundo. É como uma oficina criativa em que eles desenvolvem habilidades adaptativas, aprendem a lidar com desafios e descobrem maneiras inovadoras de expressar o que sentem.

Ao abraçarmos o mundo lúdico, não apenas proporcionamos momentos de alegria, mas construímos um espaço terapêutico onde as emoções podem ser exploradas de maneira autêntica e enriquecedora. Este é um mergulho profundo no lúdico como uma linguagem universal que transcende as barreiras da comunicação tradicional, permitindo que cada experiência terapêutica seja única, significativa e cheia de descobertas.

O papel transformador dos recursos terapêuticos

Explorar o incrível universo dos recursos terapêuticos na psicologia infantojuvenil é como desvendar segredos valiosos para o bem-estar emocional das crianças e adolescentes. Esses recursos não são simples ferramentas; são aliados poderosos que desempenham um papel crucial na jornada emocional desses jovens.

Na abordagem da terapia cognitivo-comportamental, esses recursos transcendem os limites do consultório e se tornam elementos essenciais no dia a dia, moldando positivamente como as crianças e adolescentes enfrentam os desafios emocionais.

Este mergulho no papel transformador desses recursos não é apenas uma compreensão teórica, mas uma exploração prática de como eles se tornam companheiros na jornada emocional. Vão além da superfície, desvendando potenciais, desencadeando mudanças positivas e construindo resiliência.

À medida que desvendamos essas camadas, revelamos uma narrativa na qual esses recursos não são apenas parte do consultório; são protagonistas na vida cotidiana, auxiliando nas lutas e conquistas emocionais. Convido você a incorporar a magia dos recursos terapêuticos na prática clínica, em que cada estratégia se torna uma chave para desbloquear o potencial emocional das novas gerações.

Ao fecharmos essa exploração, o objetivo é que todos sintam-se não apenas informados, mas verdadeiramente inspirados a incorporar a magia desses recursos em suas interações diárias. Mais do que simples ferramentas, são elementos que contribuem para construir vidas emocionalmente robustas e vibrantes, transformando a jornada emocional em um espetáculo encantador e significativo.

Experiências vivenciais e estratégias práticas

Vamos nos aprofundar no mundo das experiências vivenciais e estratégias práticas, onde a aplicação dos recursos terapêuticos ganha vida de maneira tangível.

Podemos explorar um leque diversificado de abordagens para enriquecer a intervenção terapêutica com crianças e adolescentes. Veja algumas ideias de atividade:

1. *Caixa de emoções*

Desenvolver uma Caixa de Emoções personalizada, na qual os jovens podem colocar objetos representativos de seus sentimentos. Essa abordagem tangível ajuda na externalização emocional, facilitando o diálogo durante as sessões.

2. *Teatro terapêutico*

Utilizar técnicas de teatro para criar representações simbólicas de situações desafiadoras. Isso proporciona uma maneira lúdica de explorar soluções e promove a expressão criativa das emoções.

3. *Mapa de conquistas*

Criar um *Mapa de conquistas* colaborativo, no qual cada conquista pessoal é marcada. Isso ajuda a fortalecer a autoestima, fornecendo uma visualização concreta do progresso ao longo do tempo.

4. *Diário de gratidão*

Criar um *Diário de gratidão*, em que os jovens possam compartilhar suas experiências positivas. Isso promove um foco nas coisas boas da vida e incentiva a reflexão positiva.

5. *Trilha sonora emocional*

Desenvolver uma *Trilha sonora emocional*, permitindo que os jovens escolham músicas que representem suas emoções. Isso facilita a conexão emocional e fornece uma forma única de expressão.

6. Estações de relaxamento

Estabelecer *Estações de relaxamento* com diferentes técnicas, como área de meditação, cantinho de leitura tranquila e atividades artísticas. Isso oferece opções para os jovens escolherem métodos de relaxamento de acordo com suas preferências.

7. Jornada narrativa

Desenvolvemos uma *Jornada narrativa* que permite aos jovens criar histórias representativas de suas experiências. Isso não só promove a expressão criativa, mas também facilita a exploração de narrativas pessoais e emocionais.

8. Mosaico emocional

Introduzimos o *Mosaico emocional*, em que os jovens usam imagens, cores e formas para construir um quadro visual de suas emoções. Essa atividade artística fornece uma plataforma única para comunicar sentimentos complexos.

9. Explorando o futuro

Criamos uma atividade de *Exploração do futuro*, incentivando os jovens a visualizarem suas metas. Isso não apenas estimula a definição de objetivos, mas também contribui para o desenvolvimento de um senso positivo de autodeterminação.

10. Escrita terapêutica

Implementamos a *Escrita terapêutica*, com a qual os jovens são encorajados a expressar seus pensamentos e suas emoções por meio da escrita. Isso oferece uma forma reflexiva e íntima de autoexploração, promovendo a autorreflexão e o entendimento emocional.

Cada uma dessas estratégias não apenas enriquece a abordagem teórica como também oferece ferramentas práticas e envolventes para tornar o processo terapêutico mais significativo e adaptável às necessidades individuais de cada um.

Desbravando desafios, colhendo recompensas

Ao mergulharmos no universo terapêutico do lúdico, deparamo-nos com desafios práticos que permeiam a escolha e adaptação de atividades. Navegar pelo desconhecido requer criatividade e flexibilidade, tornando cada sessão uma experiência única.

No entrelaçar desses desafios, encontramos recompensas duradouras e significativas. O lúdico não apenas floresce o terreno emocional, mas fortalece as raízes das conexões terapêuticas. Cada desafio superado não é apenas uma vitória momentânea, mas um passo na escada da evolução contínua.

A jornada terapêutica, ao incorporar o lúdico, transforma-se em um ciclo constante de desafios e recompensas. Em cada desafio abraçado, em cada recompensa colhida, a terapia se torna uma experiência rica e recompensadora. Navegar por esse ciclo não é apenas terapêutico; é uma exploração corajosa e transformadora, em que a adversidade se converte em oportunidade, e cada sessão é uma página escrita na história do crescimento emocional.

Conclusão: uma nova jornada

Ao fecharmos este capítulo, não estamos apenas colocando um ponto-final, mas abrindo as portas para uma nova jornada. Cada estratégia compartilhada não é apenas uma ferramenta, mas um convite à exploração e à adaptação, proporcionando um conjunto diversificado de abordagens para cada profissional moldar de acordo com a singularidade de cada criança e adolescente.

Ao absorver a importância dos recursos terapêuticos, esperamos que os leitores se sintam não apenas informados, mas verdadeiramente inspirados, capacitados a abraçar a complexidade da psicologia infantojuvenil, a utilizar o lúdico como uma linguagem que transcende barreiras e constrói pontes de compreensão e transformação.

Este não é o fim da narrativa, mas, sim, o início de uma jornada contínua de descoberta e crescimento na psicologia infantojuvenil. Cada estratégia compartilhada serve como um farol para guiar o caminho dos profissionais, incentivando-os a explorar criativamente o vasto espectro de recursos terapêuticos.

Assim, os profissionais não apenas enfrentam os desafios da psicologia infantojuvenil, como também se tornam artífices habilidosos, entrelaçando teoria e prática. Ao encerrarmos este capítulo, não estamos encerrando a leitura, mas lançando os leitores em uma jornada contínua de compreensão, empatia e aplicação prática dos recursos terapêuticos.

Que este capítulo seja mais do que palavras impressas; que seja um guia para uma prática clínica mais sensível e eficaz. Que, ao se despedirem deste texto, os profissionais sintam-se equipados e inspirados a fazer a diferença nas vidas das novas gerações, em que a infância dói, mas também o lúdico encanta e cura.

11

USO DA REALIDADE VIRTUAL NO PROCESSO TERAPÊUTICO INFANTOJUVENIL
COMO PODEMOS UTILIZAR ESSA FERRAMENTA NO MEIO CLÍNICO?

O objetivo deste capítulo é demonstrar, de maneira clara e prática, o uso da realidade virtual como aliada no processo terapêutico. Este capítulo visa orientar os profissionais que trabalham em terapia infantojuvenil, apresentando-lhes dicas, quais são os melhores aplicativos, como também apresentar um novo dispositivo recém-lançado em outubro de 2023, denominado "realidade mista".

RODRIGO FERRAZ COSTA ALMEIDA

Rodrigo Ferraz Costa Almeida

Psicólogo formado pela Universidade Estadual de Londrina (UEL). Especialista em Neuropsicologia pela Faculdade de Medicina da Universidade de São Paulo (FMUSP). Formado em Reabilitação Neuropsicológica pela Faculdade de Medicina da Universidade de São Paulo (FMUSP). Especialista em Análise do Comportamento Aplicado aos Transtornos do Espectro Autista e Quadros Assemelhados pelo Instituto Brasileiro de Análise do Comportamento de Brasília (IBAC). Sócio-proprietário da Clínica Multidisciplinar Neurocenter, localizada na cidade de Piraju, em São Paulo.

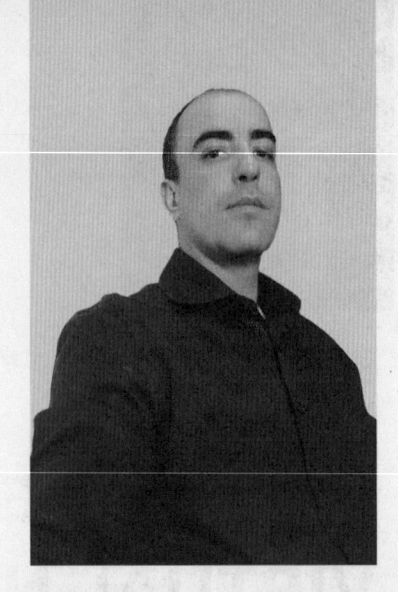

Contatos
rneuropsico@hotmail.com
Instagram: rodrigo_neuro

A realidade virtual é uma tecnologia de interface capaz de enganar os sentidos de um usuário por meio de um ambiente virtual criado a partir de um sistema computacional e/ou apensas utilizando um óculos. Ao induzir efeitos visuais e sonoros, a realidade virtual permite a imersão completa em um ambiente simulado, com ou sem interação do usuário.

A realidade virtual veio surgindo com a finalidade de entretenimento, porém, com o avanço dos softwares e dos recursos, tornou-se uma aliada e um recurso na área da psicologia, sendo que um dos primeiros estudos na história da aplicação da realidade virtual à clínica psicológica a usar um óculos foi realizado por Rothbaum et al. (1995).

O estudo avaliou o efeito da exposição de pacientes com medo de altura. A exposição foi continuada por avaliação em grupo, seguida de sessões de exposição a cenários de realidade virtual de alturas, com aversividade gradual. Esse estudo demonstrou o potencial da realidade virtual para a psicologia clínica, o que foi evidenciado posteriormente em aplicações a outros problemas (Maples-Keller et al., 2017; DORES et al., 2012), como transtorno do espectro autista; transtorno de estresse pós-traumático; transtorno dismórfico corporal; transtornos alimentares, entre outros transtornos psicóticos.

A grande vantagem de utilizar a realidade virtual é que, justamente pelo fato de serem virtuais, viabilizam ao paciente fazer com frequência as exposições que, em muitos casos (como fobia de avião, altura, falar em público), não poderiam ser feitas plenamente de outra forma. Em outras palavras, em vez de o paciente visualizar ou mentalizar os seus medos, ele pode experimentar a situação dentro do consultório de maneira controlada por um terapeuta treinado.

Desta forma, pode-se controlar a graduação da aversividade dos estímulos, a regularidade e a duração da exposição ou a preferência por cenas e ambientes. Além dos inúmeros benefícios no processo de tratamento psicológico, a realidade virtual pode também proporcionar momentos de descontração e entretenimento em ambiente clínico, favorecendo o vínculo terapêutico, ainda mais por se tratar de um público tão voltado ao uso de tecnologias, que são as crianças e os adolescentes.

Com os recursos atuais e os diversos softwares existentes no mercado, pode-se trabalhar inúmeras habilidades e déficits, como queixas de déficit para manter a atenção, para memorizar estímulos, no aprendizado escolar, para conhecer e conversar com outras pessoas, apresentar um trabalho em público, medos de permanecer em algum determinado ambiente ou veículo, etc. Ou seja, com a realidade virtual, pode-se trabalhar e treinar em ambiente terapêutico infinitas habilidades que se encontram em déficits nos casos de autismo, TDAH, dislexia, problemas comportamentais, fobias, Alzheimer, entre outros quadros.

Com relação a alguns modelos, existem os óculos de realidade virtual da Samsung, sendo necessário um celular dos modelos, S7, S8, S9 ou S10, que é inserido na parte frontal dos óculos. Este aparelho, apesar de ser um modelo mais antigo que os atuais, ainda pode funcionar com aplicativo como #BeFearless, cujo intuito é fazer que o paciente perca o medo de falar em público, de conversar com pessoas, medo de altura, por exemplo.

O aplicativo #BeFearless – módulo "Medo de falar em público" – está disponível em três versões. Uma delas conta com exercícios desenvolvidos para o universo profissional, que inclui entrevistas de emprego, por exemplo. Este programa de treinamento, que se utiliza da realidade virtual por meio do Gear VR, visa diminuir a ansiedade enquanto a pessoa estiver interagindo com uma audiência mais ampla. A linguagem corporal e a autoconfiança são alguns dos focos trabalhados para que a pessoa transmita mais credibilidade e confiança em si mesma frente a estas situações. Há grande interação durante o treinamento, já que é possível responder a perguntas e receber feedback do entrevistador com base no tom de voz e no batimento cardíaco do indivíduo.

Os índices de desempenho são personalizados, baseados no contato visual, volume da voz, autoavaliação e frequência cardíaca, que são realizados pelo pareamento com relógio. Nos casos de transtornos do espectro autista, TDAH, ansiedade de público, em que o paciente pode apresentar déficits na conversação, modela-se em ambiente clínico, visando à melhoria desta habilidade para ser usada em nosso convívio real e social.

Com esse aplicativo, verificam-se as inúmeras habilidades sociais que podem ser treinadas com crianças e jovens, por exemplo, manter o contato visual, falar em uma velocidade e altura adequadas, não interromper os interlocutores, respirar devagar e baixar a pulsação cardíaca durante o diálogo.

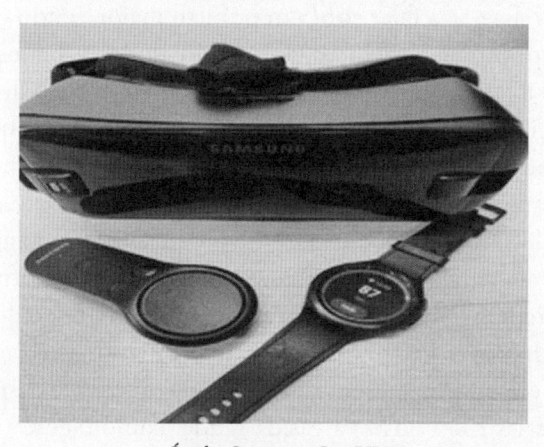

Óculos Samsung GearVR

Com modelos mais recentes de óculos, como o Meta Quest 3, pode-se usar aplicativos com novos recursos e avanços na tecnologia; por exemplo, o Virtual Speech, que por enquanto encontra-se originalmente apenas em língua estrangeira. Com este software, pode-se realizar cursos, treinar com *role-play*, praticar conversação nos mais variados ambientes, fazer exercícios de vocalização (pausa, tom, ritmo), por exemplo, apresentar um trabalho em ambiente escolar. Esse aplicativo conta o ChatGPT, que é uma ferramenta de inteligência artificial que processa a linguagem natural e responde a milhares de possibilidades de perguntas que seus usuários podem fazer em diversos idiomas.

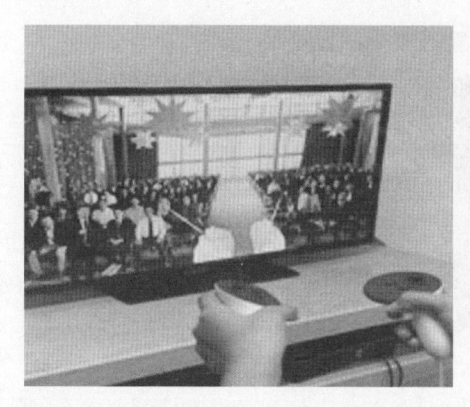

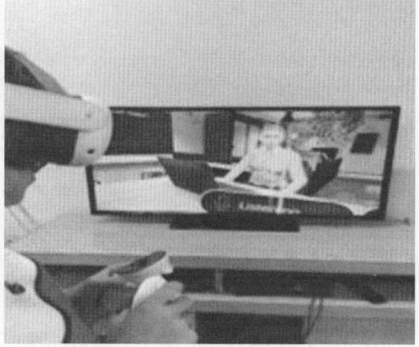

Figura 1   *Figura 2*

A Figura 1 refere-se a falar com um público maior, sendo que seus gestos com as mãos, postura e posicionamento estão sendo avaliados. Na Figura 2, é questionado a falar sobre o tema que desejar, e por meio da tecnologia de inteligência artificial, a entrevistadora reage às falas, realizando questões, dando sequência à conversação, enquanto suas habilidades estão sendo avaliadas.

Outro exemplo de como podemos inserir a realidade virtual na terapia de crianças e adolescentes, com o intuito de potencializar os ganhos, aumentar a motivação e aderência ao tratamento, seria utilizar plataformas digitais específicas em treinamento cognitivo e acessá-las com um óculos de realidade virtual. Neste mercado de aplicativos de treino cognitivo, há uma imensidão de recursos e habilidades a serem treinadas, mas alguns se destacam no meio clínico, hospitalar e em outras áreas da saúde, como Neuronup, Hehacom, Lumosity, BrainHQ e FitBrains.

No caso a seguir, utilizou-se o aplicativo Neuronup em consultório que está inserido em um sistema de Cloud Computing, ou seja, é uma página web que o profissional poderá acessar, a qualquer momento e em qualquer lugar, para revisar os resultados dos seus pacientes, planejar as sessões e consultar exercícios. Esta plataforma permite o treino de diversas funções cognitivas, tais como: atenção, memória, visuoespacial, habilidades sociais, velocidade de processamento, funções executivas, linguagem, gnosias, praxias, sendo todas as tarefas divididas por níveis que vão dos mais fáceis e que exigem menos habilidade, até o último nível, em que tal função cognitiva já será bem trabalhada.

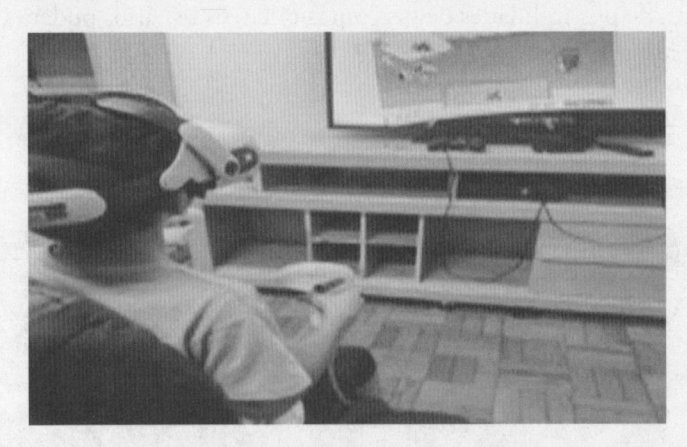

Aqui se encontra uma criança de 5 anos de idade, com diagnóstico de transtorno do espectro autista e dificuldades associadas ao controle de impulso e manter o foco, utilizando o aplicativo NeuronUP. Uma das vantagens de usar a realidade virtual nesses casos é que, em vez de um *tablet*, por exemplo, em que a distração do paciente é muito mais facilitada, aqui o paciente fica totalmente envolvido no ambiente virtual, eliminando assim possíveis distratores externos do ambiente e garantindo que tal habilidade seja realmente treinada sem interruptores.

Outro aplicativo muito interessante e que pode ter utilidade clínica é o ZOE, no qual você mesmo pode desenvolver cenários, inserir figuras em 3D, programar movimentos e interações entre os ambientes e objetos. Com esta ferramenta, pode-se atrelar a necessidade individual do paciente com a criatividade do terapeuta para que seja possível a criação de ambientes e situações a serem enfrentadas e exploradas, por exemplo.

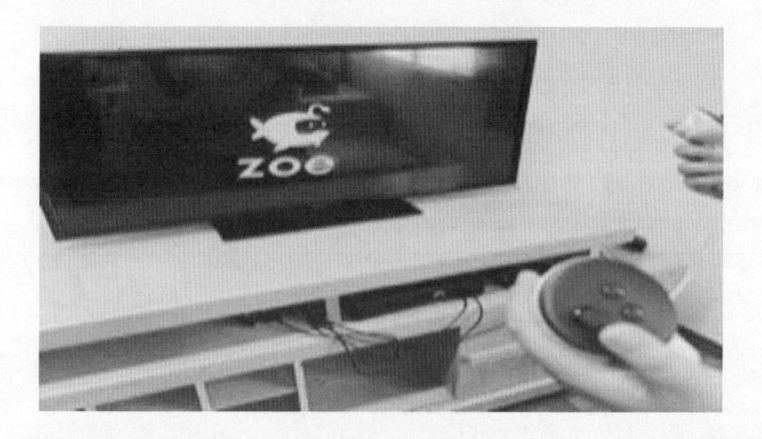

Como visto, tal ferramenta pode proporcionar ao terapeuta treinar as mais diversas habilidades, e assim como fazemos com brinquedos cotidianos e criados para entretenimento, como o jogo Lince, usado para aprimorar o rastreio visual, a atenção e a velocidade de processamento, também podemos usar nossa criatividade e experiência clínica para encontrar aplicativos e softwares para o treino de alguma habilidade que gostaríamos de aprimorar.

Pensando em tratamento infantil, é muito comum na prática clínica utilizar livros infantis, vídeos educacionais e desenhos com o propósito de treinar habilidades sociais, discutir emoções, resolução de problemas, entre outros. Dessa forma, podemos utilizar em realidade virtual histórias interativas (a criança interage e ajuda os personagens a todo momento) com as mesmas finalidades, o que pode ser realizado com o aplicativo narrado totalmente em português, chamado de The Line (A linha). Esta narrativa conta uma história situada na cidade de São Paulo em meados dos anos 1940, sendo Pedro um entregador de jornais que vive seus dias de maneira totalmente monótona. Porém, cotidianamente ele permite a si mesmo uma pequena e cautelosa alteração de seu trajeto para o trabalho a fim de colher uma flor amarela e deixar, anonimamente, para Rosa, a florista. Tudo sempre acontece da mesma forma, até que um dia as rosas amarelas acabam e Pedro é forçado a enfrentar seu maior desafio: escolher um novo e desconhecido caminho em busca de novas flores. Com isso, Pedro passa a enxergar todos os mínimos detalhes de sua rotina de uma outra forma. Vendo essa história com um olhar clínico, abre-se o leque para discutir e trabalhar assuntos como inflexibilidade, enfrentamento dos medos, resolução de problemas, relacionamento amoroso, entre outros fatores.

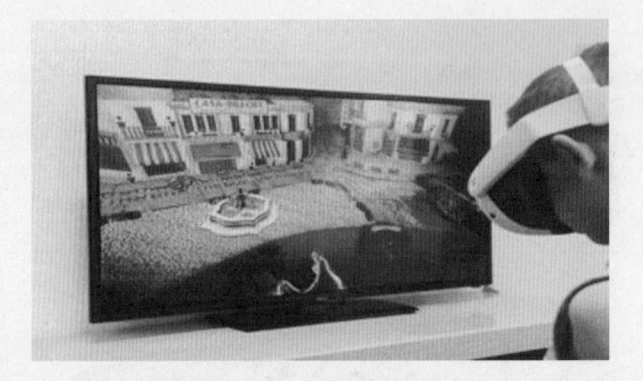

Recentemente, a empresa Meta Quest lançou um novo óculos com tecnologia de realidade mista, também chamada de realidade híbrida ou realidade misturada, que é o conceito que mescla elementos do mundo real (físicos) com os da realidade virtual (como games ou simulações), em que objetos, menus e ferramentas físicas e virtuais possam ser utilizado concomitantemente.

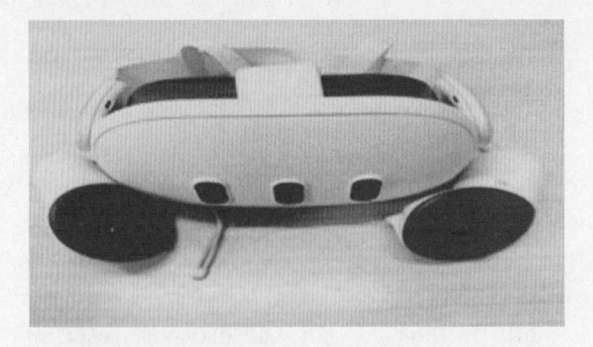

Nesta nova categoria de óculos, lançada em outubro de 2023, é possível que o usuário utilize jogos e aplicativos, mesclados com o ambiente em que se encontra, como o consultório clínico, por exemplo. Com tal ferramenta, abre-se o leque para inúmeras novas utilidades até então nunca vistas em datas anteriores, como mesclar algum objeto, animal, situação em sua sala de trabalho, realizando assim uma forma de dessensibilização e enfrentamento de um possível medo ou ambiente.

Baseado também na realidade mista, há o aplicativo Figmin XR, no qual pode-se decorar seu ambiente de trabalho, criar jogos, experiências educacionais, vídeos para mídias sociais, contação de histórias, arte, marketing, visualização ou qualquer outra situação que o indivíduo deseje, mesclando a realidade virtual com a real. Com tal ferramenta, é possível treinar e dessensibilizar, por exemplo, medo de trovões e chuvas (comuns em crianças), sendo possível inserir em um ambiente virtual e real vídeos simulativos de chuva, com tamanho, duração e intensidade reduzida, até o momento do treino, em que é possível inserir o usuário em um ambiente totalmente imerso em trovões e o que mais julgar necessário para dessensbilizar e auxiliar o paciente no enfrentamento de seu medo. Nas figuras a seguir, foram criados ambientes com dinossauros e a personagem Peppa Pig, a pedido das respectivas crianças.

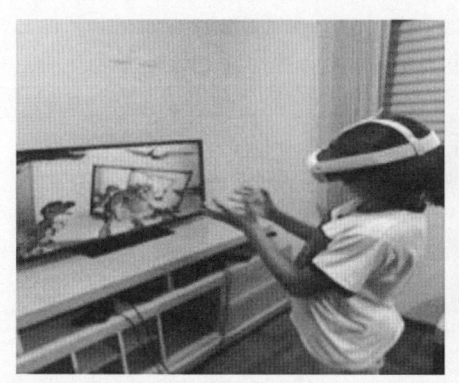

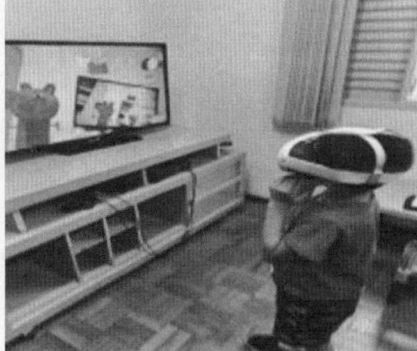

Na foto a seguir, trata-se de uma criança com 5 anos com diagnóstico de autismo nível 1 de suporte, com queixas familiares de medo excessivo de insetos. Inseriu-se em ambiente clínico um jogo chamado My First Encounter, que pousa uma nave no local onde a criança está jogando e começam a sair pequenas bolinhas (*puffs* animados). A missão do jogador é capturar o máximo de bichinhos possíveis em um tempo de dois minutos.

Tal jogo foi utilizado com propósito recreativo, porém ocorreu que, com a familiaridade da criança com os pequenos *puffs*, seu medo de insetos foi totalmente finalizado, e, segundo os relatos da mãe, a criança começou a ajudá-la na eliminação das baratas em sua residência.

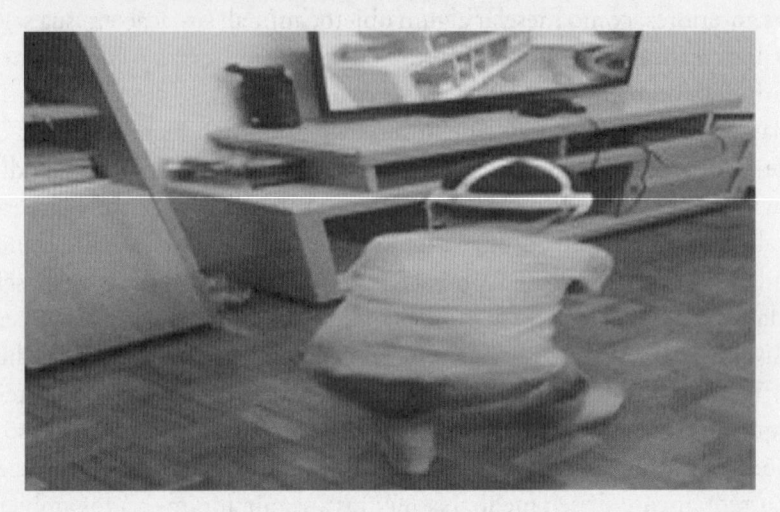

Como visto, as possibilidades de treinamento em ambiente clínico utilizando a realidade virtual e a realidade mista são imensuráveis, em que o terapeuta, utilizando-se de seus conhecimentos teóricos, prática clínica e criatividade, poderá ajudar na resolução das mais inúmeras adversidades encontradas no público infantil e juvenil. Portanto, cabe ressaltar que o fator humano permanece como primordial e indispensável na terapia, de todas as faixas etárias, figurando a tecnologia como um aparato e aliada nos tratamentos e intervenções. Ressalta-se ainda que a utilização destas ferramentas é de certa forma inovadora em nosso país, e neste momento, com o lançamento em outubro de 2023 da denominada realidade mista, amplia-se o repertório por meio de inúmeros estudos e novos recursos que podem e devem ser utilizados efetivamente em nosso meio clínico.

Referências

DORES, A. R.; BARBOSA, F.; MARQUES, A.; CARVALHO, I. P.; SOUSA, L. D.; CASTRO-CALDAS, A. Realidade virtual na reabilitação: por que sim e por que não? Uma revisão sistemática. *Acta Médica Portuguesa*, v. 25, n. 6, p. 414-421, 2012.

MAPLES-KELLER, J. L.; BUNNELL, B. E.; KIM, S. J.; ROTHBAUM, B. O. The Use of Virtual Reality Technology in the Treatment of Anxiety and Other Psychiatric Disorders. *Harvard Review of Psychiatry*, v. 25, n. 3, p. 103-113, 2017.

ROTHBAUM, B. O.; HODGES, L. F.; KOOPER, R.; OPDYKE, D.; WILLIFORD, J. S.; NORTH, M. Effectiveness of Computer-Generated (Virtual Reality) Graded Exposure in the Treatment of Acrophobia. *American Journal of Psychiatry*, v. 152, n. 4, p. 626-628, 1995.

PARTE 3
APRENDIZAGEM, DESAFIOS EDUCACIONAIS E O CONTEXTO ESCOLAR

01

AVALIAÇÃO NEUROPSICOLÓGICA EM PRÉ-ESCOLARES

A avaliação neuropsicológica constitui um marcador divisório entre o neurodesenvolvimento normal e o início de um transtorno do neurodesenvolvimento.
Nosso objetivo é abrir uma discussão sobre a obrigatoriedade ou não do diagnóstico neuropsicológico de pré-escolares, levando em consideração as etapas do neurodesenvolvimento "normal" e a urgência do diagnóstico precoce quando há suspeita de algum transtorno.

ANA LÚCIA BARROS

Ana Lúcia Barros

Psicóloga, mestre em Cognição e Linguagem. Neuropsicóloga, atua na área clínica há mais de 30 anos. Professora universitária, supervisora de estágio em clínica escola e supervisora de Projeto de Extensão em Orientação Profissional no Âmbito Escolar (FASAP). Membro do Núcleo de Apoio Pedagógico Especializado da Secretaria de Educação do Estado do Rio de Janeiro.

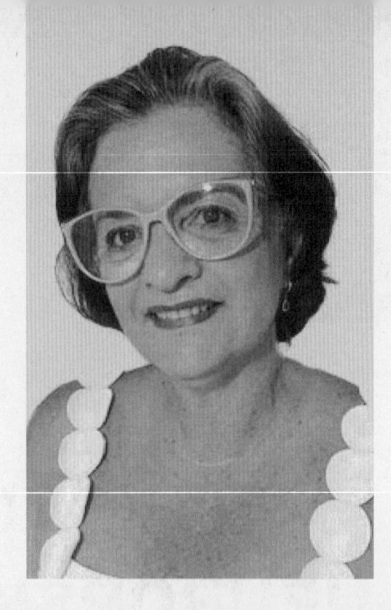

Contatos
analuciabarrospsi@gmail.com
Instagram: @barrosanaluciarodriguesde
22 98172 7170

O presente capítulo tem como objetivo discutir a obrigatoriedade do diagnóstico neuropsicológico em um período em que o neurodesenvolvimento está em alta. Ao mesmo tempo em que há necessidade de urgência na detecção de um suposto transtorno, também é preciso cautela para não transformar em "transtorno" um "atraso" proveniente da idiossincrasia do indivíduo. Outro aspecto importante a considerar refere-se ao número ainda reduzido de instrumentos validados para essa faixa etária (2,3 a 5,6 anos), e também às dúvidas em relação ao DSM V (Manual Diagnóstico e Estatístico de Transtornos Mentais). Vários estudiosos têm trazido questionamentos se os critérios apontados pelo manual realmente se enquadram com segurança nessa faixa etária.

Nos últimos anos, temos observado, na clínica, a procura por avaliação neuropsicológica cada vez mais frequente, principalmente na fase pré-escolar. Acreditamos que isso se deve a uma maior informação sobre os possíveis desdobramentos do desenvolvimento infantil nessa época, quando podem ocorrer problemas neurológicos de consequências graves se não detectadas precocemente. Nesse sentido, é preciso um olhar atento em relação ao processo de crescimento físico, maturação neurobiológica e comportamento socioemocional, que, embora possam ser detectados em separado, acontecem de maneira integrada no indivíduo. Junte-se a isso o ambiente cultural e social que permite o desenvolvimento de potencialidades.

Para dar continuidade a essa discussão, devemos compreender como se processa o desenvolvimento cognitivo e neurobiológico de uma criança com idade entre 0 e 6 anos. Sabe-se que nessa fase o desenvolvimento neuronal é muito mais intenso. Um bebê, quando nasce, possui uma quantidade de neurônios muito próxima à que o ser humano terá quando for adulto. A formação de sinapses entre 2 e 3 anos é também mais intensa do que na vida adulta.

Entendemos, assim, que os marcos neurobiológicos são efêmeros e que ao avaliar uma criança é de suma importância observar em qual momento do processo de desenvolvimento ela se encontra e quais competências deve atingir. Só assim será possível detectar atrasos e, conforme o tamanho dele, avaliar a possibilidade de estarmos lidando com um transtorno do neurodesenvolvimento.

Embora seja possível observar idades mais ou menos fixas para o desenvolvimento de habilidades na infância, pequenas diferenças não indicam necessariamente prejuízos significativos ou indícios de transtorno. A linha divisória entre o desenvolvimento típico e o atípico nessa idade é muito sutil. O desenvolvimento acelerado faz que as características apresentadas se modifiquem rapidamente.

Outros problemas também podem interferir no comportamento, já que a criança pequena ainda não possui um vocabulário mais amplo e ao mesmo tempo compreensão sobre as suas sensações.

Lembro-me de um paciente trazido por sua mãe para avaliação neuropsicológica com suspeita de transtorno de déficit de atenção e hiperatividade. O comportamento agitado da criança era sua principal queixa. Após ter sido submetido a uma cirurgia para retirada de adenoide, noventa por cento da agitação da criança diminuiu. Diante disso, é fundamental no processo de avaliação considerar outras possibilidades além dos transtornos de desenvolvimento neuropsicológico.

O que caracteriza, então, um transtorno do neurodesenvolvimento?

No *Tratado de neurologia infantil* (RODRIGUES, 2017, p. 371), vemos que "esses transtornos formam um grupo heterogêneo de condições crônicas que têm por base alterações neurológicas ou sensoriais, e que se manifestam com atraso ou desvio nas aquisições do desenvolvimento neurológico e por distúrbios comportamentais". Há todo um processo de desenvolvimento cerebral, resultando em comportamentos e capacidades de aquisição de conhecimento, de maneira bastante complexa, de modo que alterações no início da infância podem ocasionar comprometimento por toda a vida.

A busca pela avaliação neuropsicológica em idades cada vez mais precoces traz como demanda da família, dos pediatras, neurologistas e outros profissionais descobrir se os atrasos apresentados estão relacionados a um transtorno do neurodesenvolvimento. Nesse caso, há necessidade de buscar tratamentos específicos para minimizar os efeitos provocados pelo transtorno, os quais podem ser reversíveis ou não. No transtorno do espectro autista, por exemplo, encontramos um déficit de natureza global e, por vezes, bastante incapacitante. Por isso, a necessidade de ser detectado precocemente. Mas veja bem! É preciso cautela para que o diagnóstico precoce não seja um "precipitado", ocasionando um "transtorno" para o resto da vida do indivíduo.

Vale lembrar que, embora o discurso inclusivo faça parte da sociedade atual, ainda encontramos muito preconceito e falta de conhecimento real sobre os diversos transtornos ocorridos na infância.

É importante compreender que a avaliação neuropsicológica, de um modo geral, procura identificar os prejuízos ou as alterações existentes no desenvolvimento cognitivo e/ou comportamental, bem como compreender quais são os objetivos de fazer uma avaliação. A maioria das famílias, em nossa prática clínica, não sabe exatamente como se processa a avaliação nem o porquê da sua necessidade.

Para nós, a avaliação neuropsicológica se inicia com os pais ou responsáveis, podendo ser em uma ou mais sessões, caso haja necessidade. Na primeira entrevista, explicamos o que é, qual é o protocolo que utilizamos, o que a avaliação é capaz de demonstrar, deixando claro que ela não se encerra em si mesma. São informações de extrema importância nesse momento: como foram a gestação e o parto, seus primeiros meses de vida, seu desenvolvimento físico, psíquico e social, fases em que foram identificados os atrasos e outras intercorrências importantes.

A avaliação neuropsicológica é um trabalho conjunto entre a família, terapeutas, escola, mediador e outros.

A avaliação é complementada pelas observações clínicas da criança, pelo parecer da escola, pela aplicação dos testes neuropsicológicos padronizados e por escalas para avaliação do desenvolvimento, ambos os instrumentos de acordo com a faixa etária. Os testes avaliam as diversas áreas do funcionamento cerebral (atenção, memória, inteligência, linguagem, funções executivas, percepção, habilidades visuoespaciais, praxias, desempenho acadêmico e funcionamento emocional e comportamental).

Entre alguns dos mais comumente utilizados na avaliação neuropsicológica de pré-escolares para avaliar o domínio inteligência, encontramos a Escala de Maturidade Mental Columbia, que avalia o funcionamento cognitivo geral em crianças com idades de 3 anos e meio a 9 anos e 11 meses. Essa escala é não verbal, podendo inclusive ser utilizada com pacientes que apresentam suspeita de déficits cognitivos. Outro teste não verbal de inteligência é o SON-R na versão reduzida. Ele possui quatro subtestes que avaliam dois fatores: **execução,** com enfoque espacial, e **raciocínio,** que avalia os raciocínios concreto e abstrato. Os dois são de fácil aplicação e não necessitam de explicações verbais, pois, por si só, orientam a criança quanto ao que deve ser feito. No domínio funções executivas e atenção, encontramos Torre de Hanói, Torre de Londres e Teste de Trilhas. A linguagem pode ser avaliada pelo Teste de Vocabulário Auditivo e Expressivo (18 meses a 5 anos), Teste Infantil de Nomeação (3 a 14 anos), entre outros. Para avaliar a memória, encontramos o Teste de Figuras Complexas de Rey (Figura B, 4 a 7 anos).

Toda pesquisa que temos realizado reforça a não obrigatoriedade do diagnóstico nosológico nessa faixa etária. A avaliação neuropsicológica nessa fase é muito mais abrangente ao tentar perceber as potencialidades já adquiridas e as que ainda estão por se desenvolver e talvez necessitem de um acompanhamento profissional.

Além disso, existe um estimulador do desenvolvimento neurológico, psicológico e social que parte do ambiente. Estudos que envolvem a neurociência apontam a necessidade de um ambiente rico para o desenvolvimento de possibilidades, auxiliando na formação de circuitos cerebrais que estão envolvidos com o comportamento. Embora o indivíduo nasça com um número estabelecido de células do sistema nervoso central, grande parte das sinapses neocorticais vai ocorrer após o nascimento. Daí a importância de um ambiente rico em possibilidades (RODRIGUES; MARUHA, 2017).

É necessário reforçar, como dito anteriormente, que a avaliação neuropsicológica de pré-escolares não se resume aos testes. A queixa trazida pela família precisa ser muito bem compreendida. Vamos encontrar aquelas que supervalorizam um comportamento que não necessariamente significa um transtorno, como encontraremos outras que subestimam a evidência clara desse mesmo transtorno. A expectativa de garantia de um mediador escolar é outro motivo pelo qual a avaliação neuropsicológica é solicitada pela família. Entendemos a preocupação e a demanda, além da necessidade de iniciar os suportes para um melhor desenvolvimento da criança. Porém, nem todo atraso no desenvolvimento corresponde a um transtorno especificamente. O *Manual diagnóstico de transtornos mentais* (DSM-V) traz critérios diagnósticos que devem ser observados com atenção e, embora haja controvérsias quanto a sua aplicação às crianças de pré-escola, é o que seguimos atualmente. Portanto, ouvir a família de uma forma mais atenta nos traz respostas a vários questionamentos.

Nossa intenção neste capítulo foi abrir um espaço de reflexão sobre a necessidade urgente de chegar a um diagnóstico quando há indícios de transtornos que trarão impacto ao desenvolvimento do indivíduo, mas também demonstrar o quão tênue é a distância entre um atraso, sem grandes proporções, no desenvolvimento neurobiológico e social de um indivíduo e a presença de transtorno propriamente dito. Portanto, devemos ter conhecimento sobre o desenvolvimento infantil e cautela, tanto com a escuta da queixa familiar quanto com a observação clínica. Vale lembrar que a avaliação neuropsicológica em pré-escolares precisa levar em consideração que pode haver atrasos em uma ou outra função cognitiva, sem que isso signifique prejuízo contínuo.

O compromisso do neuropsicólogo em relação a essa faixa etária é sobretudo perceber potencialidades e/ou atrasos no neurodesenvolvimento. E, para isso, é necessário imparcialidade, observação clínica consciente e escuta atenta.

Quando a infância dói nos obriga a pensar a infância de uma maneira ampla, além das fronteiras patológicas, sobretudo buscando possibilidades de desenvolvimento para uma vida plena e feliz.

Referências

AMERICAN PSYCHIATRIC ASSOCIATION. *Manual diagnóstico e estatístico de transtornos mentais: DSM V TR*. Porto Alegre: Artmed, 2023.

DIAS, N. M.; SEABRA, A. G. (org.). *Neuropsicologia com pré-escolares: avaliação e intervenção*. São Paulo: Pearson Clinical, 2018.

MALLOY-DINIZ. L. F., et al. *Avaliação neuropsicológica*. Porto Alegre: Artmed, 2018.

RODRIGUES, M. M. *Tratado de neurologia infantil*. Rio de Janeiro: Atheneu, 2017.

TISSER, L. *Avaliação neuropsicológica infantil*. Novo Hamburgo: Sinopsys, 2017.

02

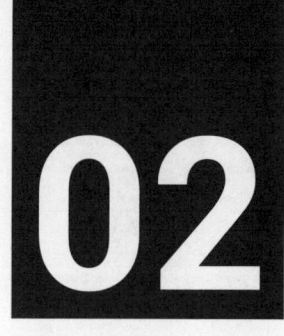

FUNÇÕES EXECUTIVAS NO AMBIENTE ESCOLAR

As funções executivas (FE) são um conjunto de habilidades cognitivas necessárias para concluir tarefas, resolver problemas, concentrar-se, organizar informações, entre outras. Pesquisas recentes apontam para a importância de oportunizar o desenvolvimento das FEs com o planejamento pedagógico. Participaram da pesquisa 96 professores com o intuito de verificar se o tema FE está presente no ambiente escolar. Os resultados apontam para a necessidade de formação continuada para professores para o desenvolvimento de estratégias mais eficazes de aprendizagem.

GISELA GUEDES

Gisela Guedes

Há 25 anos atuando como professora e coordenadora pedagógica de escolas particulares e públicas da educação infantil ao ensino fundamental II. Doutoranda em Educação pela Pontifícia Universidade Católica do Rio de Janeiro/PUC-RJ (2020/2024); mestre em Educação pela Universidade Católica de Petrópolis (2015/2017), com especializações em Psicopedagogia Institucional pela Faculdade Cândido Mendes (2012/2013), Neurociências Aplicadas à Aprendizagem pela Universidade Federal do Rio de Janeiro (2013/2014), e Neuropsicopedagogia Clínica e Institucional com Educação Inclusiva pela CENSUPG (2020/2023). Formadora de professores com foco em estratégias para o desenvolvimento de métodos mais eficazes de aprendizagem, respeitando o neurodesenvolvimento infantil e o aprimoramento dos processos de alfabetização. Atendimento neuropsicopedagógico clínico.

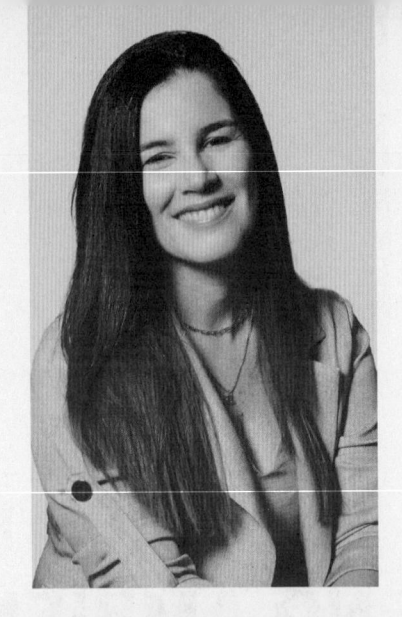

Contatos
@guedes_gisela
giselaguedesoliveira@gmail.com
21 99264 0201

Neste capítulo, abordaremos a importância de professores da educação básica conhecerem o conceito das funções executivas para o desenvolvimento de estratégias pedagógicas eficazes que respeitem o neurodesenvolvimento infantil para um melhor desempenho acadêmico e para a vida. O presente estudo procurou investigar se professores da rede pública e privada do estado do Rio de Janeiro conhecem o que são funções executivas (FE) favorecendo o processo de aprendizagem de seus alunos.

A formação continuada abordou o seguinte tema: "As funções executivas e o mapa cognitivo dos jogos". O tema foi delineado a partir do artigo de Barrull (2022), com o objetivo de avaliar os processos cognitivos dos jogos de tabuleiros.

A partir deste estudo, foi organizada a formação continuada para professores, com o objetivo de apresentar o que são as FEs e como podem ser estimuladas por meio de jogos e programas de intervenção. Participaram das formações continuadas, no período de outubro a dezembro de 2023, um total de 96 professores da Educação Infantil aos anos iniciais do Ensino Fundamental I, sendo que responderam ao questionário com perguntas abertas e fechadas, após o termo de consentimento livre e esclarecido, 18 professores de 1 escola pública e 28 das 2 escolas privadas. Ao final dessa pesquisa, foi realizada uma análise dos questionários, atendendo aos pressupostos teóricos da análise de conteúdo de Bardin (2013), com vistas a trazer para o centro da discussão a compreensão da relevância das FEs para os professores, visto que a sala de aula é um lugar privilegiado para implementação de um currículo que potencialize e promova o desenvolvimento das FEs e outras habilidades.

Os dados apontam que 90% dos professores que participaram da pesquisa têm a graduação em Pedagogia e 40%, pós-graduação em áreas diversas ligadas à educação. Em relação ao conhecimento do conceito sobre as FEs, 94% dos professores das 2 escolas particulares e 99% dos professores da escola pública responderam que não conheciam o conceito de FE e nunca fizeram uma formação continuada nem curso sobre o assunto. Por outro lado, 100% dos professores destacaram que, após a formação continuada realizada, consideram fundamental inserir no currículo escolar estratégias para desenvolver as FEs, de maneira sistemática, reconhecendo sua relevância para potencializar o desenvolvimento dos alunos.

Os resultados apontam para a necessidade de mais formações continuadas para professores da educação básica, com o intuito de fornecer estratégias e métodos mais eficazes de aprendizagem.

A seguir, destacamos alguns pontos conceituais desenvolvidos durante as formações continuadas necessários para estabelecer uma ponte sólida sobre o que são FEs e estratégias pedagógicas.

Funções executivas: o que são?

De um modo geral, as FEs têm sido indicadas pela literatura como as habilidades que modulam nosso desempenho ou funcionamento em uma variedade de situações, exigindo o controle da atenção e do planejamento de metas e um comportamento intencional direcionado à realização de objetivos, mobilizando o sistema cognitivo de maneira harmônica (CARDOSO; FONSECA et al., 2016).

Atualmente, as pesquisas na área têm reportado com maior frequência três componentes básicos das funções executivas: controle inibitório, memória de trabalho e flexibilidade cognitiva (MIYAKE et al., 2000), cuja interação colaboraria para a emergência de funções mais complexas e centrais das FEs, como o raciocínio lógico, a resolução de problemas e o planejamento (DIAMOND, 2013).

Apresentaremos a seguir a definição de cada FE básica com o modelo teórico sugerido por Miyake et al. (2000), que considera que as FEs se constituem de três habilidades principais:

- **Controle inibitório**: controla o comportamento quando ele é inadequado e quando é preciso inibir estímulos irrelevantes. O componente inibição permite inibir a atenção de distratores, estimulando o autocontrole e as ações reativas.
- **Memória de trabalho**: é a habilidade de manter e manipular informações recentes na mente e por um período curto, integrando a informação a estímulos ambientais e à memória de longo prazo. A memória

de trabalho é demandada na compreensão, tanto auditiva quanto visual (leitura), na aprendizagem e no raciocínio, manipulando e integrando a informação recebida.

• **Flexibilidade cognitiva:** capacidade de considerar diferentes alternativas, permitindo a adaptação a diferentes contextos e demandas. Em relação à linguagem, a inflexibilidade cognitiva pode limitar, por exemplo, a capacidade de abstração e de sentido figurado.

Essas habilidades básicas principais das FEs estão relacionadas ao desenvolvimento de autocontrole, atenção seletiva e sustentada, manipulação de ideias, mudança de perspectiva e adaptação a novas situações ambientais, habilidades âncoras para aprender coisas novas, raciocinar e concentrar-se apesar das distrações do ambiente.

Funções executivas: o potencial a ser desenvolvido

O desenvolvimento das habilidades escolares, como a leitura, a escrita e o cálculo, está relacionado diretamente com a organização de diversas funções corticais, tais como atenção, memória, linguagem, percepção, funções executivas, entre outras.

Apesar de tão essenciais, nós não nascemos com essas habilidades, mas com o potencial para desenvolvê-las, o que depende de nossas experiências desde o nascimento, adolescência ao início da vida adulta (SHONKOFF et al., 2011).

Testes específicos para avaliar habilidades das FEs indicam que elas começam a se desenvolver logo após o nascimento, e entre os 3 e 5 anos de idade há um crescimento incrível dessas habilidades, se forem estimuladas. O crescimento permanece durante a adolescência e o início da idade adulta.

Pesquisas relacionadas às FEs destacam que elas promovem a relação entre o desempenho escolar e o desenvolvimento social, emocional e moral.

Para que essas habilidades sejam estimuladas e desenvolvidas, a criança necessita do apoio dos adultos, pais, professores, mediadores, entre outros.

Como afirmam Shonkoff e colaboradores (2011), da Universidade de Harvard,

> Nossos genes fornecem o projeto, mas os primeiros ambientes em que as crianças vivem deixam uma marca duradoura nesses genes, [...] essa marca influencia a forma como esse potencial genético será expresso nos circuitos cerebrais que sustentam as funções executivas (SHONKOFF et al., 2011, p. 1).

Dessa forma, o desenvolvimento das FEs pode apresentar-se vulnerável ao longo da vida, pois está submetido aos fatores biológicos e ambientais em seu curso de desenvolvimento com impactos na aprendizagem e no comportamento. Apesar de algum prejuízo, para diagnosticar uma disfunção executiva é necessária a avaliação dos profissionais competentes.

Crianças e adolescentes que vivem em ambientes desfavoráveis, que sofreram abusos, agressões físicas e verbais, *bullying*, baixa condição socioeconômica e falta de incentivo à aquisição de autonomia apresentam maior probabilidade de terem déficits de linguagem e desempenho acadêmico (DIAMOND, 2013).

Por outro lado, uma revisão recente de Diamond e Lee (2011) sugere que artes marciais tradicionais e práticas contemplativas, como o *mindfulness*, têm o foco no desenvolvimento do autocontrole e da disciplina; exercícios aeróbicos sugerem ganhos na flexibilidade cognitiva e na criatividade; o treino de jogos computadorizados e não computadorizados traz ganhos de memória de trabalho; e intervenções conduzidas no contexto escolar, com currículos específicos e complementares, podem contribuir de modo relevante para o desenvolvimento das habilidades das FEs. Contudo, há evidências de que a demanda sobre as FEs deve ser contínua para que os ganhos se mantenham e que a intervenção para desenvolvê-las seja desafiante. Portanto, crianças e adolescentes precisam que sejam assegurados seu bem-estar, a qualidade do sono, a alimentação e o tratamento de doenças comuns, condições que favoreçam sua integridade física, emocional e social.

Escola e FE: programas de intervenção e jogos

O cenário escolar impõe aos professores cada vez mais desafios numa sociedade extremamente desigual como a brasileira. A educação focada somente na transferência de conteúdo e no resultado das avaliações externas está perdendo a preciosidade da promoção do verdadeiro desenvolvimento cognitivo. Pesquisas apontam que, apesar de a maioria das crianças frequentarem a escola, verifica-se que 56,4% delas não estão alfabetizadas (MEC, 2023).

Dessa forma, é relevante e emergente que os profissionais da educação compreendam os mecanismos cerebrais para o aprender, mesmo com as peculiaridades individuais e variações de ritmos de aprendizagem, sendo fundamental que se compreenda como aprendemos para adotar melhores estratégias de ensino para os alunos (DEHAENE, 2022).

Ainda, Dehaene (2022) afirma:

> Estou profundamente convencido de que não se pode ensinar corretamente sem compreender um modelo mental daquilo que se passa nas mentes dos aprendizes (DEHAENE, 2022, p. 21).

Dessa forma, pesquisas na área escolar são convergentes para que o conhecimento de teorias sobre o desenvolvimento estrutural do cérebro e o comportamento cognitivo ofereçam oportunidade de renovar a conceituação das estratégias educacionais. Portanto, esses achados dão suporte à criação de programas de intervenção destinados a trabalhar as FEs na sala de aula, utilizando tarefas lúdicas, integrativas e cognitivas.

As avaliações recentes de programas de intervenção destinados ao desenvolvimento das FEs na escola destacam que eles devem incluir a instrução direta e explícita de estratégias (MELTZER, 2010), como: (1) focar no reforço das habilidades das FEs, em vez de treinos cognitivos nos primeiros anos da infância; (2) estratégias eficazes que apoiem os professores a ter controle da sala de aula, como redirecionar o comportamento negativo e o reforço positivo atendendo às necessidades dos alunos em particular; (3) programas que auxiliem professores a modelar e ensinar os alunos conforme suas habilidades sociemocionais, habilidades de solução de problemas, capacidade de controlar o comportamento impulsivo e organizar-se para realizar objetivos (MELTZER, 2010, p. 5).

Na América do Sul, ainda são poucos os estudos com foco na promoção das FEs no ambiente escolar. Algumas conclusões sobre programas de intervenção desenvolvidos no Brasil destacam dois programas: o PIAFEx (DIAS; SEABRA, 2013), um dos primeiros programas desenvolvidos com foco nas FEs, destinado ao público da Educação Infantil e 1º ano do Ensino Fundamental I, com evidências de efetividade, especificamente na leitura e matemática que, por meio de brincadeiras, atividades motoras e tarefas escolares, desenvolve as FEs. E o Programa de Estimulação Neuropsicológica da Cognição em Escolares – com ênfase nas FEs – PENcE (CARDOSO; FONSECA, 2016) tem como público-alvo as crianças do 3º e 4º anos do Ensino Fundamental I. Por meio de diversas atividades lúdicas e cognitivas no contexto escolar, inclui psicoeducação e modelagem da aprendizagem, estimulando a reflexão para atividades da vida diária. Foram observados ganhos nas habilidades acadêmicas.

Esses e outros programas de intervenção para promoção das FEs podem ser desenvolvidos nas escolas para que os alunos experimentem diversas situações que colaborem para desenvolverem suas habilidades relacionadas às FEs.

Referências

BARDIN, L. *Análise de conteúdo*. Lisboa: Edições 70, 1977.

BARRULL, N. V. (org). The Cognitive Processes Behind Commercialized Board Games for Intervening in Mental Health and Education: A Committee of Experts. *Games for Health Journal: Research, Development, and Clinical Applications*, v. 11, n. 6, 2022.

BRASIL. *Alfabetiza Brasil*. Ministério da Educação. Disponível em: <https://g1.globo.com/educacao/noticia/2023/05/31>. Acesso em: 18 jun. de 2023.

CARDOSO, O., C.; FONSECA, R. P. *Programa de estimulação neuropsicológica da cognição em escolares: ênfase nas funções executivas*. 1ª ed. São Paulo: Ed. Booktoy, 2016.

DEHAENE, S. *É assim que aprendemos: por que o cérebro funciona melhor do que qualquer máquina (ainda...)*. São Paulo: Contexto, 2022.

DIAMOND, A.; LEE, K. Interventions Shown to Aid Executive Functions Develoment in children 4 to 12 Years Old. *Science*, v. 333, n. 6045, p. 959-964, 2011.

DIAMOND, A. Executive Functions. *Anual Reviews of Psychology*, 64, 135-168, 2013.

DIAS, N. M.; SEABRA, A. G. *Programa de Intervenção em Autorregulação e Funções Executivas – PIAFEx*. São Paulo: Memnon, 2013.

MELTZER, L. Promoting Executive Functions in the Classroom. Nova York: The Guilford Press, 2010.

MIYAKE, A. et al. The Unity and Diversity of Executive Functions and Their Contributions to Complex "Frontal Lobe" Tasks: A Latent Variable Analysis. *Cogn Psychol*, v. 41 p. 49-100, 2000.

CENTER ON THE DEVELOPING CHILD AT HARVARD UNIVERSITY. Construindo o sistema de "Controle de Tráfego Aéreo" do cérebro: como as primeiras experiências moldam o desenvolvimento das funções executivas, p. 1-4, 2011. Disponível em: <https://developingchild.harvard.edu/translation/construindo-o-sistema-de-controle-de-trafego-aereo-cerebro/>. Acesso em: 14 jun. de 2024.

03

TDAH NO CONTEXTO ESCOLAR
A IMPORTÂNCIA DA IDENTIFICAÇÃO E DO TRATAMENTO PRECOCES

Neste capítulo, abordaremos um dos transtornos mentais mais comuns na infância: o transtorno de déficit de atenção e hiperatividade (TDAH). Discutiremos a importância da identificação e do tratamento precoces, bem como o papel relevante do professor para que crianças com essa condição possam superar as dificuldades e ter uma boa qualidade de vida.

MÁRCIA LYRA

Márcia Lyra

Neuropsicopedagoga clínica; psicopedagoga institucional e clínica; especialista em educação na diversidade e cidadania, com ênfase na educação de jovens e adultos; psicomotricista; especialista em TDAH; mestranda em Neurociências; pós-graduanda em Reabilitação Cognitiva e em Neurofeedback; formação em Avaliação e Intervenção nas Dificuldades de Aprendizagem pela Qualconsoante/Disclínica, em Portugal; mediadora do PEI (Programa de Enriquecimento Instrumental), tecnologia de estimulação cognitiva focada no fortalecimento do raciocínio organizado; docente em cursos de pós-graduação em Psicopedagogia e Neuropsicopedagogia; capacitadora do Método PEA (Programa de Estimulação da Atenção) pela Disclínica, Portugal; especializada em Neuromodulação e Neurofeedback pela NeuroWork; *screener* Distúrbios de Aprendizagem Relacionados à Visão (DARV); experiência nas áreas educacional e clínica em transtornos do neurodesenvolvimento.

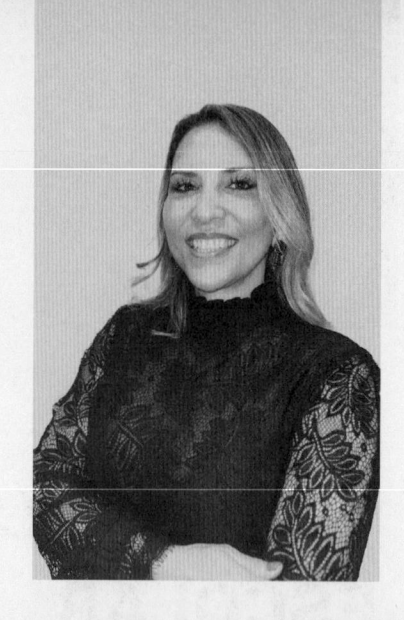

Contatos

www.upneuropsicopedagogia.com
neuropp.marcialyra@gmail.com
Instagram: @up_neuropsicopedagogia
LinkedIn: https://www.linkedin.com/in/márcia-lyra-412060242
61 99986 5558

O desenvolvimento infantil sofre a influência de múltiplos fatores, dos genéticos aos ambientais (PUGLISI; SALLES, 2018). Contudo, embora a genética influencie, ela não é determinante, pois os estímulos advindos do meio podem compensar possíveis condições do neurodesenvolvimento. Diante dessa perspectiva, não se deve tomar como sinônimos "alta herdabilidade" e "imutabilidade" (DIAS, 2020); afinal, o nosso cérebro é mutante e não estático (LENT, 2011), como se pensava anteriormente. Contudo, a literatura acerca da plasticidade cerebral reforça que devemos agir cedo para aproveitar os períodos sensíveis do desenvolvimento e nos alerta que é melhor aprender a fazer certo desde cedo, pois desaprender costuma ser muito mais difícil do que aprender, por isso a educação no início da infância é tão importante (DOIDGE, 2019).

É bem verdade que algumas questões precisam ser repensadas quando o assunto diz respeito à aprendizagem escolar, mais especificamente no caso de pessoas com o transtorno de déficit de atenção e hiperatividade, tema deste capítulo. A primeira delas é a desconstrução de mitos como o de que "cada criança tem o seu tempo", pois adiar o início da identificação e do tratamento, além de não resolver, pode agravar uma condição geneticamente programada. A outra questão refere-se aos estigmas atribuídos aos sintomas do TDAH. Embora seja um dos transtornos mentais mais bem estudados no mundo, é recorrente a associação da sua causa à preguiça, à má educação, à malandragem, à falta de vontade e de esforço, entre outros conceitos.

Essa visão equivocada faz com que haja um adiamento para buscar ajuda e iniciar um tratamento adequado, repercutindo em prejuízos em diversas áreas que vão se acumulando ao longo da trajetória de vida da pessoa com TDAH.

Não podemos deixar de mencionar a importância da saúde mental, que é definida pela OMS como "um estado de bem-estar no qual o indivíduo desenvolve suas habilidades pessoais, consegue lidar com os estresses da vida, trabalha de maneira produtiva e encontra-se apto a dar sua contribuição para sua comunidade" (OMS, 2013), ou seja, o TDAH impacta na saúde mental do indivíduo, afetando o seu estado de bem-estar, pois os sintomas comprometem várias áreas da sua vida, como o desempenho escolar, o funcionamento familiar, as interações com amigos, a memória, o humor, a autoestima, o sono, entre outras.

Convém reforçar que o TDAH é um transtorno neurobiológico no qual alterações no desenvolvimento e no funcionamento de diversas regiões do cérebro afetam, principalmente, o córtex pré-frontal e conexões responsáveis pelas funções executivas. Há um consenso crescente entre os pesquisadores de que o TDAH é basicamente um transtorno de habilidades executivas (DAWSON, 2022). As funções executivas têm sido consideradas preditoras do sucesso acadêmico, pois são elas que nos permitem focar a atenção, inibir impulsos, lembrar informações, seguir instruções, resolver problemas e adaptarmo-nos às mudanças. Segundo Barkley, as funções executivas possibilitam que o indivíduo se empenhe, de maneira autônoma, em comportamentos orientados a objetivos, envolvendo processos cognitivos e metacognitivos (GIFFONI et al., 2020).

Por outro lado, alterações nessas áreas levam aos problemas comportamentais que ocorrem com frequência em pessoas com TDAH, podendo causar prejuízos na aprendizagem, considerando que déficits nas funções executivas impactam na capacidade de o indivíduo permanecer em uma tarefa que exija atenção sustentada e voluntária por um período de tempo prolongado, bem como na capacidade de tomada de decisão.

A manifestação dos sintomas de desatenção, hiperatividade e impulsividade começa a se tornar mais evidente quando a criança ingressa no ensino fundamental (DSM-5-TR, 2023). Nesse momento, o ambiente escolar se apresenta mais estruturado, havendo a necessidade de seguir regras importantes para o aprendizado, como a exigência de permanecer sentado por um período maior de tempo, bem como de conseguir sustentar a atenção durante a aula. Essas exigências demandam esforço adicional que extrapola a capacidade cognitiva de quem tem TDAH devido ao funcionamento deficitário do sistema cerebral de recompensa (MATTOS, 2018), que é fundamental para a regulação atencional e comportamental (SEKAMINOVA et al., 2019).

O transtorno costuma apresentar uma trajetória de longo prazo, trazendo inúmeros prejuízos, sendo imprescindível que a identificação, o diagnóstico e a intervenção aconteçam o quanto antes, pois há evidências que sugerem que essas ações podem impactar significativamente o prognóstico (GUEDES et al., 2022), porque os prejuízos podem ser amenizados se houver diagnóstico precoce e tratamento adequado, com a colaboração entre a criança, a família, a escola e os profissionais da saúde (ESTANISLAU, 2014).

Diante dessa realidade, o papel do professor torna-se essencial para minimizar os prejuízos na vida de crianças com TDAH, visto que os sintomas do transtorno também se manifestam no contexto escolar. Sendo assim, é necessário obter informações do professor sobre o comportamento em sala de aula (MATTOS, 2018), tanto durante o processo de investigação e diagnóstico como durante o tratamento do TDAH. De acordo com Estanislau e Mattos (2014), a opinião dos professores é decisiva e costuma ser mais precisa que a dos pais e a da criança, pois eles têm mais referenciais de comportamentos (os outros alunos), costumam ser mais imparciais e têm a possibilidade de observar a criança "em tarefa".

Contudo, é necessário que o professor se aproprie de informações que vão auxiliá-lo no processo de investigação de modo a reconhecer os comportamentos que podem gerar desconfiança e saber como proceder nesse caso. Nem toda criança desatenta, hiperativa e/ou impulsiva tem o transtorno; portanto, é necessário ter cautela, entendendo que crianças com TDAH se distinguem das demais pela extensão e intensidade dos problemas. Quando comparadas aos seus pares da mesma idade, elas se destacam pela dificuldade de atenção e concentração, pelo comportamento impulsivo e por uma agitação marcante (DOPFNER, 2016).

Para auxiliar no processo de investigação, uma lista de verificação de sintomas do TDAH é útil para o professor observar quantos se aplicam à criança. Essa lista permitirá a construção de um relatório detalhado sobre o que foi observado no comportamento dela. Contudo, não se deve concluir um diagnóstico com base apenas nessa lista, pois outros critérios necessitam ser analisados.

No caso do aluno já diagnosticado, o professor deve ser informado pela família para que ele possa auxiliar a criança tão logo a receba, fazendo as adequações necessárias para possibilitar um futuro em condições de igualdade com os seus pares sem o transtorno.

É bem verdade que para conseguir ajudar, efetivamente, crianças com TDAH, o professor precisa, além de capacitar-se na área para ampliar seu repertório de conhecimentos, reconhecer o valor de formar parceria com os pais e outros profissionais envolvidos no tratamento para juntos acompanharem e avaliarem o desenvolvimento da criança e, assim, tomarem decisões em conjunto.

O tratamento do TDAH deve ser multimodal (ESTANISLAU, 2014), ou seja, são necessárias várias frentes de tratamento para uma resposta mais consistente. Dentre elas, a psicoeducação é considerada uma ferramenta importante para a adesão da família e do paciente ao tratamento do TDAH (TEIXEIRA, 2019) por se tratar de uma técnica cujo objetivo consiste em oferecer informação aos pais, familiares e professores sobre o transtorno e apresentar sugestões de estratégias de manejo para serem adotadas em casa e em sala de aula.

Vale lembrar que, embora não existam evidências de que o TDAH seja causado por má educação provinda dos pais, um ambiente adverso pode agravar os sintomas apresentados (ESTANISLAU, 2014). Porém, um ambiente organizado, funcional e afetivo, com orientações e intervenções adequadas, pode minimizar os efeitos da genética, melhorando o prognóstico e possibilitando que a criança com TDAH consiga superar as dificuldades e tenha uma vida produtiva e feliz.

Embora os déficits em funções executivas não sejam exclusivos dos transtornos do neurodesenvolvimento, é importante ressaltar que disfunções executivas são manifestações frequentes em crianças com alterações no desenvolvimento neurológico. Contudo, podemos promover o desenvolvimento dessas funções utilizando recursos para essa finalidade, tendo em vista que as funções executivas são maleáveis, ou seja, essas habilidades podem ser modificadas, pois são flexíveis (DIAS, 2020).

Para finalizar, convém reforçar a necessidade de investigar aspectos diferentes do desenvolvimento, uma vez que a aprendizagem sofre influências genéticas e ambientais, lembrando que, embora os fatores genéticos sejam considerados importantes, a alta herdabilidade não significa dizer que os fatores ambientais sejam de menor importância, pois a própria herdabilidade depende de muitos fatores (DIAS, 2020).

Ao longo deste capítulo, foi possível perceber o importante papel do professor no apoio educacional de crianças com o TDAH; portanto, é fundamental que as escolas promovam a formação continuada dos seus professores. Monitorar o desenvolvimento infantil é de suma importância, pois aquelas que iniciam intervenção precoce têm mais chance de aprender novas habilidades e melhorar sua qualidade de vida. Nesse sentido, um olhar mais cuidadoso é o recomendado para que a criança possa receber, o quanto antes, o suporte adequado para se desenvolver plenamente.

Use seu dispositivo móvel para escanear o QR code e acessar um conteúdo complementar que vai enriquecer sua leitura.

Referências

AMERICAN PSYCHIATRIC ASSOCIATION (APA). *Manual diagnóstico e estatístico de transtornos mentais: DSM-5.TR.* Porto Alegre: Artmed, 2023, p. 71.

DAWSON, P.; GUARE, R. *Esperto, mas disperso: o método revolucionário das habilidades executivas para ajudar as crianças no desenvolvimento do seu potencial.* Tradução: Marcos Malvezzi. São Paulo: nVersos, 2022, p. 32.

DIAS, N. M; MALLOY-DINIZ, L. *Funções executivas: modelos e aplicações.* São Paulo: Pearson, 2020, p. 365.

DOIDGE, N. *O cérebro que se transforma.* 13. ed. Rio de Janeiro: Record, 2019, p. 74.

DOPFNER, M.; FROLICH, J.; METTERNICH, T. *Como lidar com o TDAH: guia prático para familiares, professores e jovens com transtorno de déficit de atenção e hiperatividade.* São Paulo: Hogrefe, 2016, p. 11.

ESTANISLAU, G. M.; BRESSAN, R. A. *Saúde mental na escola: o que os educadores devem saber.* Porto Alegre: Artmed, 2014, p. 154-162.

GIFFONI et al. *Aspectos neurobiológicos, neuroanatômicos e neurofisiológicos do TDAH.* In: BENCZIC, E. (Org.) *TDAH (transtorno de déficit de atenção e hiperatividade):* desafios, possibilidades e perspectivas interdisciplinares. Belo Horizonte: Artesão, 2020, p. 40.

GUEDES, J. V. et al. Neurobiologia do transtorno de déficit de atenção/hiperatividade. In: CARREIRO, L. R.; TEIXEIRA, M. C. T. V.; AFONSO JUNIOR, A. S. *Transtorno de déficit de atenção/hiperatividade na clínica, na escola e na família: avaliação e intervenção.* São Paulo: Hogrefe, 2022. p. 33-37.

LENT, R. *Sobre neurônios, cérebros e pessoas*. São Paulo: Editora Atheneu, 2011, p. 139.

MATTOS, P. Transtornos do desenvolvimento que impactam o aprendizado, capítulo 7. *Ciência para a Educação: uma ponte entre dois mundos*. São Paulo: Editora Atheneu, 2018, p. 166.

ORGANIZAÇÃO MUNDIAL DA SAÚDE. Plan de acción integral sobre salud mental 2013-2030[Internet]. Genebra: OMS; 2013 [consultado em 20 de dezembro de 2021]. Disponível em: <https://apps.who.int/gb/ebwha/pdf_files/WHA66/A66_10Rev1-sp.pdf>. Acesso em: 17 jun. de 2024.

PUGLISI, M.; SALLES, J. O impacto do ambiente familiar sobre o desenvolvimento cognitivo e linguístico infantil, capítulo 10. *Ciência para a Educação: uma ponte entre dois mundos*. São Paulo: Editora Atheneu, 2018, p. 222.

TEIXEIRA, G. *Desatentos e hiperativos: manual para alunos, pais e professores*. 7. ed. Rio de Janeiro: 2019, p. 84.

04

PREJUÍZOS EMOCIONAIS NAS DIFICULDADES DE APRENDIZAGEM

Os prejuízos emocionais na infância são decorrentes de vários fatores: ansiedade, depressão, agressividade, isolamento social, entre outros. Neste capítulo, falarei da dificuldade de aprendizagem com a qual muitos pequenos convivem durante seu desenvolvimento, em especial quando iniciam os primeiros anos da vida escolar. Tais dificuldades acabam desencadeando diversos incômodos na criança diante dos seus pares, deixando-a com inseguranças e medos.

CÉLIA M. NASCIMENTO

Célia M. Nascimento

Natural de São José dos Campos/SP. Psicóloga graduada há 18 anos (2006). Com formação em Terapia Cognitivo-comportamental pelo Instituto de Neurociências e Comportamento de São Paulo (2008). Especializada em Neuropsicologia pelo Centro de Neurologia Antonio Branco Lèfreve – HCFMUSP (2015). Certificação em Neuropsicologia pela Sociedade Brasileira de Neuropsicologia – SBNp (2019). Título de especialista em Neuropsicologia pelo Conselho Federal de Psicologia – CFP (2021). Em consultório particular, é psicoterapeuta cognitivo-comportamental e faz avaliações neuropsicológicas. É prestadora de serviço de psicologia em OSC, com atendimento a crianças e adolescentes em situação de vulnerabilidade social. Participação voluntária na abordagem de psicoterapia breve em plantão psicológico há mais de 10 anos e já atuou com escuta especializada em contextos de violência contra criança e adolescente.

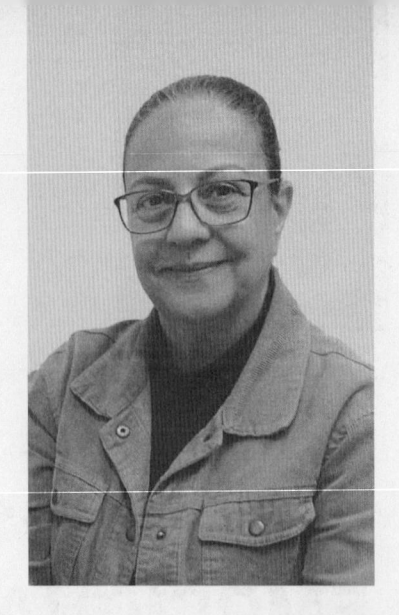

Contatos
neuropsicelia@gmail.com
Instagram: @celia.neuropsi
12 99642 4704

Pensando no aprendizado de crianças e adolescentes...

Nas fases da pré-escola e nos anos iniciais do ensino fundamental I, etapa na qual as crianças estão na fase em que os neurônios estão disponíveis para se desenvolverem em toda a sua potencialidade, é muito importante que os pais fiquem atentos à vida escolar das crianças, priorizando estar ao lado delas durante as tarefas escolares, verificando se conseguem acompanhar as atividades, se demonstram interesse e envolvimento com a tarefa. Às vezes, um desempenho escolar abaixo do esperado é atribuído à preguiça, ao mau comportamento na escola, porém uma dificuldade de aprendizagem pode estar sendo sinalizada. Tarefas desafiadoras paralisam a criança que apresenta dificuldade de aprendizagem, um sentimento de incapacidade a invade, prejudicando ainda mais o seu aprendizado, contribuindo para que ela construa uma imagem negativa de si, se isole, tenha sentimentos confusos que se transformam muitas vezes em agressividade verbal ou até física. A ansiedade, por exemplo, pode ser a causa de uma dificuldade de aprendizagem, como também pode ser desencadeada pela dificuldade.

Assim, o estado emocional influencia diretamente a criança na realização de suas atividades, trazendo prejuízos ao seu desenvolvimento. De maneira ampla, a ansiedade poderá causar um desempenho escolar insatisfatório; e, por sua vez, esse desempenho insatisfatório aumenta ainda mais a ansiedade. Sendo assim, torna-se as duas variáveis dependentes (OLIVEIRA, 2017).

Em pequena amostra de crianças e adolescentes atendidos com queixas de dificuldades em leitura, quando solicitados a ler um texto, demonstravam um incômodo, tamanha era a vergonha por saberem que não conseguiriam fazer a leitura. Esse incômodo se transformava em suores, mãos trêmulas, respiração ofegante. Eram perceptíveis os sintomas de ansiedade que apresentavam diante do texto. Muitas vezes, diziam que não gostavam de ler. A "evitação da leitura" era notória, demonstrada em seu comportamento.

O desenvolvimento cognitivo na infância está muito ligado a fatores emocionais, ou seja, está relacionado à saúde psíquica da criança.

Uma criança pertencente a um lar com estímulos para leitura, brincadeiras, eventos socioculturais, com estrutura financeira e uma boa escola, terá um ambiente potencialmente positivo para o seu aprendizado. Estudos mostram a existência de três fatores que estão interligados e que são relacionados à dificuldade de aprendizagem.

> Diante de uma queixa de dificuldade de aprendizagem, devemos considerar variáveis em três esferas que se inter-relacionam. A primeira esfera está relacionada à própria condição orgânica do indivíduo, a segunda ao contexto socioeconômico e familiar, e a terceira, ao ambiente escolar desse indivíduo. Uma reflexão de como cada uma dessas esferas atuam na delimitação do quadro atual da queixa é de suma importância para formulação de um plano de intervenção efetivo (LYLE; COLODETTI; GUIMARÃES, 2020)

No contexto socioeconômico e familiar, a questão econômica *per si* não é um preditor, mas podemos concluir que um indivíduo economicamente desfavorável tenderá a ter maior exposição a fatores de risco, como limitações de uma dieta rica em nutrientes e, consequentemente, comprometer sua saúde física e emocional.

No contexto escolar, questões de não aprendizagem em grande parte são atribuídas às crianças, como preguiça, distração, conversas, entre outras. Muitas vezes, essas atribuições, minimizam os problemas que estão no próprio ambiente escolar (*bulliyng*, tédio, ensino empobrecido etc.).

Por outro lado, crianças que são privadas de frustrações são candidatas a desenvolverem problemas emocionais futuros, como a depressão, tema já mencionado em alguns estudos. Portanto, é importante desenvolver habilidade socioemocional na infância como um fator essencial para os relacionamentos interpessoais da criança e para toda a vida.

Apesar de despertar a atenção de muitos profissionais que atuam nas áreas da educação e da saúde, por existir uma semelhança nas apresentações dos sintomas da criança para o adulto, a depressão infantil não é constantemente identificada, criando um obstáculo para seu diagnóstico (PIMENTEL; SILVA, 2020).

De acordo com o *Manual diagnóstico e estatístico de transtornos mentais – DSM-V* (5ª ed., 2014), a característica comum do transtorno depressivo é a presença de um humor triste, vazio ou irritável, acompanhado de alterações somáticas e cognitivas que afetam significativamente a capacidade funcional.

Segundo Miller (2003), um dos sintomas da depressão infantil que mais causam prejuízos na vida da criança é a queda no rendimento escolar, pois além de comprometer o desempenho acadêmico, compromete o funcionamento social. Stevanato, Loureiro, Linhares e Marturano (2003) declaram que problemas emocionais motivam problemas acadêmicos e que os mesmos afetam os sentimentos das crianças. Ao falar da ligação entre depressão e baixa no desempenho da aprendizagem, é preciso levar em consideração que os sintomas depressivos também podem decorrer da queda no desempenho escolar, assim como esse declínio no aproveitamento escolar pode ser um dos sintomas da depressão, pois esses fatores se conectam e interagem entre si (*apud* BARBOSA, BATISTA E BRITO, 2022).

Observa-se em crianças e adolescentes uma dificuldade de atenção, de concentração, raciocínio mais lento e memória empobrecida.

Cruvinel e Boruchovitch (2003) citam algumas funções cognitivas que são alteradas e afetadas no processo depressivo, como a memória, raciocínio, atenção e a concentração. Podendo influenciar diretamente no desempenho escolar da criança. Maj e Sartorius (2005) citam a baixa concentração como sendo um fator prejudicial nas realizações de tarefas escolares, diminuindo o nível no aproveitamento escolar e ainda provocando sentimento de descrença em si mesma e passa a não se sentir capaz (*apud* BARBOSA, BATISTA E BRITO, 2022).

Apresento o sofrimento psíquico de uma adolescente que vivencia um desconforto emocional decorrente de dificuldades no processo de aprendizagem.

Caso clínico: Maria [nome fictício], 15 anos, foi diagnosticada, aos 11 anos, com dislexia e deficiência intelectual leve, além do déficit atencional.

Os testes aplicados ficaram em sua maioria abaixo da média. O exame foi repetido dois anos seguintes, após estimulação fonológica e psicopedagógica, ambas realizadas, mas os resultados obtidos não revelaram alterações em seu desempenho, como pode ser observado nos gráficos 1 e 2. Essa adolescente, em decorrência de sua dificuldade acadêmica, de se perceber diferente dos demais colegas de sala, desenvolveu uma ansiedade de grau elevado. Sentia muita vergonha de ter uma auxiliar na sala de aula, não aceitava as suas dificuldades escolares, revelava não querer ter ao seu lado o apoio educacional. Em casa, isolava-se no quarto e chorava muito. Maria teve o diagnóstico revelado tardiamente, apresentava também uma alteração em seu processamento auditivo, descrita como disfunção de grau severo, indicativa de alteração de memória auditiva (dificuldade em evocar algo), que supostamente, se tivesse feito o acompanhamento adequado e precoce, poderia ter melhor prognóstico.

> Eu não suporto ficar com a auxiliar sentada do meu lado, ela só fica do meu lado, eu acho isso muito chato. Eu não sei por que eu não consigo fazer igual as outras pessoas. Eu fico fazendo outra atividade que a professora passa, mas é chato. Eu vou pedir para a escola tirar a auxiliar, porque eu não quero ficar com ela [sic].

Após a conclusão de sua primeira avaliação, Maria foi encaminhada para estimulação fonológica (pela qual já estava à espera de ser chamada na rede de serviços), encaminhada para psicopedagogia para desenvolver habilidades de escrita e leitura, fator principal de suas angústias, e para psicoterapia, a fim de minimizar os efeitos causados pela baixa autoestima, devido a depressão e ansiedade que foram se instalando em razão do sofrimento vivenciado pela adolescente nas séries escolares que foram avançando, mesmo ela não tendo as condições mínimas de acompanhar (progressão continuada). Maria sentia grande desconforto emocional por vergonha, por não conseguir acompanhar os estudos como os colegas. Quanto aos encaminhamentos, a família não conseguiu manter a adolescente nas intervenções que foram solicitadas, mas no período em que a adolescente permaneceu na intervenção de fonoaudiologia observou-se ligeira melhora no seu resultado verbal, identificado no índice de compreensão verbal, comparando o gráfico n. 2 com o gráfico n. 1, a seguir.

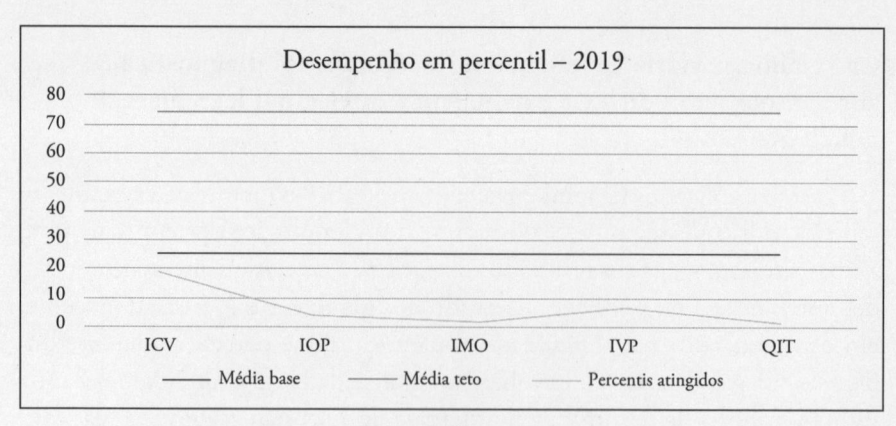

Gráfico 1

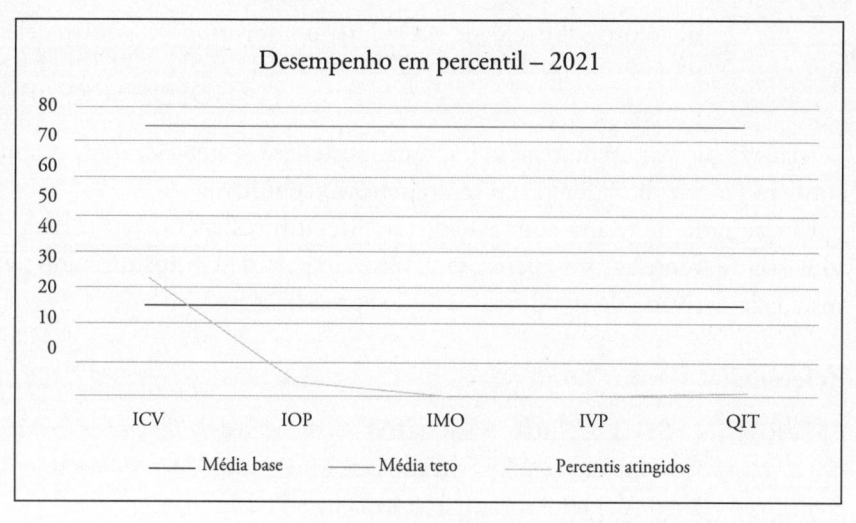

```
          Desempenho em percentil – 2021
 80
 70
 60
 50
 40
 30
 20
 10
  0
         ICV        IOP        IMO        IVP        QIT
           ——— Média base    ——— Média teto    ——— Percentis atingidos
```

Gráfico 2

De acordo com Baddeley (1992, p. 5), "memória é uma complexa combinação de subsistemas mnemônicos". Maria não conseguiu verbalizar uma sequência de dígitos. Desempenho insatisfatório nesse subteste sinaliza limitações na capacidade de informação aural (isso pode ocorrer devido a dificuldades de manter a atenção por meio de reverberação, dificuldades de discriminação auditiva ou por outros problemas auditivos centrais (MAERLENDER; ISQUITH; WALLIS, 2004); baixo desempenho na tarefa de verbalizar uma sequência de números e letras, demonstrando que há um armazenamento de sua memória de curto prazo prejudicada, possível déficit em funcionamento executivo, corroborando seu desempenho escolar insatisfatório.

> Crianças com funcionamento executivo pobre serão desatentas nos testes, dando respostas impulsivas e repetindo erros frequentemente. Funções executivas são medidas no contexto de outras habilidades, como desenho, busca verbal, produção visual e memória.

Para especialistas, um processamento lento é comumente observado em grupos de sujeitos com transtorno do déficit de atenção, mas também temos que nos ater aos comportamentos ansiosos e aos sintomas depressivos.

> Um desempenho prejudicado em tarefas de velocidade de processamento pode ocorrer devido a muitos fatores, incluindo fatores psicológicos e cognitivos, como ansiedade, depressão, motivação fraca, atenção sustentada pobre, problemas no início ou manutenção

do esforço, dificuldade em manter um repertório cognitivo e falta de controle grafomotor (WEISS; SAKLOFSKE; PRIFITERA; HOLDNACK, 2016).

Maria demonstrava motivação fraca, não sustentava a atenção, apresentando também grande dificuldade em seu repertório cognitivo.

O resultado de Maria com achados na literatura afirma o sofrimento da adolescente frente aos seus pares, caracterizado pelo desconforto gerado pela ansiedade derivada de sua dificuldade de aprendizagem.

Referências

AMERICAN PSYCHIATRIC ASSOCIATION. *Manual diagnóstico e estatístico de transtornos mentais DSM-5*. Tradução: Maria Inês Corrêa Nascimento et al. 5. ed. Porto Alegre: Artmed, 2014, p. 155-162.

BADDELEY, A. D. Memory Theory and Memory Therapy. In: B.A. WILSON, B. A.; MOFFAT, N. (ed.), *Management of Memory Problems* (2nd ed.). London: Chapman & Hall, 1992.

BARBOSA, A. A. G.; BRITO, I. M.; BATISTA, M. T. F. Impactos da depressão infantil na aprendizagem: uma revisão da literatura – VII CONEDU em CASA – UFPB, 2022.

CASTILLO, A. R. G. L. Transtornos de ansiedade. *Revista Brasileira de Psiquiatria*. São Paulo, v. 22, p. 2, 2000.

CRUVINEL, M.; BORUCHOVITCH, E. *Depressão infantil, rendimento escolar e estratégias de aprendizagem em alunos do ensino fundamental*. Dissertação de Mestrado – Faculdade de Educação. Universidade Estadual de Campinas. Campinas, 2003.

LYLE, L. A. G.; COLODETTI, C. M. S.; GUIMARÃES T. A. Intervenções de qualidade nas dificuldades de aprendizagem. *Psiquiatria da Infância e Adolescência*. 2. ed. revista e ampliada. Novo Hamburgo: Sinopsys, 2020, p. 802-827.

MILLER, J. A. *O livro de referência para a depressão infantil*. São Paulo: MBooks do Brasil Editora Ltda, 2003.

OLIVEIRA, A. L. *Ansiedade infantil e dificuldade de aprendizagem: um olhar psicopedagógico*. Trabalho de Conclusão de Curso (Bacharelado) Psicopedagogia, Centro de Educação da Universidade Federal da Paraíba, João Pessoa. 2017.

ROESER, R. W.; ECCLES, J. S. *Escolaridade e saúde mental. Manual de psicopatologia do desenvolvimento.* Nova York: Editora Plenum, 2000.

STEVANATO, I. S., et al. Autoconceito de crianças com dificuldades de aprendizagem e problemas de comportamento. *Psicologia em Estudo*, Maringá, v.8, n.1, 2003.

WEISS, L. G., et al. *WISC-IV Interpretação Clínica Avançada.* Tradução: Gisele Alves. São Paulo: Pearson, 2016, p. 171-321.

05

NEURODIVERGÊNCIA E *BULLYING*
QUANDO SER DIFERENTE DÓI

Como se já não bastassem as dificuldades enfrentadas por crianças e adolescentes que apresentam transtornos como autismo, TDAH, síndrome de Tourrete ou outros tipos de neurodivergências para se adaptar às exigências e às expectativas sociais, elas ainda são as principais vítimas da prática deste comportamento tão destrutivo: o *bullying*. As consequências desse tipo de agressão podem ser devastadoras, ainda mais quando entramos no campo virtual, por isso a importância de falarmos sobre esse assunto para identificar e combater tal prática, principalmente dentro das escolas.

ADELITA A. MARQUES DEL OLMO

Adelita A. Marques Del Olmo

Psicóloga clínica, atua com a abordagem cognitivo-comportamental (TCC) ajudando adolescentes e adultos a resolver em questões emocionais e seus impactos na vida cotidiana do indivíduo, especialmente dentro do espectro autista.
Neuropsicóloga, formada pelo Instituto de Neurologia da Faculdade de Medicina da USP, realiza avaliações neuropsicológicas atendendo a solicitações médicas, escolares ou pessoais em busca da compreensão do funcionamento próprio de cada indivíduo, buscando possíveis diagnósticos de transtornos de desenvolvimento ou aprendizagem.
Mãe de um adolescente neurodivergente (TEA nível 1 e TDAH) e mais dois filhos gêmeos neurotípicos, que complementaram sua formação de uma forma única, transformando seu olhar sobre como é estar no lugar dos pais que buscam respostas para ajudar seus filhos, tornando esse seu diferencial como profissional, uma vez que também está nesse lugar e busca as melhores formações para ajudar seu filho e para ajudar outros pais, por meio de seu trabalho, para que suas buscas sejam mais assertivas.

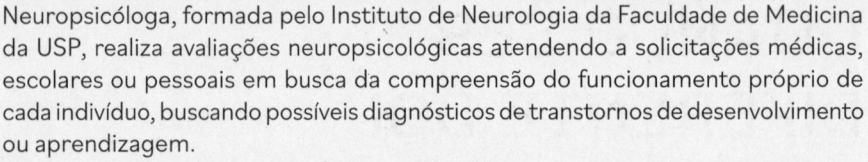

Contatos
psi.adelitamarques@gmail.com
https://www.psiadelitamarques.com.br
Instagram: @psi_adelitamarques
11 98503 6060

Seja por cor de pele, etnia, estatura, tipo de cabelo, massa corporal, qualquer característica pode virar motivo de piadas para crianças e adolescentes em ambiente escolar. Quando esse tipo de brincadeira (de mau gosto) se torna recorrente, passa a ser considerada *bullying*. Essa palavra, de origem inglesa, passou a ser utilizada mundialmente para designar um "conjunto de atitudes de violência física e/ou psicológica, de caráter intencional e repetitivo, praticado por um agressor contra uma ou mais vítimas que se encontram impossibilitadas de se defender" (SILVA, 2015).

As consequências desse tipo de comportamento podem ser terríveis para qualquer vítima, mas podem ser devastadoras, principalmente a longo prazo, para crianças e adolescentes neurodivergentes, até porque várias pesquisas indicam que esse é o público mais suscetível a se tornar vítima de *bullying*. Em estudo conduzido nos Estados Unidos, 21,6% dos estudantes com algum tipo de deficiência já foram vítimas, contra 14,5% dos estudantes neurotípicos. No Brasil, em pesquisa realizada em 2023 pelo DataSenado, 52% das pessoas entrevistadas, entre 16 e 29 anos, disseram que já sofreram *bullying* no ambiente escolar, mas não temos pesquisas diferenciando da população neurodivergente.

Então, vamos começar essa conversa explicando esse termo que nem todos conhecem: neurodivergência. Talvez você já tenha visto por aí um símbolo do infinito com as cores do arco-íris, que muitas vezes é confundido como símbolo do autismo. Pois esse é o símbolo da neurodiversidade, que inclui o autismo, mas é muito mais abrangente e busca representar a ideia de que a mente humana pode se apresentar de diferentes formas e que cada indivíduo tem um funcionamento cognitivo único, assim sendo, deve ser respeitado em sua forma de ser no mundo. Neurodivergente, portanto, é o indivíduo que é acometido de algum transtorno do neurodesenvolvimento que lhe confere um funcionamento neurológico diferente do que é considerado padrão ou típico. Nesse caso, estamos falando de indivíduos com autismo, TDAH, síndrome de Tourrette, síndrome de Down, transtornos específicos de aprendizagem, entre outros.

Justamente por apresentarem um funcionamento cognitivo diferenciado, necessitando muitas vezes de intervenções escolares e com dificuldades em analisar e controlar os próprios comportamentos, esses alunos são as principais vítimas dos praticantes de *bullying*, sendo os autistas os líderes nesse triste ranking. Por que os alunos dentro do espectro autista são os mais vulneráveis? Porque as características base do autismo, entre outras, envolvem dificuldades de socialização, de comunicação verbal e/ou não verbal, de compreensão das pistas sociais e de compartilhar atenção e interesses, um "prato cheio" para ser motivo de zombaria em grupinhos; e o pior, muitas vezes não conseguem perceber comentários cheios de ironia e duplo sentido. Estudos em escolas norte-americanas indicaram que a prevalência de vitimização em alunos com transtorno do espectro autista foi 67% maior do que em alunos com desenvolvimento típico.

O *bullying* pode ocorrer de diferentes formas e é imprescindível que pais e professores tenham conhecimento e estejam atentos a qualquer sinal, pois os alunos-alvo podem ser atacados de diferentes formas:

- verbal: ofensas, insultos, apelidos pejorativos ou piadas de mau gosto;
- física: socos, chutes, beliscões, empurrões ou destruição de materiais da vítima;
- psicológica e moral: isolamento, humilhação, discriminação, intimidação, chantagem, difamação ou intrigas entre outros colegas;
- sexual: assédio ou insinuação;
- virtual: o mais atual e perigoso no sentido de difundir imagens ou calúnias de maneira devastadora em um curto espaço de tempo, trazendo prejuízos inestimáveis à vida da criança ou adolescente, assim como para sua família.

Como identificar

Quem já perguntou para o filho como foi seu dia na escola e ouviu como resposta um "normal" ou no máximo um "tudo bem"? Nem sempre as crian-

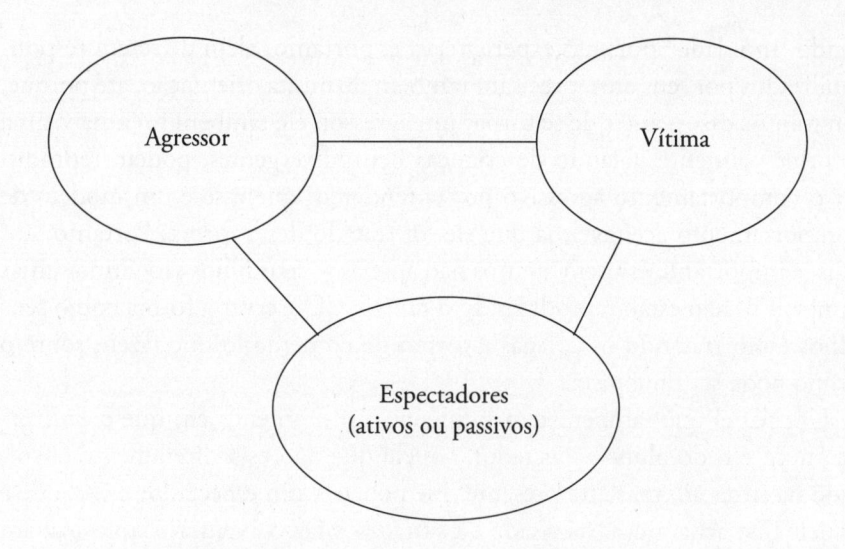

```
        ┌─────────────┐          ┌─────────────┐
        │  Agressor   │──────────│   Vítima    │
        └──────┬──────┘          └──────┬──────┘
               │                        │
               │    ┌──────────────┐    │
               └────│ Espectadores │────┘
                    │(ativos ou    │
                    │  passivos)   │
                    └──────────────┘
```

ças ou adolescentes vão procurar os pais ou professores e contar o que está de fato acontecendo.

Antes de mais nada, é importante saber que existem três personagens principais na prática do *bullying*:

As vítimas são sempre o lado mais frágil dessa estrutura, e muitas vezes, por vergonha, medo de represália ou de exclusão social, acabam omitindo situações, reprimindo emoções e sentimentos que acabam extravasando de outras formas, como sintomas físicos de ansiedade, depressão ou agressividade gratuita. A dica mais importante é: estejam sempre atentos a qualquer alteração de comportamento da criança ou adolescente; se passou a ficar mais quieto e isolado, se muda o assunto repentinamente quando conversa sobre a escola, se passou a não ter vontade de ir à escola ou mudou de grupo de amigos. Converse. Perguntas mais específicas sobre situações que possam ter ocorrido no dia, como "com quem você passou o intervalo hoje?" ou "teve alguma atividade em grupo na sala? Com quem você fez?" são formas de conseguir respostas mais assertivas.

Os agressores geralmente são aqueles que fazem brincadeirinhas irônicas, colocando apelidos pejorativos, não gostam de seguir regras nem respeitar hierarquias e têm outros comportamentos mais hostis em relação ao convívio em grupo; porém, no ambiente familiar, nem sempre deixam claro esse tipo de comportamento. Acabam por se transformar em alvo da ira dos pais das vítimas e do grupo todo, porém não podemos esquecer que eles também são crianças ou adolescentes, com um cérebro ainda em desenvolvimento e sendo "moldado" por suas experiências; e, portanto, além de serem responsabilizados por seus atos, precisam também de muita orientação, até porque, em muitos casos, antes de se tornar um agressor, ele também foi uma vítima e, principalmente, falando de crianças neurodivergentes, podem reproduzir o comportamento agressivo por entenderem que esse é um modelo de comportamento aceitável, já que ele foi tratado dessa forma. Portanto, aos pais, é importante estarem atentos não apenas se seus filhos são vítimas, mas também se não estão reproduzindo o *bullying*. Observar a forma como seus filhos estão tratando os colegas e o tipo de comentário que fazem sobre o grupo pode ser uma pista.

Um papel que também tem influência no momento em que o *bullying* acontece é o do aluno espectador, aquele que não está diretamente envolvido na situação, mas está presente. Ele pode ser um espectador ativo, que é aquele que acha graça, dá risada da situação e faz comentários que acabam fortalecendo o agressor, ou pode ser do tipo passivo, que apenas observa a situação e não concorda mas fica calado, por sentir-se desamparado e com medo de também virar alvo do grupo dos agressores. Apesar de não serem os protagonistas da agressão, seja ela qual for, os espectadores podem ser os protagonistas no combate ao *bullying*, como vamos abordar adiante.

Um dado relevante que deve ser considerado na identificação do *bullying* é que a idade mais frequente em que esse tipo de comportamento ocorre é entre os 11 e 15 anos, ou seja, no início da adolescência, idade das grandes mudanças físicas, emocionais e psicológicas que podem fazer que toda a insegurança dessas alterações seja canalizada de maneira errada.

As consequências

O cérebro humano é o único que continua seu desenvolvimento após o nascimento, ele segue aprimorando suas ligações neuronais de trás para a frente, concluindo finalmente o córtex frontal (a região na nossa testa) aproximadamente até os 23 anos. Impressionante, não acham? Essa região que chamamos de córtex frontal é de extrema importância para a vida em sociedade, pois é responsável por controlar impulsos, fazer planejamentos a curto e longo prazo, organizar-se para atingir esses planos e ser capaz de fazer boas escolhas para seu futuro, muitas vezes se privando de pequenos prazeres por um objetivo.

Mas por que estamos falando sobre a formação do nosso cérebro? Por ficar mais fácil entender por que crianças e adolescentes podem ter certas atitudes impulsivas, falar coisas sem pensar nas consequências ou não planejar objetivos a longo prazo. Essas funções estão em pleno desenvolvimento e precisam ser modeladas.

As interações sociais desempenham um papel importante na modelação desse cérebro, de modo que repetidas experiências "esculpem" a forma, o tamanho e o número de ligações neuronais que estão se formando. Dessa maneira, conviver diariamente com pessoas que nos magoam e enfurecem ao longo dos anos pode moldar nosso cérebro, causando um impacto poderoso e duradouro. O modo como nos conectamos com os outros tem uma importância inimaginável.

Indivíduos com transtornos do neurodesenvolvimento, como o transtorno do espectro autista e TDAH, já apresentam de duas a quatro vezes mais chances de desenvolver depressão na vida adulta por causa das dificuldades em regular suas emoções, além do descompasso na vida acadêmica. Se a essas dificuldades já enfrentadas somarmos agressões, exclusões, ofensas, piadas ou outras práticas de *bullying*, o estresse acumulado pode se transformar gradativamente em dificuldade em se concentrar nas aulas, gerando mais dificuldades acadêmicas, transtorno de ansiedade, transtorno de pânico, fobia social, depressão e até mesmo suicídio, em uma frequência muito maior do que se imagina (terceira principal causa de mortes na faixa etária de 15 a 19 anos).

Portanto, *bullying* não é brincadeira e deveria ser tratado como prioridade nas escolas, tanto na prevenção como no combate.

O que podemos fazer?

Hoje já existe respaldo da lei (14.811/24), configurando *bullying* e principalmente o *ciberbullying* como crimes sujeitos a multa e até dois anos de reclusão, dependendo da gravidade; porém, antes de pensar em consequências e punição, o mais importante é trabalhar na prevenção, diminuindo as chances da ocorrência de *bullying*, até porque a punição é necessária, mas não anula os prejuízos psicológicos causados às vítimas. Existe uma arma muito poderosa que pode e deve ser utilizada no combate ao *bullying*: o nome dela é Informação.

Em estudos realizados nos Estados Unidos e em países da Europa, é unânime que o treinamento de professores, que são agentes-chave de mudança dessa realidade, em conjunto com o envolvimento dos pais e familiares, bem como o treinamento das crianças e adolescentes neurodivergentes, são a receita do sucesso para vencer essa realidade, infelizmente tão arraigada nos ambientes escolares.

Esses treinamentos, chamados de programas *antibullying*, mostraram-se mais eficazes com adolescentes entre 11 e 14 anos do que com os alunos mais novos do ensino fundamental e indicaram que existe uma grande lacuna no conhecimento que os professores têm acerca das características dos alunos neurodivergentes e, consequentemente, de como prevenir e intervir em casos de *bullying*. O mesmo ocorre em relação aos próprios alunos, que, devido às características dos transtornos, que se apresentam de formas diferentes em cada um, podem ter dificuldades em identificar que estão sendo vítimas de *bullying*, ou em como reagir e proceder em uma situação dessa, ou até mesmo de ter consciência de que está reproduzindo a agressão ou apoiando outros agressores.

Quanto aos alunos neurotípicos, ou seja, aqueles que possuem um funcionamento neurológico padrão, é fundamental que conheçam e entendam as características dos transtornos, principalmente daqueles que estão presentes em seu ambiente escolar. Muitos julgamentos e piadas são fruto da falta de conhecimento da sociedade, gerando uma total falta de empatia, já que não é possível se colocar no lugar de alguém que você não entende como se sente. Também é fundamental que seja realizado um plano *antibullying* com esses alunos, principalmente os espectadores, para que, em vez de serem coniventes ou se calarem por medo, tenham um plano para denunciar e não permitir que a agressão progrida, de modo que se sintam seguros e protegidos pela instituição escolar.

Apenas nesses poucos parágrafos já é possível ter uma ideia da dimensão do trabalho necessário para prevenção do *bullying* e do quanto ainda estamos distantes dessa realidade nas escolas brasileiras. Um trabalho que não envolve tecnologia nem materiais caros, apenas profissionais capacitados levando informação e sensibilização em cascata aos professores, pais, alunos e toda a sociedade, formando uma rede de conexões e empatia capaz de moldar novas e poderosas conexões cerebrais que agregam e ensinam a todos o quanto somos mais fortes e felizes juntos.

Referências

GOLEMAN, D. *Inteligência social: a ciência revolucionária das relações humanas.* Rio de Janeiro: Objetiva, 2019.

GONZÁLEZ-CALATAYUD, V.; ROMAN-GARCÍA, M.; PRENDES-ESPINOSA, P. Knowledge About Bullying by Young Adults With Special Educational Needs With or Without Disabilities (SEN/D). *Front Psychol.* 2021 Jan 8;11:622517. doi: 10.3389/fpsyg.2020.622517. PMID: 33488487; PMCID: PMC7820533.

PARK, I.; GONG, J.; LYONS, G. L.; HIROTA, T.; TAKAHASHI, M.; KIM, B., et al. Prevalence of and Factors Associated with School Bullying in Students with Autism Spectrum Disorder: A Cross-Cultural Meta-Analysis. *Yonsei Med J.* 2020 Nov; 61(11):909-922.

POLI, C. *Bullying: como prevenir, combater e tratar.* São Paulo: Mundo Cristão, 2022.

ROBINSON, L. E.; CLEMENTS, G.; DRESCHER, A.; EL SHEIKH, A.; MILARSKY, T. K.; HANEBUTT, R., et al. Developing a Multi-Tiered System of Support Based Plan for Bullying Prevention Among Students with Disabilities: Perspectives from General and Special Education Teachers During Professional Development. *School Ment Health.* 2023 Jun 11:1-13. doi: 10.1007/s12310-023-09589-8. Epub ahead of print. PMID: 37359153; PMCID: PMC10257560.

SILVA, A. B. B. *Bullying: mentes perigosas na escola.* São Paulo: Globo, 2015.

06

EDUCAÇÃO DOS NOSSOS PAIS
O QUE NÃO DEU CERTO?

Você saberá o porquê das birras. Entenda a importância de descobrir o que acontece no cérebro de uma criança em desenvolvimento.
Este capítulo traz a pais, professores e vários profissionais a clareza do desenvolvimento de uma criança e a explicação de como devemos contribuir para não deixá-las perderem a identidade (ser, ter, fazer).
E o mais importante, chegar ao final do dia com o coração alegre, satisfeito, com sensação de missão cumprida, sem sofrimento, sem arrependimento, sabendo que o amor venceu.

GLÁUCIA CHAVES

Gláucia Chaves

Professora de português, inglês e literatura pela Faculdade Santa Marcelina (FASM). Psicopedagoga institucional e didática pela faculdade (UNOPAR). Pedagoga há mais de 25 anos, proprietária e gestora da escola Jardim de Infância Brincando e Aprendendo (JIBA) e, há 28 anos, concursada pelo estado de Minas Gerais na área de educação. Certificada internacionalmente pela PDA em Disciplina Positiva e oficialmente representante legal. Mestranda institucional escolar pela Universidad del Museo Social Argentino (UMSA). Educadora parental oficial pela PDA. Pós-graduanda em Neurociência, Comunicação e Desenvolvimento Humano pelo Centro de Mediadores Instituto de Ensino. Neurocientista em comunicação e desenvolvimento humano, terapeuta multidisciplinar. Orientadora de pais e alunos. Gestão empresarial certificada pela IDE. Pós-graduada em Educação Infantil – Conhecimento de Mundo. Pós-graduada em Como Instalar e Administrar Uma Escola Infantil. Pós-graduada em Linguagem e Escrita – Iniciando a Alfabetização, pela Universidade de Viçosa.

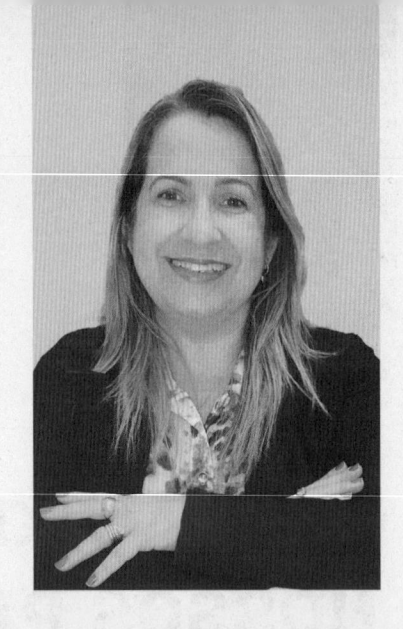

Contatos
glauciateatch@hotmail.com
secretariajiba@gmail.com
Instagram: @glaucia_chaves_oliveira.
@escola.jiba

Cada vez mais ouvimos como a educação está em decadência. O que deu errado? Onde estão as falhas? Por que as famílias negligenciaram tanto? De quem é a culpa?

As perguntas não param de surgir, mas as respostas estão começando a aparecer.

Estudos comprovam que famílias se perderam na eficácia da criação dos filhos, mostram que hoje a educação dos nossos pais não deu certo.

Criaram adultos inseguros, incapazes, despreparados, cheios de bloqueios, sem identidade. Esses adultos repetem exatamente a educação que receberam dos seus pais, e assim segue uma corrente de geração a geração.

Mas de quem é a culpa?

E nesta indecisão o ciclo nunca é quebrado. Mas que ciclo?

Pois bem, o ciclo em que nascemos, crescemos, vivemos e morremos. Podemos viver e ensinar o ciclo mais respeitoso, lindo e extraordinário do século.

Classificamos a educação parental em três estilos:

- Autoritário: em que existe ordem, mas sem liberdade;
- Permissivo: tem liberdade, porém sem ordem;
- Respeitoso: liberdade com ordem.

Esses estilos têm sondado nossas famílias e marcado com várias memórias nossas crianças, memórias boas e saudáveis, mas também ruins e bloqueadoras de identidade.

Dentro da minha escola (Jardim de Infância Brincando e Aprendendo), tenho vivenciado crianças ansiosas, com poucos estímulos, sem ativação da identidade, sem acessar a capacidade, totalmente dependentes do outro, e a falta de habilidades ativadas que deveriam ser treinadas na infância e carregadas para a vida adulta.

Já entendemos os três estilos, agora vamos colocá-los na balança e fazer uma análise.

No estilo autoritário, somente os pais têm o direito de falar. O direito de se achar o "certinho", só ele dita as regras, ou seja, "Eu mando e ponto".

E a justificativa é que "Eu fui educado e criado assim e não morri", "As crianças não têm noção de nada, elas são pequenas, não têm sentimentos" etc.

É nesse estilo que vários bloqueios e crenças são criados e levados por gerações.

Já no estilo permissivo acontece tudo ao contrário. Os pais são mandados pelos filhos. Os chamados "reizinhos do pedaço", a criança percebe tudo ao seu redor, já sabe manipular e se fazer de vítima, usando o choro para alcançar seus desejos. Nesses episódios, os pais se veem culpados ou cansados e cedem tudo, às vezes por se sentirem culpados por ficarem o dia todo trabalhando, ou por sempre estarem cansados, estressados, pensam assim: "Dá isso logo pra ele. Não aguento esse chororô na minha cabeça", ou "Não faz ele chorar, não, tadinho. Já ficou sem nossa presença o dia todo".

No estilo respeitoso, o mais cheio de sentido e resultado, usamos palavras sábias e doces. A esse estilo chamamos carinhosamente "o caminho do meio", nem autoritário, nem permissivo.

Nesse estilo, os pais escolhem educar seus filhos usando a gentileza e a firmeza, pegam o que é bom do estilo autoritário e do permissivo e usam da melhor e mais linda forma.

No estilo do meio, "respeitoso", a criança é compreendida e acolhida, sente-se ouvida e pertencente ao ambiente, mas como assim?

Existem estudos e pesquisas que nos mostram o que acontece no cérebro de uma criança na hora da birra, na hora de não conseguir obedecer, na hora de afrontar os pais.

Vamos falar um pouco do cérebro de uma criança?

Assim, poderemos entender a causa das birras e desobediência, e em que nossos pais erraram sem saber que estavam errando, achando que estavam fazendo o certo, pois foram ensinados assim. Achavam que estavam fazendo o melhor, então não existiam culpados.

Hoje temos a chance de mudar a educação e o ensinamento da nova geração, podemos definitivamente "quebrar o ciclo".

Cortex pré-frontal, uma área importante do nosso cérebro

O córtex pré-frontal é a região na frente do cérebro, logo atrás da testa, e é uma área do cérebro que passa pelo período mais longo de desenvolvimento. É responsável pela nossa regulação emocional e começa a amadurecer aos 3, 4 anos, só ficando completamente maduro aos 25 anos de idade.

Conforme Fernando Louzada, doutor em Neurociência e professor da UFPR, durante toda a infância, mas sobretudo nos primeiros anos de vida, o córtex pré-frontal está imaturo. Isso significa que, no aspecto fisiológico, a criança não é capaz de manejar a maior parte das suas reações porque tem um controle ainda inconsciente dele.

Com esses estudos, podemos entender melhor as reações como birra, choro e a falta de autorregulação.

O cérebro da criança é dominado por suas emoções e recebe tudo sem os filtros que o nosso, adulto, construiu pela experiência e pela maturidade.

Não teria como nossos pais saberem disso; além do mais, a única forma de educação que receberam era o jeito que para eles estava certo.

Você já ouviu estas frases, tenho certeza:
– Meu pai só olhava pra mim e tudo mudava.
– Meu pai nem precisava falar duas vezes.
– O cinto cantava bonito lá em casa.
– Chinelo trabalhava o tempo todo.

Nossos avós e pais acreditavam que era assim que se ensinava a criança a ser educada, a respeitar, obedecer, "virar homem", etc.

E como eu já disse, não existem culpados. Eles fizeram o melhor que tinham, deram o melhor deles para nos educar e sermos seres humanos com caráter. Entendemos e agradecemos aos nossos pais, eles fizeram o que tinha que ser feito.

Hoje temos a grande chance de formarmos uma nova geração sem crenças limitantes, sem bloqueios, sem revoltas, sem mágoas, com identidade bem definida, crianças amadas e importantes para a sociedade.

O que são crenças limitantes e o que elas fazem com nossas crianças e a nova geração?

Crenças são opiniões e pensamentos que acreditamos que sejam verdades, causando um efeito negativo, impedindo o crescimento profissional e pessoal. E por acreditar tanto, desistimos muito antes de tentar.

Alguns exemplos de crenças limitantes que implantamos nos nossos filhos e trazem consequências terríveis:

- Você é preguiçoso.
- Você não faz nada direito.
- Você é burro.
- Você não presta para nada.
- Você não merece.

Muitas vezes, achamos normais as palavras que falamos, mas são elas que bloqueiam nossos filhos.

Eles crescem com cada palavra impregnada na memória inconsciente do cérebro e, quando adultos, sentem-se incapazes, fracos e amedrontados.

As três áreas mais afetadas

• Crenças de identidade (ser): perde-se a essência, acredita-se que não é capaz, não é amado, não é ninguém.

E isso é tão sério que quando a pessoa não enxerga quem ela realmente é, até a roupa do dia muda as suas verdades, sua essência.

Refere-se ao "EU SOU", eu sou infeliz, não sei fazer nada, eu sou um coitado, eu não sou amado, eu sou sem sorte. Todas essas expressões estão gravadas dentro do nosso inconsciente.

• Crenças de capacidade (fazer): as suas competências e aptidões são abaladas. O medo passa a governar e a bloquear, a pessoa se vê estagnada e não avança.

Acredita que não tem capacidade para fazer uma tarefa que esteja fora da sua zona de conforto.

Já desiste antes de começar. Acha-se tão incapaz que passa até mal só em ouvir um desafio.

Sente-se preso a sua mente, que fica acusando e lembrando das suas falhas. Não sai do lugar. Anos após anos a mesma coisa.

• Crenças sobre merecimento (ter): tudo na vida é merecimento. Não acreditar no merecimento é uma das causas mais comuns da crença.

Acreditar que não merece, que está bom o que ganha, o que faz não precisa de mais, tudo que faz é para o outro, não se cuida, não tira tempo para fazer o que gosta, tem receio de se cuidar, enfim, "Eu não mereço me cuidar".

E hoje temos uma geração que colhe os frutos plantados na geração passada.

Adultos medrosos, fracos, sem resiliência, sem acreditar em si próprios, pessoas com medo de falar em público, desacreditadas, com alto índice de depressão. Nunca se ouviu dizer de tantos suicídios e por aí vai.

Chegou a hora de dar um basta. Estudos estão aí para mostrar que podemos fazer diferente, podemos salvar uma geração inteira com diferentes atitudes. Conseguimos entender o que deu errado, precisamos dar aos nossos filhos a chance de serem amados, de saber que são capazes e merecedores.

Os estudos, a população, os resultados mostram o que deu errado, mas também o que podemos fazer para acertar.

Uma geração que se desviou do sistema, quebrou o ciclo e se tornou forte, com raízes profundas, que nem uma tempestade pode abalar

Educar de maneira respeitosa não deveria ser visto como uma forma de educar; afinal, o respeito deve existir em todos os tipos de relação. Ainda carregamos uma cultura de violência muito forte dentro das estruturas familiares.

Educar de maneira respeitosa vai exigir dos pais um estudo sobre a infância, um entendimento sobre o cérebro delas, e o mais importante, as consequências de uma educação respeitosa.

Estudamos para tudo, amamentar, alimentar. Por que não estudar como educar respeitosamente as crianças?

Educar respeitosamente significa respeitar a criança e tratá-la com a mesma importância e consideração que eu gostaria de ser tratado.

Quantas vezes erramos no dia? E quantas vezes recebemos um tapa pelos nossos erros?

Na educação respeitosa, existem varias áreas sendo trabalhadas, como criação consciente, criação com apego, educação não violenta, todas ligadas. Temos três pilares: conexão, comunicação e cooperação.

Na conexão, tanto a criança como os pais exercitam a empatia, o conquistar antes do fim, o olho no olho.

Na comunicação, você começa a escutar sem questionar, entender o que de fato sua criança está falando.

Na cooperação, as duas partes ganham, os pais criam momentos com os filhos, e os filhos aprendem habilidades de ajudar.

Os pesquisadores em neurociência comprovam que a educação respeitosa é a mais eficiente e compatível com o desenvolvimento natural das crianças. E na verdade nem precisamos de estudos para comprovar que ninguém gosta de ser obrigado a nada nem de levar um tapa, ou uma chinelada, ser humilhado, castigado. Coloque-se no lugar da sua criança e pense em como você reagiria se alguém o maltratasse?

A Dra. Jane Nelsen nos questiona em um dos seus livros, *Disciplina positiva:* de onde tiramos a absurda ideia de que, para levar uma criança a agir melhor, precisamos antes fazê-la se sentir pior?

Na disciplina positiva, entendemos melhor sobre educação parental, que é um estilo, uma filosofia de vida que você escolhe viver e praticar.

O que é educação parental?

Existem três estilos na educação parental: autoritário, permissivo e o respeitoso (caminho do meio).

- Autoritário: os pais mandam e os filhos obedecem.
- Permissivo: os filhos mandam e os pais obedecem.
- Respeitoso: gentileza e firmeza juntos.

Você já ouviu ou leu sobre esses estilos parentais?
Já sabe qual é o seu?

Estilo respeitoso, disciplina positiva, temos uma ferramenta linda, eficaz a curto e longo prazo. Já não podemos dizer que não fomos avisados.

O estilo respeitoso já foi comprovado. A Dra. Jane Nelsen não estava feliz com a forma como estava educando seus sete filhos. Insatisfeita, começou a se questionar e a procurar soluções para sua frustração. Com pesquisas e estudos, conheceu os psiquiatras Alfred Adler e Rudolf Dreikurs, que levantavam a bandeira da disciplina positiva, aquela que respeita para ser respeitado, que olha para dentro de você e mostra as feridas e falhas que um ser humano carrega desde a infância e passa para os filhos, e assim acontece a formação de uma geração autoritária ou permissiva.

A Dra. Jane Nelsen se sentia incapaz de educar seus sete filhos, uma vez que "as manhas eram terríveis, pois parecia impossível levá-los para a escola sem aborrecimentos e estresse e, depois da escola, o terror continuava ao fazer as tarefas de casa, gritos, ameaças e palmadas".

Jane não estava feliz e no final do dia se sentia a pior mãe do mundo.

Foi quando surgiu a disciplina positiva (PDA), que hoje ela ensina pelo mundo todo. A Dra. Jane passa a vida ensinando a famílias do mundo inteiro o jeito de educar, amar, corrigir, ensinar, criar memórias boas e ser o líder da sua casa, recebendo respeito e se sentindo feliz no final do dia.

Qual é a mãe que não deseja viver, mesmo nos dias desafiadores, os dias mais felizes, educar os filhos, passar pelas fases dos filhos e mesmo assim conseguir curtir toda a caminhada, conseguir olhar nos olhos, abraçar, apertar, beijar e descobrir dia a dia que deu o seu melhor e a longo prazo que cumpriu a sua maior missão.

Tem solução. A nova geração está salva!

Vamos melhorar a comunicação com nossos filhos, substituir punição por informação e oportunidade para aprender com os erros. Aja mais e fale menos, seja gentil e firme, pratique a escuta reflexiva, desenvolva um vocabulário de sentimentos, conecte-se mais, ofereça escolhas limitantes, estabeleça limites, acredite na rotina, conheça seu filho, acolha o erro, faça pausas positivas, foque em solução e deixe seus filhos resolverem, ajude seus filhos a obterem o senso de pertencimento e aceitação e de importância, encoraje em vez de elogiar e dar recompensas, tenha fé e certifique-se de que a mensagem de amor seja transmitida.

Agora é com vocês...

07

CONSTRUINDO UM MUNDO MELHOR: A JORNADA DA EDUCAÇÃO INCLUSIVA

A IMPORTÂNCIA DA EDUCAÇÃO INCLUSIVA NA FORMAÇÃO DE CIDADÃOS DO SÉCULO XXI

Este capítulo aborda a necessidade de promover a inclusão de todos, fazendo uma análise da educação contemporânea, destacando a importância de adaptar as práticas educacionais para atender às necessidades dos alunos e prepará-los para serem cidadãos responsáveis e bem-sucedidos no século XXI.

PATY LEE

Paty Lee

Professora certificada pelo Instituto de Educação Professor Manuel Marinho (2000), graduada em Língua Portuguesa e Língua Inglesa pelo Centro Universitário Geraldo Di Biase (UGB) (2005), pós-graduada em Língua Portuguesa pelo UGB (2014); bacharel em Teologia pela Faculdade Faceten (2019), pós-graduada em Psicopedagogia pela Universidade Cruzeiro do Sul (2020) e em Neuropsicopedagogia pela Faculdade Metropolitana (2021), especialista em *coach* pessoal e de equipe pela Faculdade Metropolitana (2023) e em Psicanálise Clínica pela Faculdade Metropolitana (2024). Palestrante nas áreas do ensino, inteligência e gerenciamento emocional; missionária pela Igreja Metodista Wesleyana e escritora do livro *O poder de uma vida equilibrada*.

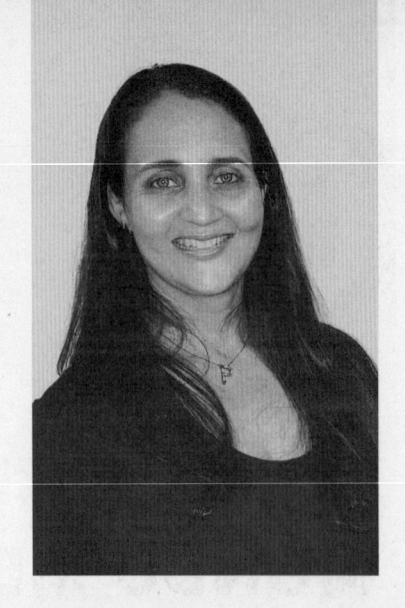

Contatos
patylee1983@hotmail.com
Instagram: @profpatylee
24 99814 2215

A inclusão acontece quando se aprende com as diferenças e não com as igualdades (FREIRE, 2005).

A educação é um pilar fundamental na construção de sociedades justas e igualitárias e na formação de cidadãos capazes de lidar com os complexos problemas da sociedade moderna. No século XXI, à medida que nossa compreensão da diversidade humana evolui, a educação inclusiva emerge como uma necessidade premente. Não podemos mais esperar para que as abordagens saiam do papel e se façam valer de maneira prática e verdadeira. A inclusão educacional não diz respeito apenas aos estudantes com necessidades especiais, mas a todos.

Precisamos dar mais atenção a educação emocional e intelectual, preparando assim pessoas para enfrentar as pressões e os desafios da vida contemporânea. Portanto, os educadores precisam ser excepcionais e proporcionarem uma educação que vá além do ensino puramente acadêmico, considerando também o bem-estar emocional e o desenvolvimento pessoal dos estudantes. "Precisamos ser educadores muito acima da média se quisermos formar seres humanos inteligentes e felizes, capazes de sobreviver nessa sociedade estressante" (CURY, 2003).

Construir um mundo melhor é um objetivo que transcende gerações e fronteiras. Uma parte fundamental dessa jornada é a busca por uma educação inclusiva, que reconheça e valorize a diversidade de habilidades, origens e experiências dos indivíduos. A educação inclusiva é uma poderosa ferramenta para a construção de sociedades mais harmoniosas, respeitosas e passivas.

As escolas desempenham um papel fundamental na formação de cidadãos que valorizam a diversidade e saibam conviver harmoniosamente em um mundo multicultural. Neste contexto, a educação não apenas transmite conhecimento, mas também molda atitudes e valores.

Em todos os países do mundo, a promoção da diversidade e tolerância no ambiente escolar é particularmente relevante. É importante que as escolas adotem estratégias e práticas que celebrem a pluralidade, diversidade e experiências presentes na sociedade.

Além de transmitir conhecimento acadêmico, as escolas têm a responsabilidade de ensinar valores, respeito, empatia e aceitação das diferenças. Pois a educação de verdade vai além das diferenças, ela valoriza cada aluno e todos os aspectos da vida. Algumas ações podem ser adotadas:

- Currículo inclusivo: desenvolver um currículo que inclua a história e as contribuições de diferentes grupos étnicos, culturais, sociais e especiais de modo a representar a diversidade geral.
- Formação de professores: oferecer formação contínua para os professores, capacitando-os para abordar questões de diversidade, preconceito e discriminação em sala de aula.
- Atividades extracurriculares: promover clubes, eventos e atividades que celebrem a diversidade, permitindo que os alunos aprendam sobre diferentes culturas, identidades, transtornos e dificuldades.
- Políticas antidiscriminação: implementar políticas escolares que proíbam a discriminação com base em raça, etnia, religião, gênero, orientação sexual, transtornos, entre outros.
- Diálogo aberto: fomentar a comunicação aberta e o diálogo entre os alunos, incentivando o respeito pelas opiniões, experiências e dificuldades uns dos outros.
- Recursos didáticos diversificados: utilizar materiais didáticos que representem a diversidade de perspectivas, experiências e identidades presentes na sociedade.

A promoção da diversidade e tolerância no ambiente escolar não apenas enriquece a experiência educacional dos alunos como também ajuda a prevenir o *bullying*, o preconceito e a exclusão, criando um ambiente mais seguro, acolhedor, tolerante e compreensivo.

Na educação inclusiva, a empatia e o respeito são as ferramentas mais poderosas, afirma Cury (2005). Sendo assim, as crianças devem ser preparadas para a vida, a promoção inclusiva na sociedade e o fortalecimento das relações.

A colaboração entre estudantes de formas diversas e a aprendizagem de habilidades de comunicação são competências essenciais em sociedades cada vez mais diversas, internacionais e interconectadas. Ela desempenha um papel fundamental na preparação de pessoas, desde a infância, por várias razões:

- Diversidade de habilidades e experiências: a inclusão na sala de aula traz alunos com uma variedade de habilidades, experiências e perspectivas. Isso se

reflete na sociedade. A exposição a essa diversidade desde tenra idade ajuda a desenvolver habilidades de comunicação, empatia e colaboração necessárias para trabalhar eficazmente em um ambiente global, multicultural e diverso.
• Desenvolvimento de empatia e respeito: a inclusão promove a compreensão e o respeito pelas diferenças. As crianças aprendem a valorizar a diversidade e a tratar todos com respeito, o que é fundamental na sociedade, em que a interação com pessoas de diferentes origens e habilidades é comum.
• Habilidades de resolução de problemas: alunos em ambientes inclusivos frequentemente precisam adaptar-se a diferentes estilos de aprendizado e necessidades especiais. Isso estimula o desenvolvimento de habilidades de resolução de problemas e criatividade, que são altamente valorizadas em ambientes diversos, em que os desafios são complexos e variados.
• Inclusão de pessoas com deficiência: ao incluir alunos com deficiências na educação regular, todos aprendem a respeitar as capacidades e necessidades em geral. Essa inclusão também promove a ideia de que pessoas com deficiência têm muito a oferecer, desafiando estereótipos e preconceitos.
• Competências sociais e emocionais: a inclusão frequentemente enfatiza o desenvolvimento de competências sociais e emocionais, como inteligência emocional e resiliência. Essas competências são essenciais para lidar com o estresse e as demandas do dia a dia.
• Acesso a oportunidades educativas: a inclusão garante que todos os alunos tenham acesso a oportunidades educacionais de qualidade, independentemente de suas diferenças. Isso prepara o ser humano para competir em um mundo em que as oportunidades podem ser globais, e a educação desempenha um papel fundamental na obtenção dessas oportunidades.

A educação inclusiva oferece oportunidades para que estudantes com necessidades especiais desenvolvam todo o seu potencial. Isso não apenas promove a igualdade, mas também permite que esses estudantes contribuam para a sociedade, muitas vezes de maneiras surpreendentes. Porque na escola inclusiva a diferença enriquece, não empobrece. A inclusão é um caminho que humaniza a todos (CORTELLA, 2018).

O empoderamento na educação dos estudantes com necessidades especiais é um processo fundamental para garantir que esses alunos tenham igualdade de oportunidades e se desenvolvam de acordo com seu potencial, ou seja, a capacidade de os estudantes com necessidades especiais tomarem o controle de suas próprias vidas e de sua educação, participando ativamente no processo de aprendizagem e tomando decisões que afetam seu percurso educacional.

Este processo de empoderamento na educação dos estudantes com necessidades especiais envolve vários aspectos, incluindo a participação ativa, sendo que os estudantes devem ser incentivados a participar ativamente das decisões relacionadas à sua educação em todos os aspectos, como escolha de métodos de ensino, recursos de apoio e definição de metas educacionais.

É importante que os estudantes compreendam suas próprias necessidades e habilidades para que possam expressar claramente do que precisam para terem sucesso na escola, ou seja, desenvolvam o autoconhecimento. Isso com a ajuda do corpo docente e dos colegas de classe.

O empoderamento na educação de estudantes com necessidades especiais também inclui o acesso a recursos e apoios apropriados, como professores de educação especial, terapeutas e materiais didáticos adaptados.

Os estudantes devem ser incentivados a desenvolver a autoconsciência de seus direitos. Também podem ser orientados a advogar por si mesmos, seja na escola, na família ou na comunidade, para garantir que suas necessidades sejam atendidas de maneira adequada, reduzindo assim as marcas contrárias deixadas em nossa sociedade.

A inclusão na educação busca garantir que todos os estudantes, independentemente de suas diferenças, tenham acesso a oportunidades de aprendizado de qualidade. No entanto, o estigma associado a características individuais, como deficiências, transtornos, origens étnicas, identidade de gênero ou orientação sexual, pode criar barreiras significativas para a inclusão e o desenvolvimento educacional.

A conscientização é uma ferramenta poderosa na redução de estigmas. Escolas podem desenvolver programas de conscientização que abordem a diversidade, promovam o respeito e combatam preconceitos, como aulas, workshops, palestras e atividades que incentivem a empatia e a compreensão.

É essencial a criação de políticas e práticas que não tolerem o preconceito nem a discriminação. As escolas devem garantir que todos os estudantes se sintam bem-vindos, seguros e respeitados. Alves (1994) enfatiza a importância de reconhecer a individualidade de cada aluno, compreendendo suas necessidades, talentos e interesses únicos.

Vale lembrar que os educadores desempenham um papel crucial na redução de estigmas. Eles devem receber treinamento para reconhecer e combater preconceitos, bem como para apoiar todos os estudantes de maneira eficaz. Isso inclui a compreensão das necessidades específicas de grupos minoritários e a promoção da igualdade.

As escolas devem oferecer suporte aos estudantes que sofrem estigma, preconceito ou discriminação. Isso pode envolver a disponibilização de orientação, psicólogos escolares, psicopedagogos, grupos de apoio e programas de resolução de conflitos.

Ao normalizar a presença de estudantes com necessidades especiais em escolas regulares, a educação inclusiva ajuda a reduzir o estigma associado a deficiências. Isso beneficia não apenas os alunos diretamente envolvidos, mas também a sociedade em geral ao promover a empatia, a compreensão e a união.

A convivência com colegas diversos e a interação com pessoas que possuem habilidades e experiências diferentes incentivam o desenvolvimento de habilidades sociais e emocionais essenciais, como empatia, resolução de conflitos e trabalho em equipe. Com essa conscientização, quem sabe poderemos construir uma sociedade mais justa e igualitária ainda neste século XXI.

A educação desempenha um papel crucial na redução de desigualdades e na promoção da inclusão social. O acesso à educação deve ser de igual modo para todos. Políticas de inclusão e cotas são estratégias que podem garantir que grupos historicamente marginalizados tenham as mesmas oportunidades. Educar é promover a inteligência, a emoção, a razão e a sensibilidade (CURY, 2003).

Isso ajuda a eliminar o estigma e a promover a aceitação da diversidade, também reduz o abandono escolar, que é vital para a justiça educacional, pois estudantes que abandonam a escola têm menos oportunidades de sucesso na vida adulta.

Apesar de seus benefícios, a implementação da educação inclusiva enfrenta desafios significativos, como a falta de recursos, a resistência institucional e a necessidade de formação adequada para educadores. Superar esses obstáculos é fundamental para colher os frutos da inclusão educacional.

Na célebre frase de Paulo Freire: "A educação não transforma o mundo. A educação muda as pessoas. Pessoas transformam o mundo" entende-se que precisamos nos transformar para depois pensar em transformar o mundo. A transformação de mente começa em nós, depois através de nós. Isso significa reconhecer que a diversidade é uma força e não uma fraqueza, e que a inclusão é benéfica para toda a sociedade.

Quando investimos na educação inclusiva, estamos investindo no futuro de nossas sociedades. Estamos preparando os jovens para viverem em um mundo diverso e complexo, em que a empatia, a compreensão e a colaboração são habilidades essenciais. Estamos construindo um mundo em que todos têm a oportunidade de contribuir com seus talentos e perspectivas únicas para o bem comum.

A caminhada inclusiva é desafiadora, mas recompensadora. Ela nos leva em direção a um mundo em que a diversidade é celebrada, a igualdade é valorizada e o potencial de cada indivíduo é realizado. É um caminho que nos lembra da responsabilidade de construir um mundo melhor para as gerações futuras, um mundo em que todos tenham a chance de brilhar e prosperar.

Ainda há um desafio significativo pela frente: precisamos converter informação em conhecimento. No entanto, se trabalharmos juntos para causar impacto, certamente conseguiremos elevar a qualidade da educação em diversos aspectos ao longo deste século.

Referências

ALVES, R. *A alegria de ensinar*. São Paulo: Ars Poética Editora, 1994.

CORTELLA, M. S. *A escola e o conhecimento: fundamentos epistemológicos e políticos*. São Paulo: Cortez, 2018.

CURY, A. J. *Pais brilhantes, professores fascinantes*. Rio de Janeiro: Sextante, 2003.

CURY, A. J. *O futuro da humanidade*. São Paulo: Arqueiro, 2005.

FREIRE, P. *Pedagogia do oprimido*. 42. ed. Rio de Janeiro: Paz e Terra, 2005.

08

NEUROCIÊNCIA PARA FAMÍLIAS
RECONEXÃO DE VÍNCULOS NO PROCESSO DE APRENDIZAGEM

Família, escola e terapeutas devem proporcionar oportunidades para que todo o processo de aprendizagem seja consolidado. Mas como? É necessário estabelecimento de vínculos, em detrimento do desenvolvimento das habilidades acadêmicas e de funções executivas. Neurociência, aprendizagem e comportamento: um processo de restabelecimento dos vínculos no processo de resgatar o gosto pelo aprender.

BRUNA BACICO

Bruna Bacico

Possui graduação em Filosofia pelo Centro Universitário Salesiano de São Paulo (2009). Tem experiência na área de filosofia, com ênfase em educação, atuando principalmente nos seguintes temas: ciências humanas; didática, filosofia da educação, filosofia para crianças e jovens; pedagogia salesiana, teoria do conhecimento. Trabalhou em escolas e projetos sociais na rede salesiana de escola, professora na Secretaria Estadual de Educação (Seduc-SP) como docente no ensino médio. Especialista em Gestão Escolar (FATEA-2016). Ênfase: formação de professores, orientação educacional. Prêmio Universitário 5 Estrelas: Rendimento Acadêmico, Estágio e TCC, Formação Complementar, Responsabilidade Social e Atitude – Centro Universitário Salesiano de São Paulo (2010). Professora colaboradora externa – grupo de pesquisa da UFG. Filosofia para crianças e adolescentes sob a coordenação do Prof. Dr. Wilson Paiva. Grupo de estudos em neurociência aplicada à educação. Pós-graduação em Psicopedagogia e Neuropsicopedagogia Clínica e Institucional. Professora em curso de pós-graduação; Pós-graduação em Neurociência e Tecnologias Aplicadas. Experiência com neuroalfabetização, gestão de projetos educacionais; neuromodulação TEA/TDAH, técnica em bio/neurofeedback. CEO da empresa PHILOSTECA®.

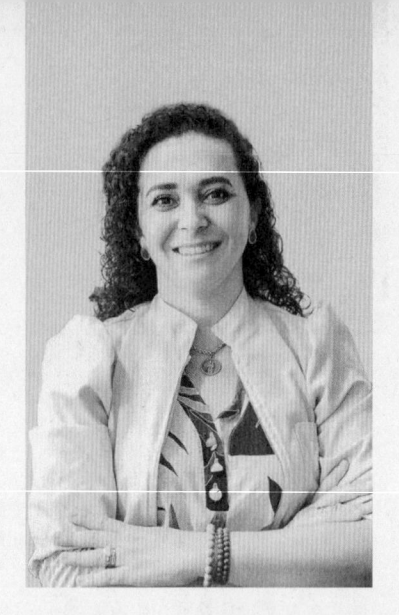

Contatos
Facebook e Instagram: @PHILOSTECA Bruna Bacico.
12 93085 5656 / 12 99752 8803

Demonstrar que pela abordagem de atendimentos neuropsicopedagógicos pautados na conduta de ciência multidisciplinar podemos resgatar a essência da infância e restabelecer vínculos entre o aprendente e sua família e estreitar novos laços de amizade com a jornada que todos nós trilhamos para aquisição da aprendizagem dentro do espaço escolar e além dele. Deste modo, aprendemos a ser, a conviver e a saber fazer pela práxis educativa o como recuperar o gosto pelo querer aprender, fator tão intrínseco à vida do ser humano. Por diversos motivos, na infância, se não temos alguém para conduzir nossos passos como aprendentes, toda experiência causadora de desgosto na vida das crianças, seja por qualquer motivo, por exemplo, ato negligente ou displicente, abre lacunas, desesperança e tolhimento na evolução do desenvolvimento de habilidades essenciais a serem adquiridas nessa fase, que é a mais importante à vida humana. Desde a gestação até a adolescência, somos abordados neste universo contemporâneo com uma enxurrada de opções para modelagem desta arquitetura, que é nosso cérebro. Mas como sermos assertivos nesse caminho de construção da aprendizagem deteriorada?

Na dinâmica habitual dos atendimentos clínicos pela abordagem da neurociência para família, analisamos as práticas pedagógicas, psicopedagógicas, psicológicas e de intervenções. Podemos compreender a neurodiversidade numa perspectiva mais filosófica do construto vital da existência humana, com experiências apreendidas ora reversíveis ou aparentemente irreversíveis pela percepção de alguns seres humanos diante dos transtornos desta vida, em que uns já nascem com, outros "adquirem", e ambos são impactados pelo ambiente em que vivem. Mas como resgatar o gosto pelo aprender em um cérebro típico e atípico?

Precisamos designar nosso intelecto para desenvolver e avançar juntos sem negligenciar a infância tanto da criança quanto do adolescente sob nossa responsabilidade. E, às vezes, até mesmo de seus pais.

Todos os envolvidos precisam se permitir querer saber trabalhar em prol de uma integração nas tomadas de decisões e conduzir e construir caminhos que respeitem crianças e adolescentes em seu processo natural de desenvolvimento humano. Enriquecidos por uma percepção integrada, temos que nos ocupar em ajudar essas crianças a preservar a cultura do aprender e não a traumatizá-las.

Pautada nos princípios de um acompanhamento multidisciplinar, a neurociência clínica é capaz de lidar integralmente com problemas complexos da aprendizagem e estruturar um novo caminho de diálogo entre a família e os profissionais cuidadores da infância para tal resolução de conflitos, sejam estes ocasionados tanto em ambiente familiar como escolar.

Nas sessões neuropsicopedagógicas com escuta ativa, melhoramos o vínculo da criança com seus pares e, no decorrer das avaliações e intervenções, discutimos quais são as funções e disfunções presentes no desenvolvimento cognitivo e comportamental deste aluno paciente. Nas diligências familiares, a causa raiz das queixas deve ser investigada. O que cada profissional precisa comunicar e conduzir de modo assertivo são mecanismos de como trazer de volta este interesse em querer aprender enquanto estabelece vínculo com a criança com o intuito de estimular habilidades que de fato repercutirão numa vida saudável e feliz dentro de uma infância que deve ser daqui para a frente bem planejada. Temos capacidade de intervir e desenvolver autonomia mesmo em meio à imprevisibilidade da vida social. Neste processo em que ocorreram tais frustrações, é crucial a cultura do aprender.

O profissional que deseja ter um aluno gênio precisa aprender a acessar métodos, memórias cognitivas e afetivas, independentemente se este cérebro a ser modulado é típico ou atípico. Entretanto, destacamos aqui o sentido de ser "gênio" no âmbito de a capacidade intelectual estar e manter preservada em sua condição natural o aprender. Isso é ser gênio. Mas como?

Para ajudar o cérebro a organizar tais estruturas nesta construção da memória e ajudar no processo de consolidação interna do ato de aprender, um aspecto de grande relevância é compreender a abordagem interventiva nos atrasos do neurodesenvolvimento. Deste modo, temos que avaliar integralmente a criança e, para isso, temos a neurociência, a psicologia cognitiva e a filosofia da educação.

Neste projeto, temos que nos conscientizar de que a primeira infância exige de nós tanto como pais quanto como profissionais atuantes no desenvolvimento da criança para que assim haja uma sociedade capaz de valorizar o bem mais precioso de uma nação, a família.

Compartilhar aqui experiência pedagógica, psicopedagógica e neuropsicopedagógica nos possibilita transmitir o conhecimento de que a sociedade atual necessita, pois é um trabalho corresponsável na formação identitária do cidadão brasileiro.

A experiência acadêmica deve nos capacitar de tal forma a elevar a qualidade dos atendimentos e estimular a aprendizagem das crianças em conjunto com seus pais. Visto que uma tarefa como esta, designada com o compromisso de ajudar a resgatar o gosto de querer aprender, é tão nobre e nós professores podemos influenciar toda a vida de um ser humano, assim como seus pais. Neste contexto, sabemos que as experiências boas e ruins adquiridas na primeira infância impactam a formação do cérebro humano.

Com as sessões neuropsicopedagógicas, podemos desconstruir experiências que não foram tão boas no processo de aquisição da aprendizagem e reorganizar as estruturas do aprender na vida dessa criança de modo mais significativo.

Podemos ensinar os pais, os professores e a equipe multidisciplinar que acompanham essa criança a resgatar o gosto pelo aprender, que é o que temos de precioso em nossas vidas, independentemente de ser uma criança típica ou atípica. Somos totalmente capazes de aprender habilidades motoras, de linguagem, de alfabetização, de memória e regulação do comportamento.

Pela via da experiência, podemos assegurar que cada ser humano seja respeitado em sua necessidade específica de aprendizagem, independentemente de a criança possuir necessidade específica de aprendizagem ou não. É necessário que os pais, em casos específicos de dificuldade na aprendizagem, saibam lidar com as queixas e os conflitos de seus filhos, mas nem sempre é assim que acontece. E, por isso, durante as sessões neuropsicopedagógicas com abordagem científica da neurociência clínica, podemos ajudar essas famílias realizando um trabalho de intervenção centrada na aprendizagem por meio da experiência.

Auxiliar os pais em casos específicos a superarem os obstáculos que os têm impedido de melhor viverem com seus filhos experiências enriquecedoras de suporte e aquisição da estrutura interna do sentimento – pensamento nos faz avançar cientificamente, o que nos dias de hoje é relevante para a ciência do comportamento. Com paciência, podemos ensinar o diálogo, proporcionar vivências e orientá-los da melhor forma sobre como o cérebro aprende a solucionar conflitos, os quais estes nos trazem em atendimento clínico. Com isso, ocorre melhor assertividade no atendimento neuropsicopedagógico para que possamos avançar no desenvolvimento das habilidades a serem adquiridas.

Ao lidar com a infância do aprendente, quando se recebe uma família para atendimento, reconhecemos uma criança que tem uma infância brilhante pela frente. Acima de tudo nos deparamos com aquela infância daquele adulto, que aqui conosco está pedindo ajuda para intervenção naquilo que observou de disfunção no aprendizado de seus filhos. Muitas vezes o processo de intervenção deve iniciar com os pais, que, por diversos motivos ainda têm demandas que estes não sabem lidar. Trazem dores da sua própria infância. As crianças demonstram o tempo todo as suas necessidades e o adulto nem sempre. É preciso romper barreiras de ambas as infâncias.

É um processo simples de compreender a formação do ser humano; portanto, é necessário respeitar o tempo de cada fase do desenvolvimento da criança. Para isso, temos a neurociência que muito tem de contribuição à formação dos pais, mediados por profissionais que se debruçam o tempo todo sobre pesquisas científicas e aperfeiçoamento de técnicas para trazer novas experiências no estabelecimento de vínculos entre pais e filhos, reconectando-os com uma nova realidade, validando suas potencialidades e assim lapidando os seus próprios talentos e minimizando os danos causados por uma infância não tão bem cuidada e, a partir disso, gerar uma infraestrutura social capaz de valorizar o ambiente como mecanismo de estruturação das habilidades motoras acadêmicas e de habilidades socioemocionais.

Consequentemente, temos que pensar no equilíbrio das ações para melhor interação social, seja em casa, seja na escola e em espaços públicos ou privados, independentemente de quem estará na liderança do aprendizado dessa criança. Estas pessoas assumem os seus compromissos de fato com a educação para a cidadania, uma vez que a neurociência tem trazido resultados eficazes e eficientes para a reestruturação deste caminho desejado de construção da aprendizagem por meio da experiência. Todos nós nascemos com condições de aprender. Na infância, recebemos instruções para desenvolvermos nosso potencial.

Nem todas as instruções que recebemos favorecem tal desempenho de nos apropriar para a aquisição e validação do conhecimento, o que gera durante toda a nossa vida déficits na aprendizagem.

No momento de aquisição de identidade e maturação do projeto de vida e plano de ação, somos capazes de observar que o próprio cérebro em desenvolvimento assume o controle das situações que não foram tão boas, pois o ser humano em sua infância tem necessidade de aprender com dignidade.

A criança tem por natureza na sua condição humana, e que se sobrepõe ao ambiente ruim de aprendizagem, a curiosidade, uma estrutura interna propulsora de aquisição do "por quê?" e do que "as coisas são". Isto é, o tempo todo ela procura aprender com problemas do cotidiano, sejam estes simples, sejam complexos.

Existem situações em que a infância dói, visto que família e escola andam em desconexão e desapropriam o querer aprender das crianças, gerando disfunções e rupturas neste ato tão inato a nossa vida humana.

Desde nossa vida uterina, os estímulos estão por toda a nossa volta e o cérebro humano começa a distinguir aquilo que de fato deixará marcas de uma vida saudável, sem negligência de cuidados básicos para nossa garantia de direitos, na aquisição de educação, o que se sobrepõe ao ato de sermos cuidados não só pelas nossas famílias, mas também pelos profissionais que são responsáveis por estimular nosso cérebro na aquisição de habilidades, sejam estas acadêmicas, sejam habilidades de interação social e de comunicação global do nosso desenvolvimento. O tempo todo devemos nos conscientizar de que, perante ambientes densos de problemas geradores de atos violentos, autoritários e de negligência, a infância adquire marcas de sofrimento. Pela neurociência e tecnologia aplicada, conseguimos acessar essas informações numa abordagem de anamnese aprofundada de investigação da raiz que vai explicar a razão de esta criança não mais querer aprender. Chega o momento de identificar de onde vem tamanha desesperança deste cérebro recusar aquilo que é inato em nossa condição humana.

Uma anamnese feita com a família, nestes casos, tem a finalidade de reconstruir laços de amizade entre o ser da criança e o que ela é capaz de aprender, seja sobre si mesma, seja sobre os outros nesse vínculo de identificação de seu potencial deteriorado em decorrência de péssimas experiências, que podem ser familiares e escolares na aquisição do conhecimento.

O cérebro humano passa por remodelação e, para isso, devemos nos concentrar e investir na primeira infância, preservando toda a conectividade do ambiente, que deve ser acolhedor, atento às necessidades da criança. Capaz de estimular funções cognitivas de linguagem, capacidades sensoriais desde a vida intrauterina; aliás, tudo começa na gestação.

Assim também deve ser a gestação de uma pátria, a qual deve reconstruir as experiências sociais de modo que a violência seja erradicada e a educação priorizada numa via de comunicação não violenta, ensinando uns aos outros o benefício de educar a criança e o adulto que em sua infância não teve experiências proporcionadoras de cultura de paz.

Para que haja o desenvolvimento pleno da infância, é necessário interação social com pais e profissionais mediadores de uma educação para a vida adulta que assumam suas responsabilidades, e também se curam em vez de depositarem traumas nas experiências das crianças. Sejam estes adultos condutores de infância sem negligências, proporcionando experiências enriquecedoras de novas conexões no processo aquisitivo do conhecimento.

Segundo John Dewey (1979), a maior parte dos erros educacionais sobre conceitos e definição de generalização resulta de falsa separação estabelecida entre fatos e significações, uma aprendizagem acadêmica desassociada da vida do cotidiano. Nesta dimensão, podemos dizer que não é o que se faz, mas o estado de espírito com que se faz que determina se uma atividade é utilitária ou se é espontânea e criadora.

Assim deve ser o comportamento dos adultos que acompanham essa infância em suas mãos, sejam esses adultos pais, sejam profissionais da educação e da saúde envolvidos numa prática de ciência multidisciplinar capaz de sanar as dores adquiridas na infância. Afinal, as ciências nasceram das ocupações.

Na atualidade, a garantia dos direitos de uma educação para a cidadania exige de nós mecanismos externos para ajudar a criança a desenvolver as faculdades do intelecto e atingir o objetivo final, que é o desenvolvimento de sua autonomia.

Precisamos de disposição contínua para resolução de casos que nos serão confiados e para a geração de vínculos entre mente e coração deteriorados pela má experiência coletiva da construção do aprendizado. Depende de cada um de nós reconectar o belo, o sagrado da vida, pelo viés de gestar uma sociedade construtora do vínculo de paz, valorizar o brincar, momentos de família, momentos de boas experiências no desenvolvimento da vida na escola e durante as sessões de terapia.

É um movimento que podemos comparar a uma orquestra em que o maestro, ao ditar as novas notas, após um erro de execução, faz que todos os envolvidos adquiram experiência e valorização da falibilidade do erro como propósito de nova aquisição de aprendizagem pela experiência adquirida em conjunto com seus membros.

Um erro aceitável é característica do movimento natural do aprender enquanto o cérebro adquire novas memórias cognitivas e emocionais para assim desenvolver uma nova visão de mundo, de si mesmo e do que de fato é a infância.

Este maestro, por sua experiência, instiga a infância de seus músicos a arpejarem um novo arranjo de notas harmônicas no ambiente desarmônico, sendo assim estruturado um novo ambiente capaz de repercutir novas melodias de acolhimento e sincronia no aprendizado.

Ele constrói com seus músicos rigor acadêmico num ato tão natural que é a resolução de conflito para juntos compor em uma nova música, um novo compasso, sem perder a essência daquilo que é a mensagem de tal apresentação. Com maestria, e sincronização de cada nota dos instrumentos de sua orquestra, desperta novos aprendizados, construindo sabedoria, pois reconhecem suas limitações e assim não negligenciam as necessidades de cada um que constitui a orquestra.

O papel do neuropsicopedagogo é restabelecer com leveza a aquisição da aprendizagem sem deixar de lado estas exigências e o rigor acadêmico permeado de ludicidade para a evolução da vida na infância. Isto é prioridade neste processo de estreitar laços de humanidade com autêntica mediação no eterno caminho do infante aprender, o que diz respeito à estrutura interna do pensamento, sentimento e comportamento. Novas sinapses.

Toda avaliação e intervenção centrada numa abordagem neurocientífica é capaz de aproximar e estreitar laços onde só havia desesperança de não mais aprender. Memórias cognitivas e afetivas começam novamente a serem adquiridas e uma nova infância começa a aparecer. Famílias, escolas e neuroterapeutas, estejamos de prontidão para nesta pátria formarmos juntos bons cidadãos. Sirvamos uns aos outros pela cultura do aprender todos os dias, sermos bons seres humanos e, para isso, temos a neurociência gerando aprendizagem e bons comportamentos, equilibrando nossas vontades e liderando nosso próprio caminho social de aquisição de sabedoria pela via da experiência.

O mundo é rico de oportunidades de preservação da infância. Depende de cada um de nós que o que está por vir na infância de nossas crianças jamais passe por um caminho desnecessário do sofrer por negligenciar-lhes o ensinamento sobre como superar tais frustrações, pois este sofrimento que se adquire com comportamentos de violência é desnecessário à formação de nossa mente e cognição.

É um atraso para qualquer nação que preze pela emancipação da vida social aprender pelos mecanismos da violência sofrida. Respeite-se cada um em suas necessidades específicas de aprendizagem.

Contudo, entendemos que precisamos tratar melhor as crianças e ensiná-las a aprender a conviver em meio às adversidades e a reerguer-se como seres humanos e não como depósito de informações. Não precisamos de pessoas que agem como se estas fossem um alojamento desregulatório de consciência, mas de adultos maduros o suficiente para cuidarem delas com amor e dignidade.

O processo de reintegração da experiência e aquisição de habilidades acadêmicas no período escolar faz que a infância supere a ignorância de que só vamos para a escola para aprender a socializar, mas que também faz parte deste caminho educacional entender por que e como a humanidade de maneira eficaz e eficiente precisa do outro para adquirir conhecimento, sendo validado pela experiência constituída em seus respectivos grupos sociais.

O diálogo entre as pessoas sobre qual é o melhor método para sanar os problemas individuais que se esbarram na vida coletiva evolui à compreensão na medida em que nos tornamos protagonistas de uma pátria que valoriza a infância, trazendo formação continuada aos professores e permitindo que os pais participem da vida escolar de seus filhos e estes assim aceitem.

Referências

COSENZA, R. M. *Neurociência e educação: como o cérebro aprende.* Porto Alegre: Artmed, 2011. p. 151.

DEWEY, J. *Como pensamos como se relaciona o pensamento reflexivo com o processo educativo: uma reexposição.* Tradução: Haydée Camargo Campos. 4ª ed. São Paulo: Nacional, 1979. vol. 2. 292 p.

HERCULANO-HOUZEL, S. *O cérebro adolescente: a neurociência da transformação da criança em adulto.* Edição Kindle, 2015.

ROTTA, N. T.; OHLWEILER, L.; RIESGO, R. S. *Transtornos da aprendizagem: abordagem neurobiológica e multidisciplinar.* 2. ed. Porto Alegre: Artmed, 2016. p. 469-486.

09

NEUROFEEDBACK
UMA OPÇÃO PARA TRATAMENTO DAS DIFICULDADES DE APRENDIZAGEM

Este capítulo aborda bases neuroanatômicas e eletroencefálicas vinculadas ao contexto emocional de aprendizagem e comportamento, associando as possibilidades de tratamento com a autorregulação neuromodulatória com foco no neurofeedback.

PAULO CEZAR DO NASCIMENTO FILHO

Paulo Cezar do Nascimento Filho

Bacharel em Psicologia pela Universidade da Amazônia (UNAMA), mestre em Educação pela Universidade Federal do Ceará, com formações nacionais e internacionais em Neurofeedback e Biofeedback. Atualmente, é CEO da Bioneuro.

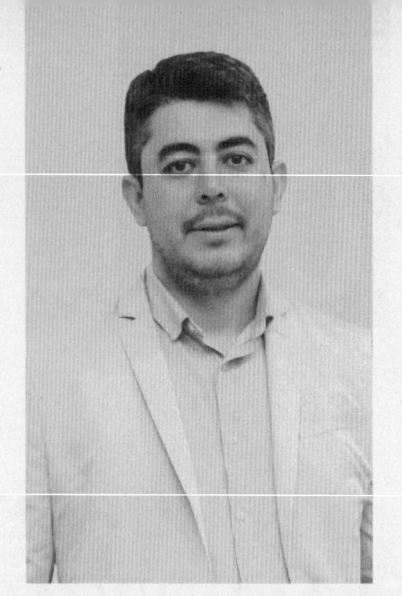

Contatos
https://bioneuro.eduvem.com/#
contato@bioneuromodulacao.com
85 99696 7760

As dificuldades de aprendizagem afetam uma parte da nossa população infantil e adolescente. A dificuldade de leitura e escrita, denominada dislexia, afeta cerca de 10% da população mundial. Imaginando que os padrões genéticos são de grande relevância, há em torno de 70% de chance de pais com algum tipo de dificuldade de aprendizagem gerarem filhos com dificuldades similares, e não podemos deixar de comentar sobre as dificuldades de atenção que, não sendo consideradas um prejuízo de aprendizado, podem causar dificuldades na vida acadêmica das crianças, como o TDAH (transtorno de déficit de atenção e hiperatividade), que afeta um grande número de crianças, ocasionando vários prejuízos nos contextos de aprendizagem, social e emocional.

As avaliações deste público não podem ser realizadas de maneira fracionada. Precisamos entender que esta criança, adolescente ou adulto está envolvido em vários contextos, e a presença de uma dificuldade de aprendizagem vai afetar de maneira direta todos os âmbitos de vida deste ser humano. Então, não teremos apenas problemas na área acadêmica, mas em todos os eixos no que cerne à existência humana. Um fato relevante é que nos casos de patologias como depressão, ansiedade e abuso de substâncias psicoativas em adolescentes e adultos é comum que estes apresentem o diagnóstico de dificuldades de aprendizagem e TDAH.

Simultaneamente ao avanço da tecnologia, estamos vivendo uma era de abuso de atividades tecnológicas, como uso de tablet, videogame e televisão, o que vem sendo muito marcante em nossas crianças, porém também precisamos ressaltar que a utilização de fatores tecnológicos como os descritos pode constituir pontos positivos para o desenvolvimento de contextos de inteligência tecnológica. Então, precisamos entender esses fatores atuais e assim conseguir realizar um equilíbrio entre tais funções.

Quando a infância dói

Quando falamos de atividades cognitivas, as estruturas encefálicas são de grande importância. Assim, vamos fazer uma pequena revisão das estruturas vinculadas à dificuldade de atenção e aprendizado. Em primeiro lugar, o encéfalo é dividido em duas estruturas lateralizadas chamadas de hemisférios, sendo o hemisfério esquerdo muito ligado às atividades concretas e à linguagem, e nosso hemisfério direito, vinculado às funções mais abstratas e a processos de imaginação.

Os lobos são divididos em lobo frontal, responsável pelas atuações das funções executivas, ou seja, habilidade de executar atividades e tarefas, e lobo temporal, que atua diretamente na compreensão dos processos auditivos, já que nele temos nosso córtex auditivo, também relacionado com memória e reconhecimento de objetos. Temos ainda o lobo parietal, associado com nossa vinculação com o mundo externo, assim como a percepção do nosso entorno, e o lobo occipital, vinculado com nossa atividade visual. Agregamos também o lobo da ínsula, que fica na parte interna cerebral, com sua atividade emocional.

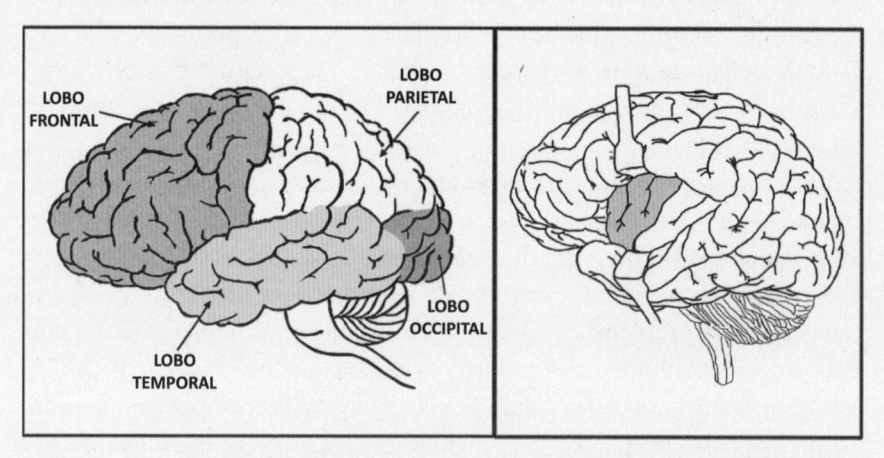

Temos mais duas áreas de muita importância nesta questão. A primeira é denominada cingulado anterior, que se relaciona com a capacidade de controle inibitório cerebral, regulando nossas atividades de atenção, concentração, decisões, inibição de desejos e estímulos, e a segunda região que precisamos entender é a união entre o lobo frontal e o parietal, composta pelo giro pré-central e pós-central e conhecida como área sensório-motora (a estrutura anterior está ligada às atividades motoras e a região mais posterior está vinculada com a parte de percepção), que vamos descrever como área central.

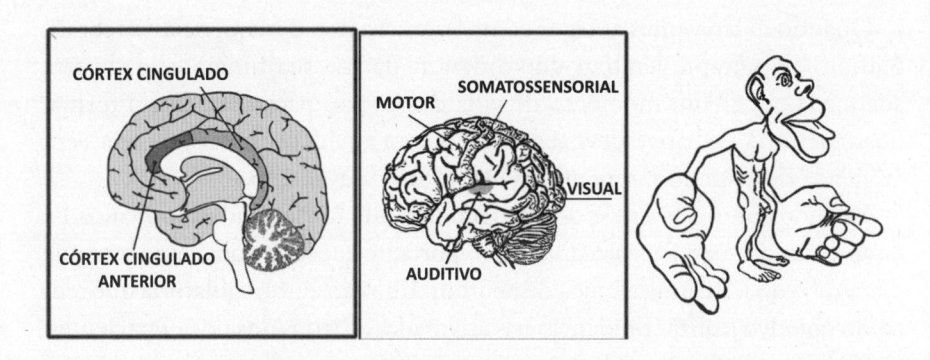

Agora precisamos acrescentar em nossa discussão o entendimento das atividades elétricas do cérebro. Falaremos especificamente de algumas atividades (também nomeadas de ondas ou frequências) de delta, teta, alfa, beta e gama, que marcam a funcionalidade de uma região específica do encéfalo.

A frequência delta é gerada em regiões encefálicas mais internas, sendo distribuída para o córtex de maneira difusa, ou seja, para todo o córtex cerebral, sendo sua função principal a atividade de sono profundo, podendo também ser marcador de prejuízos de lesões encefálicas.

A frequência teta é gerada em uma região específica do encéfalo, denominada tálamo; desta forma, envia-se esta atividade elétrica com maior quantidade para a região do cingulado anterior, entendendo que a frequência teta está vinculada com atividades comportamentais de mentalização, memória, atenção internalizada, estados meditativos, relaxamento, assim como padrões iniciais do sono.

A frequência alfa, também gerada na região talâmica, por sua vez é enviada para a parte posterior da cabeça, parietais e occipitais, e tem como características comportamentais estados de tranquilidade, relaxamento e atenção.

Para descrevermos a faixa de frequência beta, que é gerada diretamente no córtex, é necessário realizar uma separação dentro dessa faixa, assim como entendemos que beta SMR (ritmo sensório-motor) é uma frequência vinculada às regiões motoras encefálicas, estando diretamente ligada com relaxamento muscular, qualidade de sono, tônus muscular relaxado e capacidade de controle motor. Em seguida, analisamos uma frequência denominada como beta 1, vinculada diretamente com atividades cognitivas, foco concentrado, realização de tarefas e atividades funcionais e, por último, temos a atividade beta rápida, descrita como uma atividade vinculada com ansiedade, excitabilidade encefálica exacerbada, estresse, entre outros.

Quando descrevemos as bases comportamentais das frequências cerebrais, é muito importante lembrar que cada atividade e sua funcionalidade será adequada em algum momento de vida dos nossos pacientes. Desta forma, nosso período avaliativo deve ser descrito com atividades basais, ou seja, sem atividade descrita no momento da realização da avaliação.

Quando temos o interesse de estudar o tratamento vinculado às dificuldades de aprendizagem e o neurofeedback, é importante que tenhamos como base que o neurofeedback é uma técnica de neuromodulação autorregulatória que tem como objetivo realizar mudanças nas atividades elétricas dos nossos pacientes.

Já observamos neste capítulo que existem alguns tipos de atividades elétricas que atuam de maneira rítmica no nosso cérebro; portanto, vamos à compreensão de um dos exames que avaliam de modo funcional essas atividades, intitulado como eletroencefalograma (EEG), que é a base para nosso processo avaliativo, pois não adiantaria termos todo o conhecimento das frequências cerebrais, bases comportamentais e estruturas encefálicas se não tivermos marcadores adequados vinculados com tais dificuldades.

Desta forma, temos na literatura científica descrições de várias formatações eletroencefálicas e comportamentais que são apresentadas em pacientes com dificuldades de aprendizagem e leitura, dentre elas temos dois marcadores principais a serem observados em nossos pacientes.

O primeiro, sendo um dos principais marcadores de maturidade encefálica e atividade cognitiva, seria o que denominamos de ritmo dominante posterior, que é apresentado pela maior amplitude eletroencefálica da parte posterior da cabeça (parietais e occipitais), tendo seu padrão ideal em 10Hz de frequência, sendo a maior amplitude visualizada no encéfalo. Quando esta atividade está abaixo do padrão, é sugerido algum tipo de dificuldade de aprendizagem ou atraso no desenvolvimento da maturidade encefálica. Logo a seguir, temos dois exemplos: um encéfalo dentro do padrão normativo e outro encéfalo com atividade abaixo do esperado.

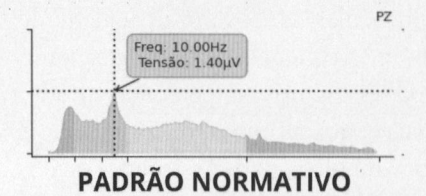

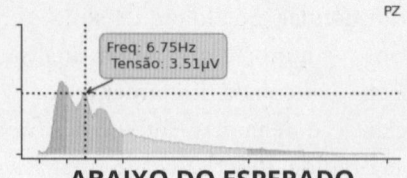

O segundo é um marcador de assimetria. A assimetria é a diferença de atividade elétrica entre duas áreas do encéfalo, sendo que essas áreas estão localizadas em hemisférios distintos, por exemplo, em dois marcadores de dificuldade de leitura teríamos uma assimetria hemisférica nas regiões de brocar (f7) comparado a sua estrutura hemisférica inversa, e assimetria da região de Wernik (T5) comparado com sua estrutura hemisférica inversa. Desta forma, a comunicação hemisférica está prejudicada, gerando em nosso paciente um prejuízo significativo na compreensão, estruturação e reconhecimento das atividades linguísticas.

Após o reconhecimento desses padrões em nossos pacientes, realizamos um estudo de protocolos específicos a serem realizados nos pacientes em questão. Tais protocolos têm o interesse de realizar alterações eletroencefálicas para obter assim um melhor equilíbrio das atividades funcionais e do comportamento do paciente.

Contudo, no tratamento com neurofeedback realizamos um formato descrito como ciclo de feedback, que é composto pela captação das atividades elétricas encefálicas, reconhecimento destes padrões, entrega do feedback desses padrões de maneira lúdica ao paciente; desta forma, trabalhando com a comunicação encefálica, apresentamos ao encéfalo uma forma mais funcional de comportamento. Com o objetivo de que o tratamento com neurofeedback tenha resultados satisfatórios, é de suma importância a utilização de equipamentos de extrema qualidade, assim como sistemas de tratamento de eficácia comprovado, visto que o ciclo de feedback deve estar abaixo de 250 milissegundos.

Deste modo, o neurofeedback vem se apresentando como uma técnica complementar extremamente eficaz para o tratamento de pessoas com dificuldades de aprendizagem e leitura, assim como também pode ser utilizado para outros quadros patológicos e não patológicos com o intuito de promover funções encefálicas mais equilibradas e assim proporcionar aos nossos pacientes comportamentos mais adequados em seu contexto de vida diária.

Referências

BAUMGARTEN, T. J.; NEUGEBAUER, J.; OELTZSCHNER, G.; FÜLLENBACH, N. D.; KIRCHEIS, G.; HÄUSSINGER, D.; et al. Connecting Occipital Alpha Band Peak Frequency, Visual Temporal Resolution, and Occipital GABA Levels in Healthy Participants and Hepatic Encephalopathy

Patients. *Neuroimage Clin*, v. 9, n. 20, p. 347-356, ago. 2018. doi: 10.1016/j.nicl.2018.08.013. PMID: 30109194; PMCID: PMC6090010.

CANDELARIA-COOK, F. T.; SCHENDEL, M. E.; FLYNN, L.; CERROS, C.; KODITUWAKKU, P.; BAKHIREVA, L. N.; HILL, D. E.; STEPHEN, J. M. Decreased Resting-State Alpha Peak Frequency in Children and Adolescents with Fetal Alcohol Spectrum Disorders or Prenatal Alcohol Exposure. *Dev Cogn Neurosci*, v. 57, 101137, out. 2022. doi: 10.1016/j.dcn.2022.101137. Epub 2022 Jul 16. PMID: 35878441; PMCID: PMC9310113.

CELLIER, D.; RIDDLE, J.; PETERSEN, I.; HWANG, K. The Development of Theta and Alpha Neural Oscillations From Ages 3 to 24 years. *Dev Cogn Neurosci*, v. 50, 100969, ago. 2021. doi: 10.1016/j.dcn.2021.100969. Epub 2021 May 31. PMID: 34174512; PMCID: PMC8249779.

CUTINI, S.; SZŰCS, D.; MEAD, N.; HUSS, M.; GOSWAMI, U. Atypical Right Hemisphere Response to Slow Temporal Modulations in Children with Developmental Dyslexia. *Neuroimage*, v. 143, p. 40-49, dez. 2016. doi: 10.1016/j.neuroimage.2016.08.012. Epub 2016 Aug 9. PMID: 27520749; PMCID: PMC5139981.

FRESCHL, J.; AZIZI, L. A.; BALBOA, L.; KALDY, Z.; BLASER, E. The Development of Peak Alpha Frequency From Infancy to Adolescence and Its Role In Visual Temporal Processing: A Meta-analysis. *Dev Cogn Neurosci*, v. 57, 101146, out. 2022. doi: 10.1016/j.dcn.2022.101146. Epub 2022 Aug 9. PMID: 35973361; PMCID: PMC9399966.

KROPOTOV, J. D. Quantitative EEG, Event-Related Potentials and Neurotherapy. *Academic Press*, 2010.

LENT, R. *Neurociência da mente e do comportamento*. Editora Lab, 2008.

MANNING, C.; HASSALL, C. D.; HUNT, L. T.; NORCIA, A. M.; WAGENMAKERS, E. J.; SNOWLING, M. J.; SCERIF, G.; EVANS, N. J. Visual Motion and Decision-Making in Dyslexia: Reduced Accumulation of Sensory Evidence and Related Neural Dynamics. *J Neurosci*, v. 42, n. 1, p. 121-134, 5 jan. 2022. doi: 10.1523/JNEUROSCI.1232-21.2021. Epub 2021 Nov 15. PMID: 34782439; PMCID: PMC8741156.

MONTENEGRO, M. A.; CENDES, F.; GUERREIRO, M. M.; GUERREIRO, C. A. M. *EEG na prática clínica*. Thieme Revinter Publicações LTDA., 2018.

PAPAGIANNOPOULOU E. A.; LAGOPOULOS, J. Resting State EEG Hemispheric Power Asymmetry in Children with Dyslexia. *Front Pediatr*, v. 4, p. 11, 24 fev. 2016. doi: 10,3389/fped.2016.00011. PMID: 26942169; PMCID: PMC4764697.

PERERA H.; SHIRATUDDIN, M. F.; WONG, K. W. Review of EEG-based Pattern Classification Frameworks For Dyslexia. *Brain Inform*, v, 5, n. 2, p. 4, 15 jun. 2018. doi: 10.1186/s40708-018-0079-9. PMID: 29904812; PMCID: PMC6094381.

REDA, F.; GORGONI, M.; D'ATRI, A.; SCARPELLI, S.; CARPI, M.; DI COLA, E., et al Sleep-Related Declarative Memory Consolidation in Children and Adolescents with Developmental Dyslexia. *Brain Sci*, v. 11, n. 1, p. 73, 8 jan. 2021. doi: 10.3390/brainsci11010073. PMID: 33429959; PMCID: PMC7826880.

SANTOS JÚNIOR, F. F. U.; SANTANA, J. R.; SOUZA, K. C. L. *Memória, aprendizado e saúde.* Fortaleza: Centro Universitário Estácio do Ceará, 2018.

ZHOU, P.; WU, Q.; ZHAN, L.; GUO, Z.; WANG, C., et al Alpha Peak Activity in Resting-State EEG is Associated with Depressive Score. *Front Neurosci*, v. 17, 1057908, 7 mar. 2023. doi: 10.3389/fnins.2023.1057908. PMID: 36960170; PMCID: PMC10027937.

10

O ANALFABETISMO É USURPAÇÃO DE DIREITO

Neste capítulo, uso somente minha experiência de mais de 32 anos na educação básica, em escolas públicas de Minas Gerais, para levar a gestores, educadores, pais ou responsáveis, comunidade escolar, autoridades e demais integrantes da sociedade civil, entendimento dos motivos pelos quais "a infância dói" mais tarde, na adolescência ou na vida adulta, em decorrência das experiências negativas vividas na primeira infância, dentro do espaço escolar.
As abordagens que faço, quando da citação das leis, não têm propriedade acadêmica nem de autoridade no campo jurídico. Apenas ilustram que basta o mínimo de conhecimento dos envolvidos, na missão de educar e formar, para fazer acontecer de fato a educação prevista na Constituição Federativa do Brasil e demais leis.

GISLENE MARIA BICALHO

Gislene Maria Bicalho

Professora. Tem licenciatura plena em Português/Inglês e suas literaturas; especialização pela Universidade Federal de Juiz de Fora/MG. Foi docente do ensino fundamental e médio, na E.E. Prefeito Antônio Arruda, em Guiricema/MG, sua cidade natal, onde também exerceu o cargo de direção. Foi diretora da Superintendência Regional de Ensino de Ubá/MG, cidade em que terminou o exercício do magistério, na E.E. Raul Soares. Foi dirigente da Secretaria Municipal de Educação, Cultura, Turismo, Esporte e Lazer de Guiricema. Palestrante da área educacional, com abordagens precisas sobre assuntos do cotidiano escolar.

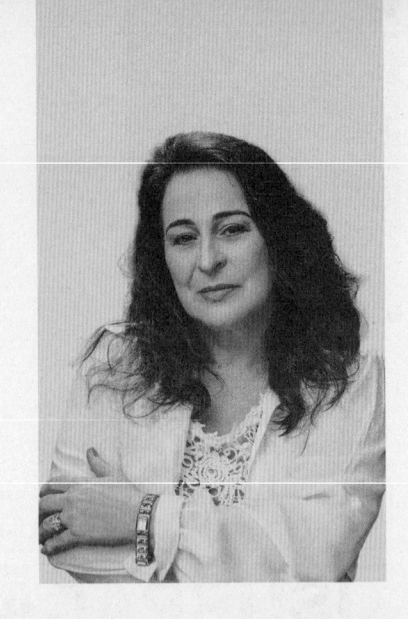

Contatos
gislenemariabicalho@gmail.com
Instragram: @gislenebicalho2804
Facebook: Gislene Maria Bicalho
Celular: 32 98512 9932
WhatsApp: 32 99995 9363

A segregação educacional no Brasil acontece desde sua colonização, quando os padres jesuítas aqui chegaram, em 1549, com a missão de ensinar as primeiras letras aos aborígenes e catequizá-los. Essa atividade durou aproximadamente dois séculos, restrita às crianças do sexo masculino. Durante esse período, criaram os primeiros colégios, administrados pela Companhia de Jesus, que receberam grandes investimentos, onde estudaram os filhos dos colonos e das pessoas mais abastadas. Mas a atividade de contar, ler e escrever também continuava nas escolas transitórias das missões e em algumas residências.

Quando foram expulsos de Portugal, em 1759, os jesuítas que aqui se encontravam também tiveram de deixar o Brasil Colônia. Portanto, a educação ficou abandonada por quase 200 anos. Somente em 1808, com a chegada da família real, houve uma retomada das escolas com mais investimentos e cursos, visando ao atendimento das novas demandas da elite. Em 1840, quando D. Pedro II subiu ao trono, 92% da população eram de analfabetos. Esse percentual foi substancialmente reduzido, chegando a 56%, em 1889, devido aos grandes investimentos e incentivos que o monarca fez, como a construção de faculdades e escolas.

Posteriormente, em 1880, um fato acontecido ilustra a predominância aristocrática da educação: a edição da Lei Saraiva, que determinava o voto escrito e assinado em ata, e que, após ser reescrita pelo Senador Rui Barbosa, fora aprovada com a condicionante de que o eleitor, além daqueles requisitos, comprovasse também uma condição econômica que, mesmo sendo ínfima, elevou ainda mais o nível de segregação.

> Aprovado na Câmara em 25 de junho de 1880, por imensa maioria de votos, o projeto Saraiva é levado ao Senado em 1º de julho daquele ano. Durante as discussões, o senador Cristiano Ottoni, em discurso no dia 14 de outubro, enfatiza que, de todas as exclu-

sões previstas no projeto, a que menos repugna é a exclusão dos analfabetos: "[...] o governo da sociedade pertence à inteligência e não à massa bruta [...]." O senador vê na exclusão dos analfabetos outro benefício: "[...] a eliminação dos capangas, homens que se alugam para fazer desordens nas eleições, quase todos analfabetos [...]" (SENADO, ANAIS, 1880, p. 54).

Bem depois da Proclamação da República, a primeira Lei de Diretrizes e Bases da Educação (LDB) teve sua aprovação, em 1961, com a obrigatoriedade do ensino primário de quatro anos e do ginásio e colegial de oito a nove anos. Na sua republicação, em 1971, garantiu a escola pública gratuita a todos, com a oferta do 1º grau em oito anos. Depois da Constituição de 1988, a última Lei de Diretrizes e Bases da Educação entrou em vigor a partir de 1996, com obrigatoriedade de creche, educação infantil, ensino fundamental e médio. Outras leis advieram e conjugam com o que está capitulado na Carta Magna e na LDB, garantindo a todos os mesmos direitos, deveres, proibições e penalidades no que tange à formação integral da criança.

O Brasil, de acordo com o último censo demográfico do IBGE, tem 203,1 milhões de habitantes, espalhados em toda sua diversidade regional, que são incapazes de cobrar das autoridades o que lhes é de direito, conforme consta do art. 205, da Constituição Federal: "A educação, direito de todos e dever do Estado e da família." A clareza e precisão das palavras traduzem todo o objetivo da existência da escola. Mas, mesmo havendo determinação legal, sobejando acontecimentos de natureza sócio-político-econômicas somados ao expressivo avanço da ciência e aos efeitos sociais da globalização, ainda mantivemos um número inaceitável de analfabetos e analfabetos funcionais, codinome para os que têm domínio da leitura e escrita, mas o fazem com pouca propriedade. Estes dois grupos somam mais de 1/3 da população total.

O século XXI chegou envolto em altas tecnologias, mas o fracasso escolar se multiplicou, bem como a impotência diante dele. E, desde a segunda metade do século passado, os resultados insatisfatórios das avaliações, das análises estatísticas e as cobranças dos diversos segmentos da sociedade, das instituições de poder, dos organismos internacionais já batiam à nossa porta, acompanhados de exemplos bem-sucedidos de outros países, que têm sistemas educacionais sólidos e exitosos.

Mas o que mais fere a dignidade cidadã é saber que muitos dos que estão entre os analfabetos funcionais já passaram pela educação básica ou até superior. O percentual é fruto de pesquisas que acenam para os resquícios do péssimo ensino básico, cujos concluintes optam por cursos de licenciatura à distância ou faculdades que oferecem formação insuficiente. Depois, replicam a incapacidade acadêmica nas salas de aula, acentuando, ainda mais, a falta de condição de a educação básica, que é literalmente a base, dar a devida condição ao aluno de prosseguir com êxito pelas etapas subsequentes.

O advento da globalização e comunicação em tempo real possibilitaram a todos, e também aos que têm baixo nível de letramento, compreender que a rigidez das normas e o seu não cumprimento são muito sérios, principalmente por se tratar de criança, de negligenciar seus direitos ou violá-los. No entanto, os números sinalizam que muitos dos que estiveram na escola não dominam o que foi delimitado para período frequentado. Isso vem prejudicando gerações, provocando dores e perdas irreparáveis, bem como graves estigmas e problemas sociais.

A educação é um direito humano internacionalmente reconhecido, desde 1948, pela Declaração Universal dos Direitos Humanos, quando a vê como instrumento de promoção dos direitos e da liberdade que defende. E, aqui no Brasil, as leis são em abundância e preveem com rigidez o direito humano à educação. A Constituição Federal, no art. 205, diz: "A educação, direito de todos e dever do Estado e da família, será promovida e incentivada com a colaboração da sociedade, visando ao pleno desenvolvimento da pessoa, seu preparo para o exercício da cidadania e sua qualificação para o trabalho"; no art. 206: "O ensino será ministrado com base nos seguintes princípios: I – igualdade de condições para o acesso e permanência na escola." A Lei de Diretrizes e Bases da Educação Nacional diz, no art. 2º: "A educação, dever da família e do Estado, inspirada nos princípios de liberdade e nos ideais de solidariedade humana, tem por finalidade o pleno desenvolvimento do educando, seu preparo para o exercício da cidadania e sua qualificação para o trabalho."

Para o fiel cumprimento desses pressupostos, há uma infinidade de outras leis, resoluções e decretos que determinam a competência de cada ente da federação, de cada sujeito envolvido no processo ensino-aprendizagem, e preveem: direitos, deveres, proibições, penalidades, regulamentação dos trabalhos, ações e financiamento, ou seja, todo o aparato que envolve a realização do serviço fim da Constituição Federal: a educação.

E, para garantir isonomia ao discente, independentemente de sua condição socioeconômica, do lugar do país em que se encontra, da escola em que vai estudar, há a Base Nacional Comum Curricular – documento normativo para as redes de ensino público e privado, usado como referência na elaboração dos currículos escolares, propostas pedagógicas, avaliações e todas as atividades de natureza pedagógica.

A família é o pilar sobre a qual se assentam o Projeto Político-Pedagógico e o Regimento Escolar, que são documentos norteadores da política educacional de cada instituição, cuja fundamentação está no art 1º da Lei de Diretrizes e Bases da Educação: "A educação abrange os processos formativos que se desenvolvem na vida familiar, na convivência humana, no trabalho, nas instituições de ensino e pesquisa, nos movimentos sociais e organizações da sociedade civil e nas manifestações culturais." Partindo do princípio aí estabelecido, a escola irá discutir e documentar o trabalho pedagógico para cada ano de escolaridade, visando alcançar o que está na Base Nacional Comum Curricular, com a coparticipação e corresponsabilidade de todos os segmentos escolares.

O Estatuto da Criança e do Adolescente, em seu art. 55, diz: "Os pais ou responsável têm a obrigação de matricular seus filhos ou pupilos na rede regular de ensino. E participar, ativamente, do ensino escolar, acompanhar a rotina e a educação do estudante, bem como se atentar e cumprir as orientações da escola." A imposição aqui delineada prescinde da constituição do lar, porque há alguém, legalmente figurando na vida e na educação de toda criança, sendo responsável por sua frequência e aprendizagem. À vista disso, a criança tem, no âmbito jurídico, a pessoa que responde por seus atos, ou seja, é aquela que assina seu documento de matrícula e é efetivamente a pessoa constituída de obrigações para com sua vida escolar, não havendo motivo para abdicá-la do direito à educação.

O espaço escolar deve ser contemplado com os ambientes, ajustes arquitetônicos, recursos humanos e materiais para os níveis de aprendizagem que oferece. Ainda que não os tenha na integralidade, o que mais difere uma escola da outra é o convívio diário, o enriquecimento pelas trocas, a construção e estabelecimento de vínculos sociais e de amizade, que nascem espontaneamente entre os que trabalham e estudam.

É importante ressaltar que o educandário tem a desenvoltura do gestor – referência que baliza toda a estrutura e funcionamento da escola pela qual é responsável. É o servidor sobre o qual estão centrados o respeito, a autoridade e a ética. É dele o topo da cadeia hierárquica, que não pode, em momento algum, vacilar na condução dos fatos. Todas as ações estão sob seu comando, mas antes passaram pelo crivo democrático; salvo aquelas que exigem atuação individual, de chefia, como os atos discricionários.

A atmosfera do ambiente é fator determinante para seus resultados. Há muito as pesquisas mostram que, quando a escola sobressai, é porque há uma cadeia de comando sincronizada, trabalhando harmonicamente, de maneira distinta, porque não há receita pronta: cada escola é única, cada turma é única, cada aluno é único. A equipe gestora, pedagogos, professores, comunidade escolar, psicólogo e assistente social elaboram o Projeto Político-Pedagógico e as normas regimentais, até o limite da lei, dando um caráter individual a esses documentos.

E, neste ínterim, é imprescindível à escola, que vai receber crianças da primeira infância, em cuja fase o cérebro praticamente se forma, ter em mente o cuidado e o zelo para com todas as experiências que irá proporcionar, pois as marcas contraídas nesta fase tornam-se indeléveis, independentemente de serem boas ou ruins. Por isso, todo o planejamento e elaboração de atividades pedagógicas devem envolver a equipe multidisciplinar, visando ao cuidado para não deixar sequelas para mais tarde, "quando a infância dói", e dói muito, já no início da maturidade, quando o abandono intelectual se soma às ausências parentais, às perdas, à falta de amor, às carências.

A criança deixa de gostar da escola, de encontrar prazer nela, quando se decepciona ou passa por algum dissabor. O cuidado para que essa curta passagem não promova esse desgosto é fundamental. Sabemos que o conhecimento não impede a existência das outras dores, mas instrumentaliza a pessoa para se cuidar, para direcionar melhor sua vida e buscar a ajuda de que precisa. Por isso, independentemente da conjuntura, da história pessoal de cada criança, o zelo para com essa etapa básica da educação é um grande imperativo: é quando o gosto e o afeto pela escola nascem de maneira espontânea. Mas, se o experienciado for o contrário, não há muito horizonte em seu futuro, sobretudo se não receber o cuidado de um bom profissional de saúde.

A escola, espaço institucional dedicado à formação integral, há muito tem deixado de apresentar os resultados esperados e/ou pactuados, conforme apontam estudos, pesquisas e avaliações educacionais, o que colide com a rigidez do norteamento jurídico para todos os que da educação participam. Se a robustez das leis, que advieram da Constituição: Lei de Diretrizes e Bases da Educação, Plano Nacional de Educação, Estatuto da Criança e do Adolescente, Código Penal, Código Civil, Decretos e Resoluções, não está dando conta de fazer cumprir o que propõem, devemos entender que há algo muito errado na conjuntura dos poderes democraticamente constituídos, o que tem causado dores e perdas na curta existência da primeira infância que, mais tarde, irá doer, quando a vergonha e a humilhação, o sentimento de impotência e limitação inculcarem-lhe a tão discutida e falada exclusão.

O professor é a figura central da aprendizagem, do conhecimento. Mas, além de ser o agente legalmente responsável por ministrar conteúdos, sua responsabilidade transcende a lousa. A convivência diária, a proximidade física e a oportunidade de conhecer a vida e a história de cada aluno permitem-lhe transformar qualquer realidade adversa em uma realidade plausível, com a ajuda dos que têm igualmente compromisso para com a vida das crianças e jovens.

A natureza do trabalho torna-o uma importante referência para a criança. Quando a relação é positiva, contribui para a formação da autoestima do aluno, que também ganha sua confiança. Esta é fator determinante de todo bom relacionamento, que suscita as virtudes imprescindíveis à boa convivência, à solidez dos laços e à positividade das marcas que aquele tempo escolar deixará.

A sala de aula é um espaço plural que reflete a grande diversidade, às vezes até desconhecida do professor. Sendo assim, cada dia de trabalho é um desafio único, para o qual tem que estar preparado e receber o suporte de que precisar dos coadjuvantes do processo. Em momento algum, o professor deverá estar sozinho. Todo o desenvolvimento e também o contrário devem ser devidamente cientificados aos pais ou responsáveis, aos superiores e às autoridades, quando se fizer necessário, porque sua corresponsabilidade para com cada história, em particular, está devidamente regulamentada em lei, além de ser também uma obrigação moral, ética.

O **letramento** e a **alfabetização** são etapas essenciais na vida da criança, porque estão no ciclo da primeira infância. O professor tem que ter habilidade e competência para fazê-los, torná-los divertidos e prazerosos, sendo aquele "mestre alfabetizador", que levará consigo a honrosa realização profissional de quem será lembrado para sempre por aqueles que tiveram a felicidade de encontrá-lo. O contrário é trágico. A situação adversa, no contexto da alfabetização, é a ruína de todo ex-aluno que encontra um professor não vocacionado.

O estigma do analfabetismo deve ser equacionado com tempestividade, o que compete a todos que tiverem ciência da situação, uma vez que o domínio da leitura, no tempo certo, proporciona criatividade, imaginação, desejo de descobrir outros mundos, de relatar aos outros os fatos vivenciados, de escrever palavras, desenhar histórias, ou seja, a criança fica persuadida pela capacidade de se expressar. Isso é mágico demais! Deixar de alfabetizar uma criança no tempo certo, além de subtrair o crescimento espontâneo, natural, inerente àquele momento, irá suprimir também a autoconfiança e a confiança no poder transformador e libertador da educação, e isso será sentido nas fases jovem e adulta, "quando a infância dói".

Um direito tão bem descrito e expresso em lei não pode ser usurpado de uma criança. Os pais ou responsáveis devem cobrar da escola, do poder público e das autoridades a ausência da alfabetização em tempo real. Não se pode procrastinar essa conquista indispensável ao prosseguimento dos estudos. Essa dor adquirida na primeira infância não pode mais ser consentida. O estabelecido no Plano Nacional Decenal de Educação, cuja vigência termina em 2024, não foi cumprido: a erradicação do analfabetismo. Os últimos exames realizados atestam a incapacidade de o executivo municipal, a quem as leis atribuem a obrigatoriedade de fazê-lo, ou seja, de cumprir com o que está capitulado à exaustão, em toda legislação vigente.

Os resultados sempre nos proporcionam julgamentos desonrosos e nos rotulam, com uma visão muito negativa, no nosso país e fora dele causam perdas e dores àqueles que tiveram o que lhes são de direito, subtraídos: a aprendizagem e o conhecimento, indispensáveis a uma vida autônoma e plena.

PARTE 4
FAMÍLIA: REFLEXÕES E ORIENTAÇÕES

01

A DOR DA INFÂNCIA QUE REVERBERA E ECOA NA FAMÍLIA

"Quanto a você, uma espada atravessará a sua alma." (Lucas 2:35). Esta é a frase mais perfeita para descrever as mulheres mediante o diagnóstico diferencial de seus filhos. Quando o sonho da família perfeita se vai, as pessoas que constituem esse contexto se remodelam, positiva e negativamente, dentro da fenomenologia da reintegração e convivência familiar.

ROSANA TITONELLI ELIAS

Rosana Titonelli Elias

Enfermeira graduada (2008). Especialista em Saúde Pública (2009). Especialista em Saúde do Trabalhador (2009). Acadêmica na segunda graduação: Bacharelado em Teologia (UCP), no Rio de Janeiro. Professora nos cursos de Enfermagem, Educação Física, Farmácia, Nutrição, Psicologia no Centro Universitário FAMINAS, Muriaé, em Minas Gerais (2009-2013). Enfermeira Cirúrgica no Hospital São Paulo, Muriaé (MG; 2009-2013). Administradora pela SEMED (2001-2007). Auxiliar administrativo na Fundação Cristiano Varella, em Muriaé (MG; 2001-2007).

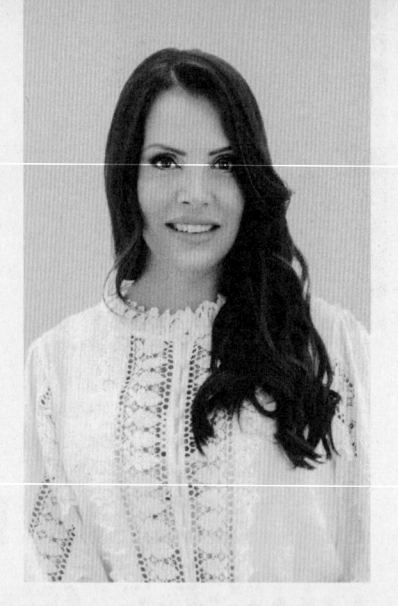

Contatos
rosana.titonelli@gmail.com
Instagram: @rosanatitonelli
Facebook: Rosana Titonelli

Este é um convite para caminhar nas vivências das mulheres e mães nos desafios da *infância que dói*, com desfechos imprevisíveis e mudanças definitivas. Ver-se-á a força e a mudança do âmbito familiar, em que é admirável assistir o que se chama de sexo frágil tornar-se um gigante dentro da maravilhosa maternidade.

Na grande odisseia da vida humana, no aligeirar dos dias que conduzem a vida adulta, o auge, se assim se pode dizer, da maturidade, da vida de uma mulher, é alcançado pela maternidade. Quando acontece a primeira gestação, há um marco: o antes e o depois da maternidade. Existe uma mudança expressiva do cenário contemporâneo, relacionada a um passado muito breve, ainda vivo nas memórias; e, ainda assim, a maternidade se mantém como proponente da dicotomia das vivências entre as mulheres.

Incorporar e compreender a vida adulta, em sua plenitude, acontece sempre dentro de uma perspectiva natural e comum entre mulheres. A constituição familiar é, sem dúvidas, o objetivo da maioria das mulheres, e ainda hoje é assim. O sonho da vida perfeita é idealizado em longo prazo, quase desde a infância, com uma dose generosa de ingenuidade, e planejado minuciosamente na juventude, mesmo que sua realização fique para um tempo adiante. Assim, tem-se o planejamento familiar elaborado a ser realizado.

A paternidade comumente se associa ao sonho da mulher. O pai, quando propõe alterações, essas são objetivas, relacionadas a estudos, segurança familiar e financeira.

Há de se falar na ausência de um planejamento familiar entre pessoas totalmente desconhecidas, que se relacionam sem nenhuma ligação emocional e, consequentemente, surge a gravidez indesejada, que por si só é bem difícil pela falta do vínculo afetivo por parte de ambos; e se, neste contexto, nasce um filho atípico, entre todas as dificuldades pré-existentes, a soma de um diagnóstico de atipia é sinônimo de uma vida enigmática, com consequências alarmantes.

Na maternidade, sendo um sonho longo ou não, planejada ou não, o filho "perfeito" é por si só o centro de toda a dinâmica do projeto magnífico de realização pessoal e familiar, e isto se dá com raras exceções.

Quando se pensa em eco na família, há dúvida e preocupação. O fôlego é curto quando se tem a perspectiva das doenças relacionadas à hereditariedade, podendo influenciar a escolha de constituir uma família com filhos ou não. Vale ressaltar que o respeito às escolhas alheias é um bom exercício, uma vez que, na possibilidade de uma gravidez e um filho atípico, o casal escolhe não ter filhos biológicos. Observa-se que, junto da escolha que os poupa do desafio, concomitantemente existe a frustração de não serem pais biológicos, e não se exclui a possibilidade da adoção, o que é uma decisão bem difícil. Ouve-se dizer.

Sabe-se que a busca do diagnóstico advém de uma preocupação ou insatisfação no desenvolvimento da criança, seja ele físico, mental e, em alguns casos, comportamental. Lembra-se que as doenças a serem diagnosticadas são numerosas, a criança ideal é a referência de normalidade, e as atípicas se apresentam na diferenciação e classificação por vários critérios de avaliação.

Este percorrer, esta busca, em que tempo se dará em relação à idade da criança, demonstrarão notavelmente o perfil, o envolvimento e a interação familiar em relação à criança e aos seus próximos, sendo a busca do diagnóstico o divisor de águas em dois panoramas: ou um diagnóstico extremamente inicial ou um diagnóstico extremamente tardio, o que facilita e dificulta na mesma proporção o tratamento e a readaptação da criança.

O pandemônio que sucede ao diagnóstico atípico, a incredulidade e o descrédito são comuns. A insegurança e o medo que se instalam inebriam os envolvidos direta e indiretamente. No fatídico momento em que o profissional apresenta o diagnóstico da atipia, algumas reações são bem triviais em todas as famílias. O choque, a negação e o preconceito estão presentes na maioria dos casos. É necessário entender que é, realmente, muita coisa para ser assimilada em pouco tempo. Comumente, a verificação do diagnóstico se dá em uma série de consultórios, profissionais e cidades. Na verdade, não se quer a confirmação e, sim, o encontro do erro no diagnóstico. Como anunciado na Sagrada Escritura: "Quanto a você, uma espada atravessará a sua alma" (LEWIS, 2022). É este o momento! Esta é a sensação! O sonho perfeito, o filho perfeito, os planos, os projetos se vão, e existe, sim, o luto do ideal, pois morre o sonho do filho perfeito. O reverberar de outras idiossincrasias se compõe, a estrada muda, pois, como dizia William Shakespeare em *Um dia você aprende:* "Aprende que não importa em quantos pedaços o seu coração foi partido. O mundo não pára para que você o conserte" (SHAKESPEARE).

Diante disto tudo, se pudesse propor algo, proporia dar um tempo, dias, paz e calma para o responsável. A reelaboração é inevitável, o entendimento precisa de tempo, haja vista que se trata de um diagnóstico e não de uma emergência. Deve-se considerar os outros membros da família. Em muitos casos, existem filhos típicos mais velhos nesta constituição. Isto é de extrema importância. É uma notícia que irá alterar drasticamente a todos os próximos e envolvidos, muitas mudanças são comuns ao mais simples diagnóstico, espectro ou limitações. Quando o título deste capítulo se propõe, ancora na realidade das vidas das pessoas. A incerteza e o desconhecido têm um lugar cativo e bem usado nestes momentos em que não se pode mais dimensionar e quantificar a dor e a reverberação na família, e muito menos a intensidade com que isto irá ecoar entre os seus, quiçá gerações.

Quando a fenomenologia da mudança familiar acontece de maneira calma, e com leveza, quando o casal se apoia e caminha junto, o cenário é ideal. O planejamento, as estratégias e ações para a realização da vida nova acontecem com mais naturalidade. Já quando esta mudança não ocorre de maneira tranquila e solidária em famílias atípicas, serão maiores os desafios na construção do suporte mais próximo do ideal para a criança. A reestruturação, readaptação e mudança acontecem em várias frentes e para várias pessoas, valendo ressaltar que quanto mais tardio for o diagnóstico, maiores serão as dificuldades de os envolvidos se adaptarem ao novo cenário com inseguranças e incertezas, mediadas por uma bela dose de frustração, sentimento que merece o devido recato, pois a frustração, nestes casos, é quebra de todo o encantamento.

Uma vez experienciada cada consulta, exame, sessões, quando já bem distante do início desta caminhada e já concluído o processo analítico, e o diagnóstico confirmado e fechado, em tantos casos, esse diagnóstico não é aceito por parte da mãe ou do responsável, e às vezes, por familiares ou pessoas próximas, o que acarretará uma série de perdas e atrasos para o tratamento, implicando diretamente a evolução geral e clínica, assim como a adaptação ou até mesmo readaptação da criança. Já em casos em que os diagnósticos são aceitos de maneira madura e responsável, existe um fato comum: a mãe sempre pensa na sua importância na vida da criança, e se compromete; e é a proponente da fenomenologia da readaptação do filho com o diagnóstico diferencial, envolvendo todos do contexto familiar em uma nova perspectiva. Isso porque ela aceita o luto do filho ideal e, como em um milagre, se vê a mantenedora desse filho diferente e passa a amá-lo de uma forma inexplicável e inusitada, recheada de descobertas em que ela, além de ser a mãe, passa a ser também o radar desse filho. Excepcionalmente, não demora muito para que ela se reconheça como reles mortal, confrontada pela plenitude do filho, dentro do ideal comum de os pais partirem antes dos filhos, e a angústia dela questiona: quem vai cuidar dele quando eu partir? Este é o eco de cuja dimensão não se tem alcance.

Na perda da mãe ou do responsável, o tutor se instala imperativamente. De novo, há muito sofrimento. O luto é uma emoção importante para o atípico processar e, por si só, dificulta a nova adaptação. Irmãos, mais velhos ou não, são os tutores em várias famílias. Quando a família é constituída pela mãe e pelo filho atípico, tragicamente, acontece a orfandade.

Sob a ótica familiar e seus possíveis integrantes, mediante a mudança de realidade observam-se algumas implicações. Em caso de termos uma atipia diagnosticada no primeiro filho, tem-se a mãe, com uma possível mudança cotidiana e emocional; e, provavelmente, o marido, no caso o pai, sentirá a mudança como um rebote. A vida dele muda, e a esposa muda sensivelmente com ele, o que pode ser o agente da insatisfação de ambos. No caso de serem bem entrosados em relação à criança, a adaptação pode ser um pouco mais leve. Já no caso de as demandas do casamento em si se manterem com as mesmas exigências, anteriormente vividas, há sim a fragilidade da relação matrimonial e um desgaste no relacionamento.

Havendo um diagnóstico de atipia do segundo ou do terceiro filho, e se o intervalo entre os filhos for um pouco maior, a complacência e a resiliência se apresentam de outra forma, linear. Há cenários em que a criança é vista com um carinho diferente, se torna o eixo da família, quase que como um mediador da aliança desta nova proposta familiar. É importante ressaltar que a mãe se adapta às situações, sendo ela sempre a pessoa que dá prioridade necessária para o filho. E por falar em filhos, os filhos típicos, em alguns casos, sentem muito a forma como são tratados, comparando ao tipo de relacionamento do irmão atípico, que passa a ser prioridade dentro da família. Isso gera uma demanda reprimida da atenção igualitária que, realmente, é impossível de ter. Assim, os profissionais que ajudam no suporte emocional são de extrema importância para o desenvolvimento e a estabilidade de todos da família.

Após estabilizarem as emoções e as dinâmicas, haverá fases boas e difíceis, a fase da readaptação financeira, as fases jurídicas para o acesso ao tratamento da criança, a fase da solidão e do reencontro, a fase de harmonia dos pais e a fase da separação. Alguns casais não conseguem seguir juntos por não suportar o peso dessa caminhada.

Nem tudo são flores, mas há muitas brisas e perfumes pelo caminho. Quando a família é bem estruturada e funcional, existe sim a remodelação ideal, pai e mãe bem entrosados, filhos mais velhos e/ou filhos mais novos, o que demonstra uma visão e perspectiva de futuro saudável, a esperança sobrevive ao caos, o espaço dos sonhos e projeto se mantém. O refrigério proposto pela constituição familiar, somado à garra de quem não desiste, constitui a preservação dos horizontes. As buscas da felicidade e da vida ficam mais simples. E a fé? A fé em vários momentos foi o fundamental pilar para mantê-los erguidos, vivos e operantes, mesmo que cansados. O sorriso sobrevivente regozija no abraço que abraça e na mesa que está sempre compartilhada. Quantas histórias bem-sucedidas e superadas, o combate do bom combate, e se mantendo o bom ânimo? Assim também são escritas algumas histórias. Como adiciona C. S. Lewis: "Dificuldades preparam pessoas comuns para destinos extraordinários" (LEWIS, 1997).

A infância que dói, como se viu, não dói somente na criança, e a experiência desta dor para o atípico acarreta consequências, interferências, traumas e bloqueios significativos.

Quando o quadro de atipia se manifesta de uma forma que altera pouco o cotidiano da criança, cujas limitações são controláveis e a vivência das etapas da criança se concilia com as outras, como se tem visto e vivenciado nas novas integrações escolares, tem-se um campo favorável a germinar vários tipos de situações que levam a dor para a criança atípica.

Constrangimentos mediante os comentários dos colegas e isolamento por exclusão são indicadores relevantes da ampliação da dor e do sofrimento das crianças. Preconceito por pequenas que sejam as deficiências, como estrabismos, alteração de fala, limitações da mobilidade, obesidade, atrofias, entre outros, causam *a infância que dói*. A infância de dor não acontece só em atipias neurológicas. No mundo perfeito das redes sociais, a mais simples diferenciação é muito mal acolhida ou mal tolerada.

Desenvolver a consciência, a empatia, e por que não, a solidariedade, é de extrema relevância para evoluir as vivências interpessoais. Se cada família típica, perfeita e bem-sucedida pensasse este assunto com respeito e reverberasse um olhar caridoso ou altruísta para o outro, e se fosse discutida esta conduta respeitosa no contexto familiar, as relações familiares e sociais poderiam se tornar harmônicas e humanizadas.

Vive-se de escolhas e a vida é breve. Gosto de pensar que, quanto mais se entende e se ajuda uns aos outros, ainda mais se é entendido e respeitado, pois como já dito da incapacidade de o mundo parar, deve-se entender que, dentro das fragilidades humanas, e no inacessível amanhã, é preciso viver o hoje gratamente na impossibilidade de prever o futuro.

Referências

LEWIS, C. S. *Crônicas de Nárnia: o leão, a feiticeira e o guarda-roupa*. São Paulo: Martins Fontes, 1997.

LEWIS, C. S. *Bíblia*. Tradução: Marina Timm et al. Rio de Janeiro: Editora Thomas Nelson Brasil, 2022.

SHAKESPEARE, W. *Pensamentos de William Shakespeare em relação a Deus*. Disponível em: https://www.alashary.org/pensamentos_de_william_shakespeare_em_relacao_a_deus/. Acesso em: jan. de 2024.

02

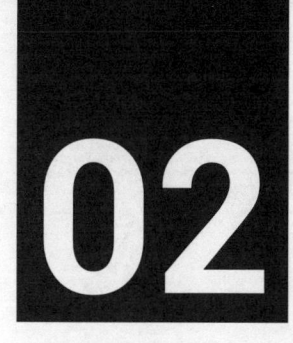

OS DESAFIOS DAS FAMÍLIAS COM FILHOS TÍPICOS E ATÍPICOS
COMO LIDAR COM OS IRMÃOS TÍPICOS DAS PESSOAS COM AUTISMO

Este capítulo visa abordar qual a percepção dos pais em relação aos irmãos neurotípicos de pessoas com transtorno do espectro autista, demonstrando algumas estratégias a serem utilizadas pelos membros da família a fim de proporcionar o bem-estar e o fortalecimento do vínculo familiar.

GEANE MENDES

Geane Mendes

Advogada graduada pela Universidade de Itaúna/MG. Presidente da AMA (Associação Muriaé dos Autistas); conselheira do CMDPD (Conselho Municipal dos Direitos da Pessoa com Deficiência); conselheira do CONPED-MG (Conselho Estadual de Defesa dos Direitos das Pessoas com Deficiência de Minas Gerais), mãe atípica e ativista da causa.

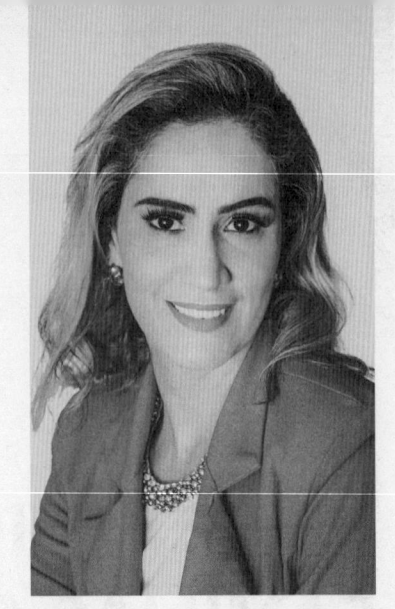

Contatos
geanemb@yahoo.com.br
Instagram: @geanemendesbarbosa
32 99173 7478 / 38 99942 5376

Quando uma família recebe um diagnóstico de autismo, a vida deste núcleo familiar muda completamente, gerando, a princípio, vários sentimentos, como medo, tristeza, angústia e insegurança.
Nos últimos anos, houve um grande avanço em relação às informações e pesquisas sobre o transtorno do espectro autista (TEA), ganhando destaque em movimentos de conscientização, filmes, mídias, séries e afins, proporcionando cada vez mais instrumentos para o diagnóstico e intervenções precoces. Entretanto, com esse processo de tentar entender e ajustar a vida da família, às vezes os filhos neurotípicos acabam sendo esquecidos.

Sabemos que com o diagnóstico há uma mudança brusca e repentina na vida de todas as pessoas que convivem com o autismo, mas não devemos nos esquecer de que naquele ambiente familiar também existe um(a) irmão(a) que, mesmo que não tenha nenhum transtorno de desenvolvimento, precisa de apoio, atenção e acolhimento, como qualquer criança no decorrer da infância. Portanto, as responsabilidades e comparações impostas aos irmãos das pessoas com autismo podem gerar consequências nas esferas comportamentais, emocionais e sociais, visto que a maioria deles se sentem ignorados e despercebidos.

Temos ciência de que, com a chegada do diagnóstico, as barreiras enfrentadas pelas famílias são enormes com a diversidade de necessidades e adaptações que o espectro requer, submetendo aos cuidadores uma infinidade de funções diárias, mudanças na rotina, na vida psíquica e financeira e consequentemente ocasionando uma sobrecarga e exaustão nas famílias. E, junto a esse processo, o que acontece muitas vezes, inconscientemente, é que o filho neurotípico é deixado de lado.

As demandas individuais do irmão típico, mesmo que dentro do esperado na infância, acabam por não serem observadas pela família ou, até mesmo, não validadas, por causa da comparação de necessidade de apoio com o irmão autista. Assim, na visão da família, a demanda da criança típica, na maioria dos casos, será de proporções menores se comparada às do filho autista. Mas pense que, para o filho típico, elas podem ser importantes e requererem atenção. É preciso estar atento e disposto a validar as vivências dos filhos típicos e se policiar para não as tornarem irrelevantes em meio aos desafios dos cuidados com a criança dentro do espectro.

Atualmente, com todos os avanços que alcançamos, no Brasil ainda pouco se discute sobre a temática dos desafios enfrentados pelos irmãos típicos. Percebemos a escassez de estudos e artigos sobre este assunto, mesmo sabendo que, apesar de a criança com TEA exigir mais tempo, dedicação e paciência, precisamos ter um olhar voltado para os filhos neurotípicos, uma vez que, como qualquer criança em desenvolvimento e descobrindo o mundo, eles possuem as suas necessidades emocionais, que constantemente são deixadas em segundo plano, tendo em vista estarem em um ambiente familiar recebendo uma grande carga emocional, não conseguindo expressar seus desejos e demonstrar o que estão sentindo.

Nos últimos tempos, há várias campanhas sobre a conscientização do transtorno do espectro autista que são extremamente necessárias e válidas, mas não podemos nos esquecer de falarmos das pessoas que convivem com o autismo. As famílias não podem deixar que os desafios diários façam que esqueçam que o filho típico é um ser humano com vontades, sonhos, medos e conquistas. Será que essas crianças estão sendo ouvidas e compreendidas? Porque, afinal, o autismo para os irmãos neurotípicos também dói.

Outro cuidado para o qual os pais devem estar atentos na rotina diária é o excesso de responsabilidade e pressão, que na maioria dos casos são depositados nos irmãos das pessoas com autismo, impactando emocionalmente a vida dessas crianças.

Atitudes e consequências

Como a jornada da vida de uma pessoa com autismo é cheia de terapias e compromissos, as famílias precisam se ater a algumas atitudes e comportamentos inconscientes em relação aos filhos neurotípicos. Vale lembrar sempre que estes devem fazer parte do processo sem sentirem o peso de se tornarem os cuidadores do irmão com TEA.

Em vários lares, essa cobrança de responsabilidade do filho típico gera muitas consequências, como a angústia do desconhecido e a insegurança em relação ao futuro do irmão com TEA, contribuindo para que aquela criança desenvolva diversos transtornos, como ansiedade e depressão, entre outros. Há muitos relatos de irmãos de pessoas com autismo sobre como essa cobrança de ter uma responsabilidade de adulto, quando afinal era apenas uma criança, afetou seus sentimentos, tirando-lhe até mesmo o direito de se sentir frágil, pois diante da situação vivida no ambiente familiar teria a obrigação de sempre ser forte.

É um engano achar que o diagnóstico do TEA pertence apenas à pessoa diagnosticada. Por mais atentos que os pais ou cuidadores sejam, o tratamento diferenciado para com os filhos é inevitável, visto que há uma mudança na dinâmica daquela família. Com isso, os pais vivem os desafios de manter o cuidado com o filho não autista, uma vez que eles também têm suas necessidades, como qualquer outra criança.

O interessante é que as famílias adotem algumas estratégias para se adaptarem à realidade da neurodiversidade que permitam a boa convivência entre os irmãos, como colocá-los nas mesmas atividades e compromissos, aumentando assim a proximidade entre eles. Ainda, é fundamental reconhecer e valorizar os atos e conquistas do filho típico, elogiar suas atitudes, demonstrar e dizer o quanto ele é importante para você e para o irmão. Dedicar um tempo e criar situações para dar atenção exclusiva ao irmão neurotípico; pode ser um simples passeio, andar de bicicleta ou uma brincadeira, mas que seja um momento de qualidade no qual ele se sentirá acolhido e amado. Esses pequenos gestos de hoje poderão impactar no futuro daquela criança, que se tornará um adulto seguro e confiante.

Evite frases como: "É você quem tem que cuidar do seu irmão" e "Seu irmão é especial".

Outra questão difícil para os filhos típicos é que na maioria das vezes eles não são correspondidos pelo irmão com TEA, devido às suas dificuldades e limitações. Qual família atípica nunca escutou: "Mãe, meu irmão não quer brincar comigo." Para evitar esse tipo de sofrimento e dor, é extremamente importante que os pais ou cuidadores conversem sobre o diagnóstico com o irmão neurotípico e fale de modo natural para melhor compreensão. Explique sobre as particularidades e restrições do irmão autista, como sensoriais, intelectuais, alimentares, ambientais (barulhos e luminosidade), entre outras. Também os motivos pelos quais o filho com TEA requer uma maior dedicação e tempo.

Neste contexto familiar, é essencial a cautela de todos os que estão em torno dessa criança típica para evitar relações tensas e cercadas de ciúmes, e ainda para que elas não se sintam mal-amadas e excluídas por culpa do irmão com autismo.

Em um estudo da Universidade de São Paulo intitulado *Qualidade de vida de irmão de pacientes autistas*, realizado por Adriana R. Ferreira Marciano, constatou-se que os irmãos de autistas têm uma qualidade de vida inferior comparada com aqueles que não têm irmãos sob esta condição. De acordo com os estudiosos do assunto, por ser irmão de pessoa com TEA, é imprescindível que também tenha um suporte, o que na maioria dos casos é subestimado.

Todas essas questões devem ser trabalhadas desde cedo no núcleo familiar. As relações com os filhos típicos e atípicos precisam ser de maneira leve e harmônica, potencializando as habilidades e respeitando a individualidade de cada um, construindo uma relação de amor e crescimento mútuos.

Não queremos aqui romantizar a jornada das famílias atípicas. Sabemos que não é fácil, diante de tantas modificações e adaptações no funcionamento das famílias, que se sentem sobrecarregadas com a chegada do diagnóstico; mas não podemos nos esquecer de que naquele seio familiar existe outra criança que também precisa de amor e acolhimento para que possa crescer feliz.

As primeiras relações sociais que a criança estabelece são na família; por isso, se faz necessário que este vínculo familiar seja sólido e harmônico para a construção do seu desenvolvimento em todos os aspectos. Portanto, a família tem um enorme papel na vida de uma criança; e, assim, temos que ter precaução para não jogar em cima dos irmãos neurotípicos um peso que não é deles, causando muitas vezes prejuízos no seu neurodesenvolvimento, uma vez que estes acabam deixando a inocência de criança para ocuparem um lugar maduro antes da hora.

É fundamental que exista um diálogo familiar e que cada indivíduo compreenda, com clareza, seu papel e importância na família. E aquelas famílias que entenderem necessário não deixem de buscar ajuda de profissionais capacitados para construção de um vínculo saudável, pois atitudes como esta podem ser transformadoras.

É de destacar que cada família tem suas particularidades e características próprias. E aqui não poderíamos deixar de mencionar a triste realidade da maternidade atípica solo, que também em muito contribui para a sobrecarga do irmão neurotípico.

No Brasil, há um alto índice de mulheres que são abandonadas pelos maridos com a descoberta de alguma deficiência ou síndrome. Em 2012, o Instituto Baresi divulgou que "aproximadamente 78% dos pais abandonaram as mães de crianças com deficiências e doenças raras, antes dos filhos completarem 5 anos de vida" (LOURENÇO, Tainá, 2020). Neste cenário, as mães convivem com a dor do abandono e a rejeição do pai da criança que vai embora, por não suportar o diagnóstico, tornando-se uma família totalmente fragilizada.

Perante isso, essas mulheres se desdobram para cumprir uma rotina intensa de tratamentos, os cuidados com a casa, e ainda serem o sustento da família. Logo, com essa alteração na estrutura da vida familiar, as mães atípicas solos acabam dividindo as suas responsabilidades com o irmão neurotípico.

A psicóloga Ana Celeste de Araújo Pitiá publicou a pesquisa *As dores das mães com filhos com deficiência*, na qual afirma: "Essas mulheres acumulam a dor da perda do 'filho ideal' e do abandono com sobrecarga emocional."

Diante do exposto neste capítulo, ressaltamos a importância de maiores reflexões e debates acerca do tema; precisamos fortalecer a conscientização além do diagnóstico. Ainda, faz-se necessário mais informações e estudos para que as famílias atípicas sejam amparadas e orientadas em situações como estas, amenizando o impacto do autismo na dinâmica familiar.

Por fim, é inegável o papel dos irmãos típicos na vida das pessoas com TEA e como são imprescindíveis, mas cuidar do irmão tem que ser uma opção deles, ou seja, cabe a eles decidirem se é esse o seu desejo. Se assim for, ficaremos felizes, mas se optar por seguir outro caminho, só nos resta dizer: Voe, filho, você é livre.

Referências

ARAUJO, R.; SILVA, J. R. de S.; D'ANTINO, M. E. F. Breve discussão sobre o impacto de se ter um irmão com Transtorno do Espectro do Autismo. *Cadernos de Pós-Graduação em Distúrbios do Desenvolvimento*, São Paulo, v.12, n.1, p. 9-15, 2012.

CASTRO, D. Como lidar com o irmão típico de uma criança autista? *Autismo e Realidade*, 13 ago. 2020. Disponível em: <https://autismoerealidade.org.br/2020/08/13/como-lidar-com-o-irmao-tipico-de-uma-crianca-autista/>. Acesso em: 18 out. de 2020.

GAIATO, M. Filho com autismo e irmãos sem diagnósticos: como lidar? *Instituto Singular*, 26 out. 2021. Disponível em: <https://institutosingular.org/blog/autistas-e-irmaos/>. Acesso em: 1 dez. de 2023.

MARCIANO, A. R. F. *Qualidade de vida em irmãos de autistas*. 2004. Dissertação (Mestrado em Psiquiatria) – Faculdade de Medicina da Universidade de São Paulo, São Paulo, 200.

PITIÁ apud LOURENÇO, T. Luta de mães de crianças autistas é marcada pela dor do abandono. *Jornal da USP*, 22 dez. 2020. Disponível em: <https://jornal.usp.br/atualidades/luta-de-maes-de-criancas-autistas-e-marcada-pela-dor-do-abandono/>. Acesso em: 24 nov. de 2023.

RISSATO, H. Irmãos de pessoas com TEA e o desafio para famílias com filhos típicos e atípicos. *Genial Care*, 18 jul. 2022. Disponível em: <https://genialcare.com.br/Blog/irmaos-de-pessoas-com-tea-desafios/>. Acesso em: 10 out. de 2023.

STRAVOGIANNIS, A. L. *Autismo: uma maneira diferente de ser*. São Paulo: Literare Books International, 2023.

03

A IMPORTÂNCIA DA FAMÍLIA NA CONSTRUÇÃO DAS HABILIDADES COGNITIVAS, SOCIAIS E FÍSICAS DA CRIANÇA

A família é importante na formação de um indivíduo capaz de explorar toda a sua potencialidade de desenvolvimento educacional, comportamental e pessoal. Família presente, atuante e consciente de sua importância na construção do indivíduo forma pessoas mais resilientes, capazes e mais seguras, tornando-se adultas funcionais e mais felizes.

GISELLE ANTONIAZZI

Giselle Antoniazzi

Enfermeira graduada pela Universidade Federal de Minas Gerais em 2003, com pós-graduação em Oncologia Clínica também pela UFMG. Escolheu pediatria desde a formação, há 21 anos. Há 7 anos, tem uma unidade de uma franquia em neuroeducação. Atualmente, coordena a escola em neuroeducação e um ambulatório multiprofissional de atendimento em pediatria, ambos para construção e evolução de habilidades de crianças típicas e atípicas. É mãe de três, tem um *case* de sucesso tanto na vida profissional como na pessoal, no desenvolvimento de seres humanos em suas potencialidades.

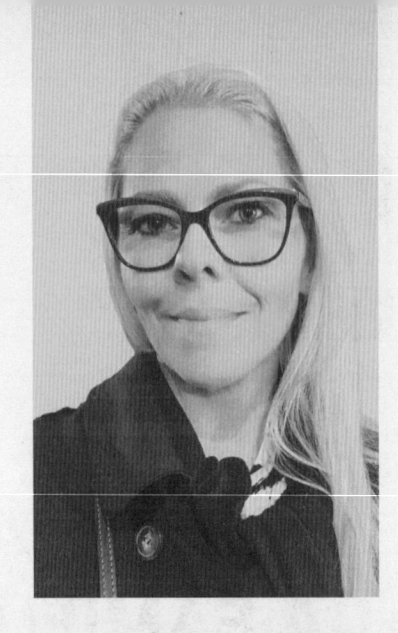

Contatos
giselleantoniazzi@gmail.com
Instagram: @metodosuperamuriae
@giselleantoniazzi

Em minha vida profissional, lido todos os dias com crianças típicas e não típicas em educação e saúde e recebo famílias que têm a mesma preocupação que eu: como tornar meu filho melhor. Mas melhor como? Vou discorrer aqui sobre minhas experiências que envolvem questões cognitivas, comportamentais, sociais e emocionais.

Quando pensamos na sociedade e nos seres que a compõem, partimos do princípio de que se juntar é preservar a sobrevivência da coletividade. Para sobreviverem, os seres humanos se juntaram e criaram uma rede de relacionamentos que configura nossa existência como grupo. A partir do momento que o homem se compreendeu como um ser social e que o grupo era importante, um conjunto de regras e deveres passaram a existir para maior organização deste conjunto de pessoas. Criamos instituições que organizam esta vida social: governo, escola, polícia, comunidades e, aqui, talvez a instituição mais importante e de maior impacto: a família.

O conceito de família é bastante variável. Família não é só composta por laços sanguíneos, mas de um grupo de indivíduos que vive sob o mesmo teto e que cuidam uns dos outros. Como entende-se que este "agrupamento" se protege por laços de afeto, cuidado e pertencimento de grupo, passamos a compreender o peso desta relação na construção do indivíduo. Ela tem um enorme papel na vida de um ser humano; sendo sua primeira base e influência, é importante para a construção de sua conduta, responsável por ensinar, educar e inserir uma pessoa na sociedade, visto que seus costumes e modo de vida influenciarão este ser. A grande maioria das crianças experiencia com a família as primeiras situações de aprendizagem, normas e valores, e se a família não estiver funcionando adequadamente, o reflexo vem de maneira inexorável no ser formado naquele núcleo.

Pensando nisso, podemos dizer que a forma como uma criança constrói e lida com suas habilidades tem impacto positivo ou negativo no universo familiar em que essa criança cresce? A resposta é SIM.

Uma vez ouvi de uma mãe de aluna: "Meu universo não é este." Quero enfatizar aqui a proporção desta fala. Como eu disse anteriormente, recebo todos os dias em minha rotina profissional famílias que buscam melhorar as habilidades de seus filhos, cognitivas, motoras ou sociais (não vou abordar aqui habilidades profissionais e técnicas por não se tratar deste tipo de contexto). Ora, se uma pessoa busca ativamente ajuda profissional para lidar com as habilidades de seu filho, a premissa básica é: estou preparado para ouvir o que este profissional avalia das habilidades do meu filho e vou fazer o possível para alcançar. E então obtive a resposta supracitada. Nem sempre ela vem de maneira tão direta, mas eu diria que na maioria das vezes a não melhora da performance de uma criança vem, sim, do "universo" dela.

O que são habilidades e o que podemos fazer?

1) **Habilidades cognitivas**
   Competências mentais que envolvem aprendizagem, construção do conhecimento, atenção, foco, criatividade, linguagem e também memória.
2) **Habilidades sociais**
   Competências que possibilitam nosso relacionamento e interação com outras pessoas. Também incluem: resiliência, autocontrole, empatia, solução de problemas interpessoais, autoconfiança, assertividade, automotivação, entre outras.
3) **Habilidades motoras**
   Competências ligadas à coordenação motora, que inclui realizar movimentos coordenados resultantes da associação entre cérebro, músculos e articulações. Temos dois tipos: coordenação motora ampla e motora fina.

Para que uma criança seja capaz de construir essas habilidades, ela precisa de estímulo. Esse estímulo pode ser realizado também de modo profissional, até porque muitas crianças, por apresentarem alguns transtornos, podem ter desafios em desenvolver habilidades. Porém, quem mais tempo fica com uma criança? Um profissional habilitado para estimular habilidades ou a família? Indiscutivelmente, a família. Lembram-se da fala da mãe da minha aluna? Pois bem. O universo da família, se não incentiva a evolução das habilidades, precisa, SIM, mudar. Com ajuda profissional ou com busca por interesse próprio, é possível mudar o seu universo e mudar a perspectiva das habilidades de uma criança.

E como a família intervém nas habilidades?

Habilidades cognitivas:

Quando se trata de habilidades cognitivas, na maior parte das vezes a preocupação familiar é em função da aprendizagem. Uma criança, quando está inserida no âmbito escolar, e é exposta ao contexto de aprendizagem de conteúdo, tem sua produtividade mensurada. **Na maioria das vezes, é no ambiente escolar que transtornos de aprendizagem (e alguns outros também) são percebidos, e é importante que família e escola andem juntas neste processo de identificação de déficit.** Na escola, as crianças são colocadas em contato com conteúdos que envolvem pensamento, raciocínio lógico, abstração, linguagem, memória, atenção, criatividade, capacidade de resolução de problemas, entre outras funções. A aprendizagem é a aquisição de conhecimento. Para isso, o sistema nervoso central passa por modificações de ordem funcional para se adaptar, e assim temos o desenvolvimento do processo cognitivo.

Mas é só na escola, com o trabalhar de um conteúdo, que elas passam por este processo de identificação? Não. Brincar, ser estimulada pelo ambiente e pelas pessoas com quem elas convivem é primordial. É também por meio da brincadeira e da troca entre os indivíduos que se percebe um desenvolvimento não esperado. Famílias que estão atentas a como a criança se desenvolve e a estimulam adequadamente têm escores mais altos de QI e de mensuração das habilidades delas.

Familiares com crianças com performances melhores de produtividade normalmente:

1. Proporcionam ambiente físico interessante e complexo, com brinquedos adequados à idade e ao nível de desenvolvimento da criança. Brincar é um estímulo importante e que tem uma grande adesão por parte das crianças, e jogos e brincadeiras, além de estimular o cognitivo, também fortalecem o vínculo com os adultos.
2. São emocionalmente responsivos e envolvidos com seus filhos, interagindo, colaborando e estimulando o raciocínio. Também acompanham suas rotinas de perto e doam seu tempo e interesse à criança. Leitura juntos e acompanhamento das atividades escolares de perto mudam muito o desempenho da criança.

3. São familiares que conversam com seus filhos, com linguagem rica e estimulando a troca de ideias e aumentando vocabulário e cenários.
4. São familiares que enfatizam e estimulam a realização escolar. A criança é capaz de compreender que, ao dar o melhor de si, se empenhando em tarefas e atividades, ela receberá em troca a satisfação de ver seu esforço reconhecido pelos familiares (e isto não precisa ser de modo material, pois o reconhecimento tem sua maior troca de maneira emocional, como orgulho pelo desempenho). Uma criança que vê seu esforço reconhecido melhora não só seu QI, mas sua segurança e autoconfiança.

Famílias comprometidas e atentas ao desenvolvimento cognitivo de seus filhos, ao se comprometerem em desenvolver habilidades, obtêm mais sucesso. A maior ou menor escala de performance depende de vários fatores (a existência ou não de transtornos prévios talvez seja o que mais impacta o escore), mas mudanças acontecem sem dúvida quando há comprometimento. O mais importante: o quanto antes esta intervenção começa, melhor e mais rápido será o retorno. Não só por neuroplasticidade, mas muito pelo hábito. **A força do hábito tem um peso enorme, e hábito se adquire.** Organização, planejamento, observação, acompanhamento e dedicação são hábitos que quando adquirimos num processo de mudança de perfil cognitivo mudam substancialmente a evolução das habilidades. As crianças refletem seu "universo".

Habilidades sociais:

Esta talvez seja, no contexto atual, a habilidade mais preocupante. Tão preocupante que o título deste livro ressalta as dores da infância.

O entendimento de habilidades sociais vem daquilo que precisamos desenvolver como indivíduos e como seres interconectados. A existência de um grupo social exige regras de comportamento e atitudes, até mesmo de modo legal. Para isto, precisamos nos adaptar ao outro e desenvolver a capacidade de nos comportarmos em grupo. O primeiro grupo com o qual aprendemos regras e nos espelhamos no comportamento é a família, em que os costumes, modo de vida, normas e valores começam a ser ditados e a criança inicia seu processo de convivência social.

Crianças são indivíduos que possuem temperamento e personalidade e que reagem emocionalmente com o ambiente e com as pessoas. A forma como cada indivíduo se manifesta é variável, e cabe a nós adultos ajudá-lo a modular estas reações. **O que mais vejo no meu dia a dia são adultos que não sabem se comportar como adultos frente a uma criança.** Todos os dias, eu preciso trabalhar com familiares, como mediar um conflito, pois os adultos não mostram segurança ou assertividade ao tratar da situação. Adultos inseguros em suas atitudes levam a criança a não responder positivamente ao ambiente que deveria promover controle dos seus impulsos. Crianças não têm capacidade (obviamente variável de acordo com a faixa etária) de crítica a situações de risco de vida e outros comportamentos de risco, e as consequências podem ser desastrosas quando não há autorregulação. Um comportamento não regulado do impulso leva a:

1. Piora do desempenho escolar e aprendizagem. Uma grande chance de desatenção, comprometendo concentração, foco e memória.
2. Não cumprimento e desafio constante a regras.
3. Dificuldade em fazer e manter amigos.
4. Desenvolvimento, a longo prazo, de transtorno de conduta (principalmente quando está associado ao transtorno opositor desafiador).
5. Maior risco de vida por se colocar em situações potencialmente perigosas.

Muitas vezes, o adulto, por não saber gerenciar o comportamento da criança, não consegue ajudá-la a ser mais flexível, melhorar o contato social e lidar com as frustrações. Isto traz prejuízos não só na convivência com a própria família, mas também nas relações sociais em geral. **Procurar ajuda profissional neste sentido é válido, mas o seu "universo" também precisa promover a autoridade (autoridade, e não autoritarismo).** Ser assertivo, ter regras claras, uma rotina concreta de atividades e reforço positivo do cumprimento de tarefas e ações são atividades que a família consegue executar e que favorecem a regulação da criança.

Um dos comportamentos atuais que já se sabe que interfere muito no padrão de resposta à regulação do comportamento (entre outros malefícios) é o uso abusivo das telas. Segundo o estudo publicado no *Journal of Integrative Neuroscience*, em 2022, o "tempo de tela excessivo afeta negativamente a atenção e a concentração, a aprendizagem e a memória, a regulação emocional e o funcionamento social, a saúde física e causa o desenvolvimento de distúrbios mentais e de uso de substâncias". O uso de telas é inerente ao nosso tempo; porém, limitar o tempo de exposição a elas e colocar as crianças em contato com atividades mais complexas e com maior tempo de resposta só vão favorecê-las. Se queremos futuros adultos com mais resiliência, autorregulação, melhor capacidade de comunicação e tolerantes às frustrações, nosso tempo precisa ser dedicado às crianças e não as delegar a informações que nem sempre controlamos e que são rápidas, rasas e ruins na maior parte das vezes.

Habilidades físicas

As habilidades físicas, ao contrário do que se imagina (que é o contexto de condicionamento físico, na maioria das vezes), têm uma importância muito grande no desenvolvimento de uma criança. O desenvolvimento motor é um processo que altera o comportamento motor no movimento e na postura, mas também em processos neurológicos que envolvem a cognição. A psicomotricidade tem se tornado uma grande aliada no processo de aprendizagem, pois promove interação entre o pensamento consciente e inconsciente com os movimentos efetuados pelos músculos com auxílio do sistema nervoso.

Para que a criança se expresse de maneira adequada, a expressão de um movimento organizado e integrado em função de experiências vividas se torna extremamente válido. Experiências que promovem linguagem associada a movimento, regras, individualidade, coletividade e socialização permitem que a criança consiga se expressar de uma forma melhor não só na comunicação, mas também na expressão de sentimentos. Esta troca permite uma postura de compreender a criança para auxiliá-la, e não são necessárias atividades muito complexas para que este objetivo seja alcançado! Brincadeiras com música, ritmos, repetição de movimentos, uso de cores, objetos e números, com uso de regras claras e concisas, traz em um ganho enorme de habilidades.

Brincar ao ar livre, caminhar juntos pela rua e se exercitarem em conjunto traz união, pertencimento, além do ganho de habilidades. O maior tesouro que uma família deixa aos seus é o seu tempo com eles e as memórias que isto produz.

Melhorar e criar hábitos saudáveis – enquanto este for o universo de uma família, teremos crianças com menos dores e uma vida com mais amores!

04

UMA REFLEXÃO SOBRE ALIENAÇÃO PARENTAL!

As implicações da alienação parental são crianças, adolescentes e adultos inseguros, ansiosos, depressivos e até mesmo infelizes. A alienação é uma doença, uma síndrome e aparecerá no CID-11 como "alienação parental" "CID QE52".[1] Os efeitos desse fenômeno são devastadores.

ÉDINA ACORDI

---

1. Vigorará oficialmente no ano de 2025 na Classificação Internacional de Doenças e Problemas Relacionados à Saúde (CID).

Édina Acordi

Psicóloga há 15 anos, especialista em Neuropsicopedagogia e em Avaliação Psicológica, é mestre em Gestão de Conflito.
Liderou equipe multidisciplinar no Fórum da Comarca de Joinville na Central de Penas e Medidas Alternativas e atuou como psicóloga forense na Penitenciária Industrial, ambos de Joinville. Faz laudos periciais para o judiciário desde 2014.
É fundadora do Programa Mais Vida, que já atingiu milhares de pessoas. Atua voluntariamente na Obra da Infância e Adolescência Missionária desde 2005, da Igreja Católica.
Já atendeu centenas de famílias com necessidade de aconselhamento e laborou como psicóloga técnica na APAE.
É fundadora do RH Vernazza e atua com recrutamento e seleção, aconselhamento profissional, desenvolvimento de palestras e treinamentos, entre outros.
Em 2022, escreveu seu primeiro livro infantil, o *Colégio Santa Fé*, que tem como objetivo principal orientar pais, educadores e cuidadores a proporcionarem um ambiente estável e saudável às crianças, pois acredita que a boa educação seja a única maneira de garantir o SUCESSO da prole.

Contatos
www.rhvernazza.com.br
edina@acordi.com.br
Redes sociais: @edinaacordi
47 99136 3133

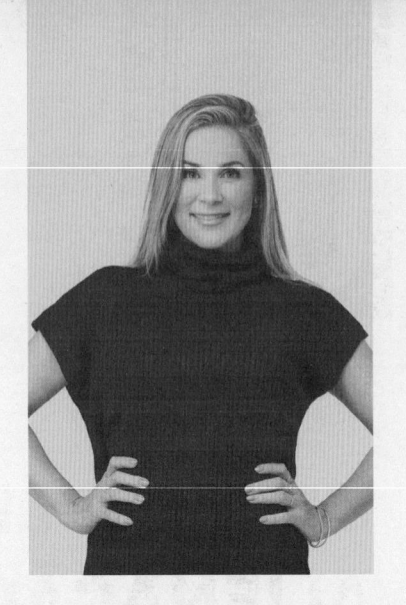

Édina Acordi

A síndrome de alienação parental (SAP) foi identificada como "síndrome"[1] em meados dos anos 1980 pelo psiquiatra norte-americano Richard Gardner, sendo conceituada como "um distúrbio infantil que acomete crianças e adolescentes envolvidos em situações de disputa de guarda entre os pais". Na visão do autor, "a síndrome se desenvolve a partir de programação ou lavagem cerebral realizada por um genitor – nomeado como alienador – para que a criança rejeite o outro responsável – nomeado como alienado".[2]

No Brasil, a síndrome de alienação parental foi regulamentada por lei no ano de 2010, sendo estabelecido um rol taxativo[3] de possíveis ações que caracterizam a prática da alienação. Saindo da teoria, o rol pode ir muito além do elencado na legislação.

Em tempos atuais, no Congresso Nacional Brasileiro há um movimento para revogar a lei de alienação parental sob o argumento de que é uma in-

---

1. Conjunto de sinais e sintomas observáveis em vários processos patológicos diferentes e sem causa específica.

2. SOUSA, A. M. de.; BRITO, L. M. T. de. Síndrome de alienação parental: da teoria norte-americana à nova lei brasileira. Rio de Janeiro, *Psicol. cienc. prof.*, v. 31, n. 2, 2011. Disponível em: <https://www.scielo.br/j/pcp/a/H7w9kPHrY86XM9DXZLKvJtF/#>.

3. Lei 12.318/2010 Art. 2º: Considera-se ato de alienação parental a interferência na formação psicológica da criança ou do adolescente promovida ou induzida por um dos genitores, pelos avós ou pelos que tenham a criança ou adolescente sob a sua autoridade, guarda ou vigilância para que repudie genitor ou que cause prejuízo ao estabelecimento ou à manutenção de vínculos com este. Parágrafo único. São formas exemplificativas de alienação parental, além dos atos assim declarados pelo juiz ou constatados por perícia, praticados diretamente ou com auxílio de terceiros: I – realizar campanha de desqualificação da conduta do genitor no exercício da paternidade ou maternidade; II – dificultar o exercício da autoridade parental; III – dificultar contato de criança ou adolescente com genitor; IV – dificultar o exercício do direito regulamentado de convivência familiar; V – omitir deliberadamente a genitor informações pessoais relevantes sobre a criança ou adolescente, inclusive escolares, médicas e alterações de endereço; VI – apresentar falsa denúncia contra genitor, contra familiares deste ou contra avós, para obstar ou dificultar a convivência deles com a criança ou adolescente; VII – mudar o domicílio para local distante, sem justificativa, visando a dificultar a convivência da criança ou adolescente com o outro genitor, com familiares deste ou com avós. Disponvel em: <https://www.planalto.gov.br/ccivil_03/_ato2007-2010/2010/lei/l12318.htm>.

venção utilizada por homens pedófilos para atingir mães, tomando por base um grupo pequeno de cinquenta mães e casos isolados.

Referente às cinquenta inspirações para fundamentar a revogação da lei, sobre esse grupo de mães é difícil opinar e saber a real situação. Para uma opinião concreta, seria necessário retirar o sigilo dos casos e avaliar as pessoas envolvidas e documentações a fim de saber o que realmente aconteceu.

Desse modo, caso haja a revogação da lei, teremos um verdadeiro retrocesso, posto que tal prática não irá simplesmente desaparecer. Continuarão acontecendo campanhas desabonadoras, mas sem legislação específica e sem nome. A lei com risco de retroagir e a ciência avançando, a partir de 1º de janeiro de 2015 oficializando o CID-11.[4]

O término de uma relação SEMPRE é infeliz, seja ele por consenso ou não, e se torna ainda mais doloroso quando existem crianças envolvidas. No entanto, a dor desse momento tão delicado ainda pode ser maximizada quando há discordância e desarmonia entre todos os adultos envolvidos no fim da relação.

A síndrome da alienação parental, que comumente ocorre no contexto da disputa de guarda de crianças ou jovens de pais em situação de separação ou divórcio, é uma espécie de campanha para caluniar um dos pais e/ou outro familiar envolvido na disputa, por meio de "lavagem cerebral" das lembranças da criança em relação ao alienado, uma campanha injusta que não deveria ser levada ao conhecimento da criança.

Nesse sentido, a alienação parental é dividida em três estágios: leve, moderado e avançado.

O **estágio leve** acontece quando existe um contato hostil em eventuais encontros entre os pais, como na hora de buscar ou levar a criança, por meio de mensagens de celular, ambientes escolares e outros contatos.

Nesse estágio, a visitação do outro genitor ainda ocorre de maneira tranquila. Como a campanha de alienação já existe por parte do genitor alienante, o filho se sente culpado por estar feliz e vivendo momentos bons com o genitor alienado. Embora muitas pessoas achem normal esse tipo de conflito entre genitores, na verdade acabam por não perceberem os danos que podem causar à criança ou ao adolescente.

No **estágio moderado**, a criança apresenta extrema dependência emocional em relação ao genitor alienador. De tanto ouvir as lamentações sem relação

---

4. CID-11 "alienação parental" ou "alienação dos pais", em uma categoria inferior, "QE52 – Problemas associados com as interações interpessoais na infância".

com o vínculo de pais e filhos (mágoas, problemas com falta de dinheiro, traições...), acaba por pessoalizar os problemas do genitor alienador.

Nessa fase, a criança normalmente usa situações emprestadas do genitor alienador, as quais não vivenciou, como "por que você traiu?", "a pensão que você paga não dá para nada". Tal contexto deixa claro para o filho que o genitor alienado é uma má pessoa, fazendo que a criança compre o lado da briga do genitor alienador, responsável por tais informações. Tal situação certamente gerará danos psicológicos à criança ou adolescente envolvido.

O **estágio 3, avançado, é considerado grave**, e ocorre quando a criança ou o adolescente não aceita a proximidade do genitor alienado e, quando o faz, deixa claro que o afeto está se transformando em ódio, repulsa. Nesse último estágio, o comportamento do filho já caracteriza síndrome de alienação parental (SAP) e, na maioria das vezes, essa fase é irreversível.

Muito embora a alienação parental seja comumente praticada por genitores, ela também pode ser praticada por avós e avôs, tias e tios, irmãs e irmãos ou qualquer outro familiar que detenha a guarda da criança.

Além disso, de acordo com a advogada familiarista doutora Mayara Rocher da Rosa, sócia do Rosa & Wittitz Advogados Associados, atuante no estado de Santa Catarina: "nos mais de 500 processos judiciais nos quais já atuei envolvendo casos de alienação parental, a média é de que em 50% dos casos os alienantes são mulheres e nos outros 50% os alienantes são homens".

A advogada conclui que a prática de alienação parental não tem relação com gênero, tratando-se de atos cometidos tanto por homens como por mulheres, independentemente de sexo, cor ou opção sexual. Ela ainda arrisca rotular uma forma de alienação institucional, muitas vezes praticada por escolas em favor do alienador que detém poder econômico, com a negativa de fornecimento de dados e informações da criança ao genitor alienado; e até mesmo por advogados que orientam clientes no sentido de facilitar a prática de alienação parental.

As situações que envolvem as famílias e a vida real são muito mais interessantes que ficções, dramas, comédias e romances que lemos ou assistimos diariamente, sendo que a maioria dessas histórias nunca chega ao conhecimento público, diante do sigilo imposto pela minha profissão de terapeuta.

Com relação a minha prática psicológica, o acolhimento infantil começa pelos pais, de preferência pelo genitor, que na minha percepção quando o tema é família na média geral fala aquém que a mãe. Dezenas de pais me perguntam se podem trazer a esposa junto na consulta, pois ela sabe mais sobre "esse assunto aí" e minha resposta é categórica, mas sempre muito educada: "Desejo conhecer, neste momento, apenas sua percepção sobre seu filho."

Já atendi crianças, adolescentes e jovens adultos que sofreram alienação que se isolam, e os adultos não conseguem entender nem enxergar o que acontece. Já atendi adolescentes que se mutilavam, usavam drogas, eram viciados em pornografia, participavam de jogos on-line horas e horas seguidas, organizavam crimes ou desenvolveram patologias quase irreversíveis.

Quase que por unanimidade dos casos mais graves que atendi em meu consultório, as crianças com alguma alteração no comportamento tinham uma família com conflitos. Às vezes, as confusões nem eram tão absurdas assim, mas como cada indivíduo é singular, até mesmo a ausência de diálogo entre os genitores pode marcar a cabecinha daquele ser que vem ao mundo praticamente vazio de emoções, e as sequelas psicológicas podem ser difíceis de serem curadas.

Com frequência me perguntam qual é minha linha de abordagem. Eu gosto de responder que é baseada na resolução do conflito do meu paciente, que o *setting* terapêutico é mágico e lá tudo, literalmente tudo, pode acontecer (autorizado dentro do código de ética da Psicologia).

Quando confidenciamos nossas opiniões e nossos traumas mais profundos, NUM LUGAR SEGURO (não recomendo você abrir seu coração nas redes sociais ou para amigos despreparados), podemos ressignificar os nossos modelos mentais e não transmitiremos aos nossos filhos nossas fraquezas.

Quero propor um exercício. Sugiro que leia as questões a seguir em voz alta e vá contando quantas respostas "sim" você tem para seu comportamento ou atitudes.

1. Você já falou mal mais de uma vez do(a) outro(a) genitor(a) de seu filho na frente dele?
2. Já sabotou um evento familiar do(a) outro(a) genitor(a) de seu filho?
3. Brigou com seu cônjuge diante do seu filho?
4. Tem ciúmes do seu filho com o próprio pai ou mãe dele?
5. Você não divide as tarefas nem ajuda nas atividades do dia a dia do seu filho com seu cônjuge ou genitor(a)?
6. Silenciou toda e qualquer expressão de afeto da criança em relação ao outro genitor?
7. Acusou falsamente o outro de ter cometido maus-tratos contra a criança ou adolescente?
8. Age de maneira superprotetora e tenta afastar sua prole até mesmo do convívio em sociedade por achar que o filho corre perigo a qualquer momento.

9. Já disse ao seu filho que ele possui aspectos negativos físicos ou de personalidade semelhantes ao do outro genitor?
10. Acredita que é um excelente pai ou mãe e que sempre acerta, mesmo quando tem atitudes impulsivas na criação do seu filho?

Se você respondeu mais de dois "sim" ao *quiz* acima, pode estar sendo um alienador; mas calma: agora que você já sabe dos efeitos negativos da alienação, pode interromper este comportamento.

Caso seja o outro genitor que pratica a alienação, procure ajuda especializada. Tenham conversas francas com as pessoas que fazem parte da criação de sua prole e não deixem a situação se desenrolar de qualquer jeito.

Cuidadores de crianças e adolescentes *sem problemas* de comportamento parecem ter uma abordagem proativa: eles organizam, participam e planejam o cotidiano das crianças, estão mais disponíveis para ajudar e se ocupam mais com providências relativas ao estudo e ao lazer, parecendo mais preocupados com a segurança dos menores. Esse perfil tem diversos ingredientes da chamada abordagem apoiadora nos cuidados parentais, cujos efeitos são benéficos sobre o ajustamento da criança, tanto pela ação direta como por mecanismos protetores frente à adversidade familiar.

Mas preste atenção: se o(a) genitor(a) do seu filho não for de fato uma pessoa boa, sugiro que procure ajuda especializada de um psicólogo e advogado; assim, com toda segurança, incluindo a jurídica, poderá tomar as melhores escolhas de acordo com o cenário em que você vive.

E para finalizar, faço uma pergunta: Você é uma boa pessoa? Se a resposta for sim, com toda certeza é um bom pai ou mãe.

A palavra tem poder, então minha sugestão é que você, pai ou mãe, sempre abençoe seu filho.

05

O IMPACTO DA SEPARAÇÃO E DO DIVÓRCIO NA VIDA DOS FILHOS
INTERVENÇÕES TERAPÊUTICAS E LÚDICAS APOIANDO AS CRIANÇAS AO LONGO DO DIVÓRCIO

O divórcio pode ter um impacto significativo na vida dos filhos, causando uma variedade de reações emocionais e psicológicas. As crianças frequentemente experimentam ansiedade, tristeza, raiva e confusão devido à ruptura conjugal de seus pais. Nessa circunstância, podem sentir-se culpadas, responsáveis ou abandonadas. No entanto, com apoio adequado, comunicação aberta e intervenções terapêuticas, as crianças podem superar esses desafios e crescer emocionalmente resilientes, tendo o apoio emocional necessário. Neste capítulo, serão abordados os impactos emocional e psicológico do divórcio e da separação conjugal na vida dos filhos, destacando a importância das intervenções terapêuticas lúdicas como uma ferramenta valiosa para apoiar as crianças durante esse período desafiador, bem como o fato de as atividades terapêuticas envolventes desempenharem um papel crucial na promoção da recuperação emocional na vida dos filhos.

ISADORA MAZALA

Isadora Mazala

Psicóloga clínica infantojuvenil e de adultos. Especialista em Terapia Cognitivo-comportamental com pós-graduação pela Unyleya. Pós-graduanda em Neuropsicologia e Reabilitação pela CBI of Miami. Apaixonada pela psicologia clínica e pela transformação que ela pode gerar na vida das pessoas. Auxilio crianças com dificuldades de lidar com suas emoções e adultos com os seus diversos problemas, de modo a contribuir para que ambos tenham uma vida mais leve.

Contatos
isadoramazala18@gmail.com
Instagram: @isadoramazalapsi
32 98872 8542

O divórcio e a separação são eventos que profundamente trazem impactos não só à vida dos adultos envolvidos como também à dos filhos, que muitas vezes são espectadores desse processo doloroso da vida dos pais. Os filhos de modo geral não desejam a separação de seus pais, eles desejam que seus pais sejam felizes e que, além disso, os façam felizes também.

A separação em si traz o eco desse evento na vida da criança mediante os conflitos de uma separação conjugal. Não é uma regra todo casal que se separa ter dilemas. Pode ser que seja a solução para melhorar a qualidade de vida de todos em família, mas falaremos especialmente daqueles com conflitos pessoais que resultam no desencadear de uma série de emoções e atritos que marcam uma jornada de desafios e problemas ao crescimento e desenvolvimento na vida da criança. O divórcio há muitos anos vem deixando de ser um fenômeno de exceção para tornar-se evento a fazer parte do cotidiano das famílias. Desde sua aprovação no Brasil, em 1977, o número de divórcios vem aumentando gradativamente, e cada vez mais casais buscam essa alternativa para solucionar a insatisfação conjugal (GRZYBOWSKI, 2007).

Desde as sensações iniciais até os ajustes das duas casas e dinâmicas familiares, surgem alguns desafios a serem enfrentados, principalmente quando há filhos envolvidos no processo de escolha, tornando-se, assim, um evento muitas vezes vasto e complexo para a criança. Em alguns casos, é a partir dos conflitos pessoais entre os cônjuges que se desencadeiam problemas maiores que podem vir a acarretar o que chamamos de alienação parental, o que faz da dor um sentimento intolerável para a criança, capaz de marcar não somente sua infância, mas toda a sua trajetória de vida.

A alienação parental é um aspecto doloroso do divórcio, podendo acontecer nele ou não, e merece atenção especial. Refere-se ao processo pelo qual um dos pais, intencionalmente ou não, mina o relacionamento da criança com o outro progenitor, muitas vezes, por meio de manipulação emocional, desinformação ou isolamento. O resultado é uma divisão prejudicial no vínculo da criança com ambos os pais, causando uma dor profunda e duradoura.

Neste capítulo, exploraremos as implicações emocionais e psicológicas que o divórcio pode trazer ao desenvolvimento infantil. Buscaremos entender como essa experiência pode moldar suas vidas e como os pais podem atuar de maneira a minimizar os efeitos negativos na busca pelo atendimento terapêutico infantil, pois ainda que o caminho dos pais se separe, o amor e o apoio de ambos continuam sendo as estrelas que iluminam o crescimento e o futuro brilhante de seus filhos.

Cada situação na vida é vivenciada de uma maneira bem singular a cada um de nós. Não seria diferente pensarmos que para cada criança seria uma vivência. O divórcio, dependendo de suas circunstâncias, pode vir a acarretar uma gama de emoções na vida de um filho, as quais podem variar de acordo com a idade, a personalidade e o nível de maturidade da criança. Muitas vezes, a ansiedade, o medo, a insegurança, a irritabilidade, o isolamento social, a tristeza e a adaptação à nova vida são aspectos emocionais experienciados pelos infantes.

Quando se pensa nos impactos, nos efeitos, nas consequências, principalmente das rupturas que são marcadas por brigas, confronto e rivalidades, é evidente que a criança pode ter efeitos em seu desenvolvimento, bem como na adaptação escolar e social, dilemas na autoestima e problemas em sua saúde emocional. Um dos maiores impactos emocionais notórios na psicologia clínica é o afastamento de um dos genitores do filho; normalmente, o pai tem uma probabilidade maior em comparação com a mãe. Falta carinho, afeto, presença, contato e vínculo, gerando na criança uma eterna incógnita.

Tudo de que um filho precisa é apoio e suporte emocional para que, ao crescer e se desenvolver, tenha recursos para administrar melhor, com ferramentas, as suas dores, as suas imagens mentais, a sua história, marcada pela perda das pessoas mais importantes da vida de uma criança, a vida familiar entre pai, mãe e filho. O problema não está na separação do casal, mas na separação que decorre muitas vezes do pai ou da mãe desse filho.

A experiência de ver os pais se separando pode ser angustiante e desafiadora para uma criança; por isso, a terapia infantil tem um papel crucial na manutenção dos sintomas e na mediação desses problemas originados pela ruptura conjugal dos pais ou do afastamento de um deles, servindo de apoio e amparo emocional mediante os problemas. Assim como com as inúmeras ferramentas terapêuticas, é possível amenizar o sofrimento infantil com base nas abordagens científicas.

Segundo Carter e McGoldrick (1995), a severidade em que a família será afetada pelo divórcio dependerá do Ciclo de Vida Familiar em que essa família se encontra, já que a ruptura gerará um desequilíbrio e necessitará de uma nova readequação de contextos sociais, emocionais e econômicos de todos os envolvidos nesse processo.

No que tange aos efeitos emocionais, o medo e a ansiedade seriam os principais sentimentos vivenciados pela criança no processo da separação. Algumas delas sentem medo da possibilidade da falta e do reasseguramento e da proteção dos pais, temem não ser mais felizes e que até mesmo seus pais não sejam mais felizes, preocupando-se com o presente e com o futuro, desestruturando-se um pouco o bem-estar infantil, por ora, tendo prejuízos. Uma criança é apenas uma criança para lidar com tantas emoções. É necessário suporte adequado e orientações devidas aos pais sobre como organizar melhor a nova fase sem prejudicar a vida do(s) filho(s).

Infelizmente, os pais, quando se separam com conflitos, não sabem separar suas dores, suas raivas e seus dilemas do filho. Contudo, a probabilidade de a criança ficar com a mãe é muito maior e, com isso, em determinados casos, os pais acabam se afastando da vida da criança, da rotina e da convivência. Esse distanciamento causa prejuízos, quando a infância dói, e ao crescer, lembra-se da dor da ausência, do distanciamento, das inúmeras perguntas sem respostas, das brigas, da ausência nas apresentações de escola, nas festinhas de aniversário, no Natal, no Ano-Novo, da falta de afeto ou proteção.

O impacto vem da notícia, quando os pais muitas vezes contam ou deixam a criança subentender que irão se separar. É neste momento que a criança sente seu chão caindo, se desfazendo, se desestruturando. O que virá depois? Com quem ficará? Como verá seus pais? Como será a escola, o levar e o buscar? E as festas de aniversário? Páscoa? Natal? Ano-Novo? "Com quem eu ficarei?" Dúvidas surgem e, com isso, a ansiedade entra em cena dilacerando o aspecto emocional da criança, principalmente quando ela não sabe verbalizar por inteiro o que vem sentindo. É a partir daí que os conflitos podem vir a piorar e os impactos emocionais da separação começam a se intensificar. A seguir, serão exemplificadas algumas das consequências do divórcio:

- **Estresse emocional**: crianças frequentemente experimentam estresse emocional durante o processo de divórcio e ajustamento subsequente.
- **Alterações no comportamento**: mudanças no comportamento podem incluir regressão de hábitos, dificuldades no sono, problemas na alimentação, como restrição ou compulsão, manifestações de raiva ou estresse.
- **Dificuldades escolares**: o desempenho escolar pode ser afetado devido ao estresse emocional e à dificuldade de concentração.

- **Problemas de relacionamento**: pode ser que algumas delas apresentem dificuldades de estabelecerem vínculos e relacionamentos saudáveis devido à insegurança e à desconfiança.
- **Sentimentos de culpa ou abandono**: crianças nesse processo podem desenvolver sentimento de culpa, interpretando que são responsáveis pelo divórcio dos pais, ou podem se sentir abandonadas por um dos pais.
- **Ansiedade e depressão**: alguns podem desenvolver sintomas de ansiedade ou depressão em decorrência da instabilidade emocional causada pela separação dos pais.
- **Diminuição do bem-estar financeiro**: mudanças na situação financeira da família podem afetar o padrão de vida da criança.
- **Ajustamento a novas dinâmicas familiares**: a adaptação a novas configurações familiares, como padrastos, madrastas, novos irmãos ou meios-irmãos pode ser desafiadora.

É crucial que os pais estejam cientes desses impactos e trabalhem juntos para criar um ambiente de apoio e estabilidade para a criança durante e após o divórcio. Buscar aconselhamento profissional, quando necessário, pode ser valioso para facilitar a transição e promover o bem-estar emocional da criança.

Benefícios da terapia para a criança diante da separação

É fundamental que os pais estejam abertos à ideia de terapia para seus filhos e que participem ativamente do processo, apoiando as necessidades emocionais de seus filhos durante esse período desafiador. O envolvimento dos pais e a colaboração com os profissionais de saúde mental, especificamente falando do psicólogo, pode fazer uma diferença significativa no ajustamento e na saúde emocional das crianças após o divórcio.

O ambiente terapêutico proporciona a possibilidade de a criança expressar suas emoções de uma maneira fluida. Às vezes, pode ser difícil dizer o que sente, pensa e faz ou o que tem vontade de fazer. As emoções relacionadas à separação podem trazer desafios para a criança se expressar de maneira assertiva, de maneira lúdica; por isso, é oferecido à criança um ambiente seguro e confortável para falar sobre o que sente. Por meio de desenhos, personagens, histórias infantis, jogos, cenas de filmes e desenhos, é possível explorar a capacidade da criança de se expressar, bem como de compreender como se dá o seu mundo. Além da possibilidade de se expressar, a psicoterapia também possibilita apoio no ajustamento emocional, auxiliando nas mudanças e adaptações, e no desenvolvimento de estratégias de enfrentamento, ferramentas que ajudem a criança a tolerar suas frustrações, medo, raiva e tristeza. Melhora na comunicação com meios lúdicos, uma vez que a criança pode aprender a se expressar melhor e receber orientações sobre melhora em suas habilidades sociais. Com fortalecimento e suporte, o terapeuta pode ser a rede de apoio que a criança tem para confidenciar. Na mediação entre os pais, o psicólogo pode e deve mediar o conflito dos divorciados, promovendo uma coparentalidade mais eficaz e menos conflituosa para a criança.

Isolada na tempestade: a história de Dora

Dora tinha apenas 10 anos quando sua mãe decidiu se separar do seu pai. Depois de muitas tentativas, havia se cansado da vida que tinha e também da vida que a filha levava. Em um dia comum e ensolarado, sua mãe havia encomendado o serviço de um frete de mudanças, apenas pegou suas roupas, o jogo de mesa, cadeiras e um espelho. Uma mulher honesta e trabalhadora, saiu de casa depois de inúmeras vezes ver o pai de sua filha manipular o ambiente e a própria filha, se dopando de remédios, e expondo a filha de apenas 10 anos a tanta violência psicológica. Dora não entendia, só buscava proteção e só queria que tudo ficasse bem; afinal, ela também amava esse pai.

A reação de Dora foi de choque e profunda tristeza, com muitos questionamentos: "Com quem ficarei?", "E se eu deixar o meu pai?", "E se eu for com a minha mãe?", "Onde será a minha casa agora?". Mal entendia o que estava acontecendo, e os dias assim foram passando, até que, para o pai não sentir tanto a sua falta, Dora ficou uma semana com ele. Foi o bastante para aliená-la contra sua própria mãe. O divórcio foi o pior evento experimentado por ela.

A pequena criança começou a enfrentar desafios emocionais, o rendimento escolar caiu, as notas baixaram, sua autoestima era ruim, sua casa parecia vazia, a falta do diálogo dos pais e do suporte psicológico à criança possibilitaram os efeitos emocionais impactantes desta história. Ela não tinha com quem conversar sobre seus sentimentos, pois seu pai estava obcecado em arruinar a vida da ex-mulher. Dora presenciou ligações, idas ao trabalho, ameaças, histórias irreais sobre sua mãe. A avó materna foi quem acolheu com muito carinho seu sofrimento, mas não havia muito o que fazer naquela época devido às suas condições financeiras e também pelo fato de o pai interferir tanto no aspecto emocional da filha, manipulando-a e chantageando-a com frases do tipo "Se você deixar o papai, ele morre".

Todas as aproximações da mãe falhavam porque o pai interferia de maneira significativa, fazendo que a filha tivesse repúdio pelas histórias contadas por ele sobre a índole e o caráter da mãe.

O que mais Dora queria era que alguém a acolhesse e a auxiliasse a enfrentar os dilemas da separação de seus pais. Um ano passou e ela continuou ali com o pai, vivenciando diversas situações angustiantes. Encontrava-se de quinze em quinze dias, um final de semana, com a mãe. Então, seu celular tocava às 17h30 em ponto, aos domingos. Era seu pai, brigando por não ter ido para a casa dele ainda. Dora conseguia se lembrar frequentemente do toque do celular.

O medo, a preocupação e a ansiedade tomaram conta da vida da criança. A escola passou a ser um grande desafio, onde não tinha estímulo, nem mesmo motivação, para se engajar nas atividades acadêmicas. Conforme o tempo foi passando, Dora foi enfrentando as lembranças do pai se fingindo de morto, das cartas, das idas à porta do colégio, das brigas com sua mãe, até que um dia isso teve um fim. A mãe de Dora entrou na justiça e conseguiu a guarda da filha, mas mal sabiam que outros problemas iriam surgir.

Dora ansiava por apoio psicológico, alguém que pudesse ajudá-la a processar sua tristeza, sua dor, sua confusão, sua raiva e suas dificuldades, mas esse apoio não estava ao alcance. A história de Dora é um lembrete doloroso de que o divórcio pode impactar a vida de uma criança, quando não há apoio psicológico adequado.

Essa história é um testemunho de inspiração, motivação, resiliência e superação. Quando os seus pais se separaram, ela enfrentou grandes desafios e estava longe de imaginar a incrível jornada que a aguardava.

Sem psicoterapia infantil, Dora encontrou força interior para enfrentar seus traumas. Quando ela cresceu, não se permitiu se ferir mais, nem que as cicatrizes emocionais a definissem. Hoje, Dora é a coautora deste capítulo, uma história que a conduziu a sua escolha profissional de ser psicóloga. Sua própria história a inspirou a dedicar a vida a ajudar crianças e pais que passam pelo processo de divórcio. Isadora veio para mostrar que, mesmo com muitas dificuldades e momentos difíceis, é possível encontrar forças, crescer e se tornar alguém forte e resiliente.

Sua história é um lembrete de que a resiliência humana é extraordinária, mas que o apoio psicológico é crucial para o desenvolvimento de meios de superação e resolução de problemas.

Hoje, como psicóloga, Isadora continua a iluminar a vida de cada uma das pessoas que passam pela sua jornada por meio de um viés cognitivo-comportamental.

Desejo que essa história seja um incentivo e uma ferramenta de resiliência, para que você seja capaz de transformar dor em força e recomeço.

Mas que, sobretudo, consiga sempre refletir sobre a responsabilidade dos pais diante do manejo emocional de um filho, pois vai ecoar por toda a vida e será a regulação emocional dessa criança diante do mundo. Que possamos criar memórias satisfatórias para nossos filhos e que a herança emocional que deixarmos seja o combustível para que eles sejam seres humanos plenos, gratos, felizes e resilientes!

Com carinho, Isadora Mazala.

Referências

CARTER, B; MCGOLDRICK, M. *As mudanças no ciclo de vida familiar.* Porto Alegre: Editora Artmed, 1995.

GRZYBOWSKI, L. S. *O envolvimento parental após a separação/divórcio.* Porto Alegre: PUCRS, 2007.

06

COPING ESPIRITUAL: ALIANDO SAÚDE, FÉ E AUTISMO
A ESPIRITUALIDADE COMO ESTRATÉGIA DE ENFRENTAMENTO DO ESTRESSE PARA PAIS DE CRIANÇAS COM TEA

Neste capítulo, conversaremos sobre a importância da integração entre razão e fé como um recurso e suporte de promoção à saúde e ao bem-estar para pais e cuidadores que enfrentam desafios ao lidar com filhos autistas.

LÍVIA LACERDA

Lívia Lacerda

Formada em Teologia e Enfermagem. Pós-graduada em Neurociência. Formada em Análise Comportamental. Certificada em Capelania e Programação Neurolinguística. Pastora na Rede de Mulheres da Igreja Metodista Wesleyana. Professora de Teologia do Novo Testamento e palestrante. Mentora e escritora do livro *Mulheres na essência*.

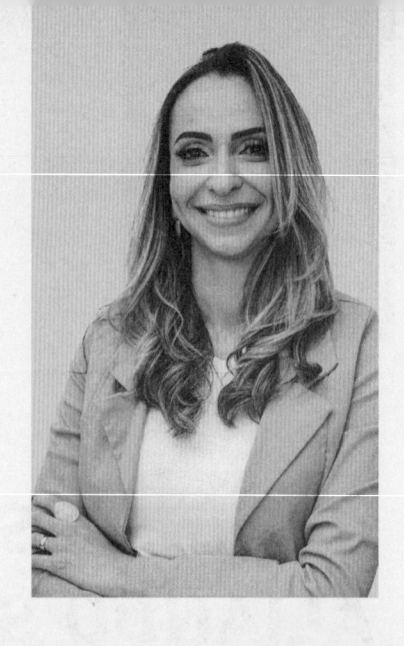

Contatos
pralivialacerda@gmail.com
Instagram: @livialacerda09
Facebook: livia.lacerda.756
LinkedIn: livialacerdapastora

Quero iniciar provocando sua mente a pensar na ligação existente entre fé e ciência. A questionar a ideia de que essas duas esferas se opõem, que estão desconexas. Se tivéssemos vivido nos séculos V, XIV e XVII, provavelmente seríamos testemunhas do impacto de vários pensadores cristãos na construção do conhecimento e da investigação que dariam luz à base para a práxis da ciência.

Embora a ciência moderna tenha alcançado sua plenitude na era mais contemporânea, é crucial reconhecer que muitos dos alicerces intelectuais e metodológicos que a fundamentam foram estabelecidos ao longo da história. A filosofia platônica de Agostinho de Hipona buscava construir sua reflexão teológica com base na razão filosófica e na fé cristã.

Tomás de Aquino, junto ao movimento escolástico, inaugurou um período de reflexões com caráter mais científico. Destacavam a ideia de que a fé não era contrária à razão, mas podia ser fundamentada nela, dando base para a lógica e enfatizando a importância da razão na busca pela compreensão do divino. Ao longo da história, encontraremos uma relação promissora entre ciência e religião que, mesmo sendo esferas complexas, não precisam ser opostas. Existe uma relação que se constrói entre ambas.

A razão da nossa fé

A razão é um instrumento certificador no exercício da ciência, permeando todas as fases do processo científico, desde a formulação de hipóteses até a comunicação de resultados. Na religião, manifesta-se como um agente emancipador, oferecendo condições propícias para a descoberta de razões fundamentadas que sustentam a crença em Deus e em doutrinas importantes, tais como expiação, trindade e santificação.

Com o advento do Racionalismo e do Iluminismo nos séculos XVII e XVIII, a humanidade depositou sua confiança na razão. Embora o racionalismo tenha contribuído significativamente para o desenvolvimento do pensamento crítico e científico, como qualquer abordagem, também teve consequências negativas, como enfatizar a lógica em detrimento de elementos emocionais e intuitivos e reduzir fenômenos complexos a explicações puramente racionais, conduzindo, por vezes, a uma visão simplificada e unilateral da experiência humana.

Os efeitos dessas correntes tiveram um impacto negativo sobre teólogos, resultando em uma abordagem teológica desprovida de espiritualidade, na qual a confiança era depositada na razão humana. Em contrapartida ao racionalismo teológico, deparamo-nos com indivíduos que colocam ênfase exclusiva na espiritualidade, definidos como almáticos, termo atribuído àqueles que baseiam suas decisões nos sentidos, desejos e impulsos. São tendências opostas e radicais que buscam uma única verdade. É necessário repensar sobre alternativas.

Na concepção corpo, alma e/ou espírito, compreendemos que somos compostos de uma parte física e outra imaterial. Deveríamos dar ênfase a sua unidade, pois vivem e agem juntos. A integração desses aspectos nos proporciona uma perspectiva madura sobre o tema, permitindo-nos alcançar a revelação completa das verdades que são necessárias para nossa conexão com o mundo físico e transcendental.

O modelo da complementaridade

A reflexão sobre os cenários e contextos históricos é fundamental em tempos nos quais ainda é necessário fortalecer as pontes entre razão, fé e espiritualidade. Seremos guiados para uma compreensão mais nítida de seus benefícios, percebendo como essas áreas colaboram entre si. A essa altura, você pode estar se perguntando como ciência e religião conversam, dado que apresentam posições visivelmente divergentes.

Para esta questão, podemos pensar no modelo da complementaridade, que provê aspectos que favorecem uma compreensão maior a respeito do assunto. O modelo expressa a ideia de que religião e ciência abordam diferentes aspectos da existência humana e do conhecimento. Nenhum deles é reduzido ou subordinado. As ciências da religião abordam questões transcendentais, constituindo uma disciplina mais prescritiva que explora temas relacionados a fé, valores morais e sentido de vida, ao passo que a ciência nos auxilia com a observação e a análise objetiva do mundo natural. É nesse sentido que elas podem dialogar e se complementar, atendendo a diferentes necessidades humanas.

Assim, com uma visão mais sistêmica sobre o assunto, podemos entender melhor as inferências de cada esfera e sua forma complementar de contribuir com um outro campo, preservando a autonomia do conhecimento, mesmo na diversidade da interpretação. Para entendermos a importância do *coping* religioso/espiritual como ferramenta de intervenção para lidar com situações estressantes, precisamos avançar no sentido da espiritualidade.

O olhar sensível da espiritualidade

A espiritualidade contempla a experiência da fé, seja qual for a crença. Enquanto buscamos o glorioso, a complexidade, o poder, a espiritualidade nos convida a dedicar tempo à contemplação, desde as coisas mais extraordinárias até as mais comuns. Apesar de parecer simples, esse exercício nos conduz a um lugar profundo, que nos direciona ao nosso propósito, permitindo-nos valorizar o invisível e viver mais confiantes.

A espiritualidade pode ser vista tanto do campo teísta, religioso, como do não teísta, que se refere a abordagens espirituais que não envolvem a crença em um ser supremo ou divindade pessoal. Tradições e filosofias, incluindo o budismo, algumas formas de humanismo, panteísmo e várias correntes do pensamento filosófico se apropriam da espiritualidade. Sua implicação mais universal nos aproxima de perceber melhor seus benefícios.

O transcendental e os aspectos subjetivos ganham cada vez mais abertura no mundo moderno. A neurociência tem investigado os correlatos neurais de experiências espirituais e meditativas. Estudos de imagens cerebrais têm investigado como práticas espirituais, como a meditação, podem impactar o cérebro e influenciar estados de consciência. Artigos científicos e livros têm sido publicados explorando a relação entre espiritualidade e saúde. A Organização Mundial da Saúde reconheceu e incluiu a dimensão espiritual em sua definição de saúde, entendendo a espiritualidade como fator essencial na constituição do ser humano em seu bem-estar.

Em 2023, foi publicado o *World Happiness Report* (Relatório Mundial da Felicidade), que aborda algumas variáveis importantes, avaliando a felicidade e o bem-estar subjetivo em países ao redor do mundo. Dentre seus indicadores, a espiritualidade emerge como um elemento considerado contribuinte para a qualidade de vida e satisfação subjetiva das pessoas, podendo, assim, contribuir para a redução do estresse.

Estresse e autismo

O estresse é uma condição inata, uma reação que ocorre em resposta a uma adaptação, nos mobilizando e nos dando recursos para enfrentar situações percebidas como ameaça. Este estado pode trazer prejuízo, quando a agressão, seja interna ou externa, perturba a homeostase do organismo e se torna prolongada, interferindo no bem-estar biopsicossocial.

O estresse pode ser uma experiência significativa para algumas crianças com autismo e para seus pais. O transtorno do espectro autista (TEA) é uma condição do neurodesenvolvimento caracterizada por uma variedade de desafios na comunicação social, comportamentos e interesses restritos e repetitivos. Essas características podem afetar a maneira como as crianças com autismo e seus pais percebem e respondem ao ambiente ao seu redor, o que pode contribuir para níveis elevados de estresse.

É fundamental contar com recursos que auxiliem no enfrentamento dos agentes estressores, uma vez que o estresse causa um desequilíbrio no funcionamento do organismo. A amígdala estimula a produção de corticoides nas glândulas suprarrenais, resultando em alterações prejudiciais na função do hipocampo e interferindo no processo de memória. Além disso, há a supressão da atividade do sistema imunológico. As catecolaminas inibem a atuação do córtex pré-frontal, dificultando o processamento de ações planejadas e complexas. O estresse prolongado pode nos tornar ansiosos e comprometer nossa saúde quando não conseguimos criar respostas adequadas.

Coping espiritual

Nesse cenário de estresse, o uso de estratégias de enfrentamento tem sido implementado como meio de intervenção. O termo *coping* se refere às estratégias, formas de enfrentamento e processos que as pessoas utilizam para lidar com desafios, superar adversidades e adaptar-se a situações difíceis; é derivado do verbo em inglês *to cope,* que significa "lidar" ou "enfrentar".

De acordo com Folkman e Lazarus (apud SALDANHA, 2016, p. 15),

> o *coping* compreende quatro definições essenciais, a saber: é um processo ou interação entre o indivíduo e o meio ambiente; seus mecanismos gerenciam uma situação estressante, ao invés de controlá-la ou superá-la; o processo de *coping* compreende a noção

> de avaliação (como o indivíduo percebe, interpreta e representa mentalmente um fenômeno) e envolve esforços para gerenciar, reduzir ou suportar demandas externas e internas que são avaliadas como "cargas" para as pessoas.

A falta de uma resposta de *coping* gera estresse, ao passo que *coping* é a ação para enfrentar o estresse.

A procura por apoio social diante de eventos estressantes tem sido relatada como uma importante forma de enfrentamento. Segundo o Relatório Mundial da Felicidade (2023), "[...] uma importante forma de conexão é a adesão a organizações voluntárias (seja para esportes, artes, culto religioso ou apenas para fazer o bem). A evidência é clara: ser membro de tais organizações é bom para o bem-estar".

O *coping* pode empregar estratégias religiosas e espirituais para o enfrentamento do estresse e trabalhar medidas de ajustamento como formas complementares ao tratamento. A espiritualidade auxilia as pessoas diante do enfrentamento de situações difíceis. As dificuldades nessa esfera são compreendidas como formas de crescimento. Essa perspectiva de vida pode ser utilizada para motivar a busca por significado, proporcionando apoio no enfrentamento dos desafios.

Adaptar-se à condição do TEA não apenas transforma a vida da criança, mas também a dos pais e cuidadores. Aqueles que têm filhos com autismo frequentemente relatam enfrentar diversos estímulos estressores e desafios no processo de cuidado, como sobrecarga; esgotamento, tanto físico como sofrimentos psíquicos; necessidade de apoio social e familiar; problemas financeiros; preocupações; falta de informação sobre a doença; culpa; angústia e tantos outros elementos que trazem consigo um impacto significativo.

A sobrecarga subjetiva, diferentemente da objetiva (que está relacionada aos aspectos mensuráveis e tangíveis da carga de trabalho), se relaciona à experiência, à forma de interpretação e avaliação pessoal das circunstâncias. Nem sempre o indivíduo consegue interpretá-las ou está plenamente ciente de suas reais necessidades e emoções. Identificar formas de ajudar pode beneficiar na diminuição do sofrimento e contribuir na construção de estruturas e recursos. Pesquisas nacionais e internacionais realizadas com o objetivo de identificar necessidades e formas de enfrentamento têm destacado de maneira positiva a religião e a espiritualidade como uma ferramenta valiosa para pais e cuidadores.

Sentimentos como esperança, aceitação, superação e alívio da angústia têm se apresentado nos relatos dos pais ao adotarem estratégias de *coping* espiritual. A espiritualidade é apresentada como um dos conjuntos mediadores que auxiliam na mudança das perspectivas de maneira significativa e ajudam a conviver com as implicações que o TEA traz.

Sendo assim, estar aberto ao conceito de fé, razão e espiritualidade como uma esfera importante do ser humano, diminuindo as diferenças de conflito (como ainda percebemos na contemporaneidade) entre ciência e espiritualidade, torna o diálogo possível e preserva a integridade de cada conhecimento. Os pais podem ter a possibilidade de conhecer uma diversidade de enfrentamento *(coping)* que aumenta a consciência de recursos, possibilitando explorar diversas experiências.

Referências

ASSOCIAÇÃO BRASILEIRA DE CRISTÃOS NA CIÊNCIA. *Estatuto social da Associação Brasileira de Cristãos na Ciência*: ABC^2, 2019. Disponível em: <https://www.cristaosnaciencia.org.br/content/uploads/ABC2_Estatuto_FINAL.pdf>. Acesso em: 18 de ago. de 2023.

ABID, N. et al. Challenges and Unmet Needs of Mothers of Preschool Children With Autism Spectrum Disorders in Tunisia: A Qualitative Study. *The Pan African medical jornal*, vol. 43,11.ed. 7 Oct. 2022. Disponível em: <https://worldhappiness.report/ed/2023/>. Acesso em: 12 dez. de 2023.

BERKHOF, L. *Teologia sistemática*. Tradução: Odayr Olivetti. 3. ed. São Paulo: Cultura Cristã, 2007.

LENT, R. *Neurociência da mente e do comportamento*. Rio de Janeiro: Editora Guanabara Koogan, 2008.

SALDANHA, S. de M. *Estratégias de coping em crianças e adolescentes: construção de um questionário*. 2016. Dissertação (Mestrado em Psicologia) – Universidade de Lisboa, Lisboa, 2016. Disponível em: <https://repositorio.ul.pt/handle/10451/28181>. Acesso em: 18 ago. de 2023.

07

PARA NÃO DEIXAR A INFÂNCIA DOER A VIDA TODA

Os reflexos ou consequências das dores da infância podem persistir uma vida toda, interferindo nos relacionamentos, na capacidade de manter um emprego estável, na criação dos filhos, no casamento, na saúde física e mental do adulto. É importante reconhecer e abordar os traumas infantis precocemente, fornecendo apoio emocional, terapia especializada, intervenções e recursos adequados para amparar a criança e oferecer a ela condições de processar qualquer experiência.

MARILANE FULY
PARTICIPAÇÃO – KARLA FILÓ MAZZINI MOTA

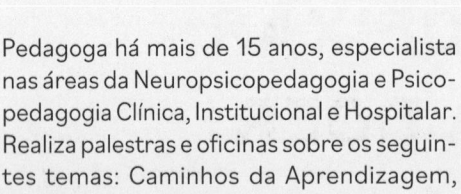

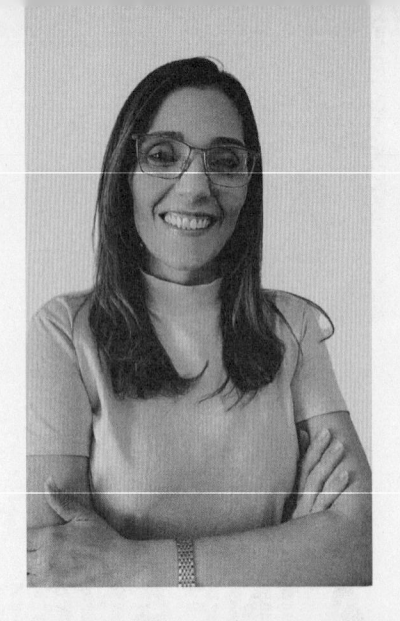

Marilane Fuly

Pedagoga há mais de 15 anos, especialista nas áreas da Neuropsicopedagogia e Psicopedagogia Clínica, Institucional e Hospitalar. Realiza palestras e oficinas sobre os seguintes temas: Caminhos da Aprendizagem, Inclusão e suas Multiformes, Como a inclusão ocorre na prática?, Comunicação Inclusiva e outras. Atualmente, é coordenadora pedagógica do Instituto Presbiteriano de Educação Logos, instituição a qual fundou com o marido Wanderson Gonçalves Fuly. Atua também como secretária de educação da cidade de Ipanema, MG. Dentro do âmbito da gestão municipal, teve a oportunidade de palestrar no Congresso de Educação na Assembleia Legislativa de Minas Gerais. É mãe de quatro filhos, avó de duas netas, que a inspiram no dia a dia a crescer, conhecer e atuar nos âmbitos do desenvolvimento infantil e educacional. É esposa, mulher, especialista na área educacional, serva de Deus e grata a Ele por todas as conquistas até aqui.

Contatos
lanefuly@gmail.com
Instagram: @psicomarilanefuly
Facebook: Marilane Serafim Fuly
33 98762 8056

Quando não tratados desde a infância, os traumas podem afetar o desenvolvimento emocional, cognitivo e social de um indivíduo, trazendo graves consequências para vida adulta. Levando a uma série de problemas psicológicos, físicos, morais, desencadeando em doenças que estão presentes de forma muito específica na época que vivemos, como ansiedade, depressão, transtorno de estresse pós-traumático (TEPT), transtornos alimentares, entre outros. Além disso, os traumas na infância também podem aumentar o risco de comportamentos destrutivos, como abuso no uso de substâncias, autolesão e comportamento agressivo, depreciação de si mesmo ou desvalorização do eu.

Emocionalmente, as dores da infância podem ser advindas de situações nas quais o indivíduo passou por algum tipo de *bullying*, abuso (físico ou mental, sexual ou verbal), situação que desencadeou em episódios de ansiedade, desestruturação, autofrustração, autoinsatisfação, desmotivação, autodesvalorização ou desestrutura familiar, entre outros fatores que desencadeiam, de alguma forma, instabilidade emocional que, em vez de ser tratada, foi internalizada e canalizada.

Fisicamente, as mazelas da infância podem incluir dores de crescimento, lesões devido a atividades físicas ou acidentes inesperados. Toda dor física pode vir acompanhada de dor emocional ou, até mesmo, causá-la. Por isso é importante abordar essas dores de forma adequada, com apoio emocional, ajuda de profissionais que possam ouvir e orientar as tomadas de decisões para o tratamento do problema apresentado.

Os reflexos ou consequências das dores da infância podem persistir uma vida toda, interferindo nos relacionamentos, na capacidade de manter um emprego estável, na criação dos filhos, no casamento, na saúde física e mental de forma geral. É importante reconhecer e abordar os traumas infantis o quanto antes for possível, fornecendo apoio emocional, terapia especializada, intervenções e recursos adequados para amparar a criança e oferecer a ela condições de processar as experiências frustrantes ou não.

Como as dores da infância podem se manifestar?

As dores da infância podem se manifestar nas atitudes do indivíduo no contexto familiar, na escola e com os amigos de forma imediata. Essas manifestações podem vir carregadas de agressões, mentiras, fuga do olhar, inquietações noturnas, rejeição à família, amigos ou qualquer outra pessoa que queira seu bem.

No artigo a *Origem e manutenção do comportamento agressivo na infância e adolescência,* encontramos a descrição de algumas das reações mais comuns que vemos em consultório as quais podem ajudar na identificação do sofrimento interno de um adulto que não foi socorrido na fase pueril.

Crianças podem expressar o sofrimento por meio de **comportamentos agressivos,** como brigas com colegas ou membros da família, ou **agitação.** Algumas crianças podem **se retirar socialmente, evitando interações** com colegas de classe ou membros da família, parecendo **isoladas ou retraídas.**

O sofrimento pode afetar os **padrões de sono e alimentação das crianças,** que podem ter **dificuldade para dormir,** pesadelos frequentes ou **perder o apetite.** O sofrimento emocional pode interferir no desempenho escolar, levando à dificuldade de concentração, **baixo rendimento acadêmico** ou falta de motivação para participar das atividades escolares.

Algumas crianças podem manifestar o sofrimento por meio de **sintomas fisiológicos** como dores de cabeça (que não são comuns na infância) e de estômago, falta de estabilidade constante na saúde mesmo que não haja uma causa médica óbvia.

Em momentos de estresse ou sofrimento em que elas não sabem como lidar com o desequilíbrio em alguma situação, podem **regredir em seu desenvolvimento,** voltando a comportamentos de fases que não correspondem mais à fase atual, como: chupar o polegar, fazer xixi na cama, se comunicar de maneira abreviada com pronúncia errada das palavras ou pedir para serem carregadas.

Algumas crianças podem comunicar o sofrimento expressando tristeza, medo ou preocupação em relação a eventos específicos ou situações em suas vidas.

Analisando o contexto

Em muitas famílias, é comum vermos os filhos assumindo responsabilidades que não cabem à idade e ao preparo psicológico. Não cabe aos filhos se preocuparem com os problemas do casamento dos pais ou a responsabilidade financeira da casa, por exemplo.

Por mais madura que uma criança possa se apresentar, ela não pode assumir algumas responsabilidades que cabem apenas aos adultos. Em uma troca ou inversão de responsabilidades familiares, traumas e sofrimentos podem ser cauterizados no mais profundo do ser de uma criança.

O papel da família no enfrentamento do sofrimento infantil é crucial. O livro *Temperamentos em 4 fases* apresenta os aspectos dos temperamentos e algumas atitudes que a família pode desempenhar que são extremamente importantes na vida de uma criança.

A família pode ser uma fonte vital de **apoio emocional** para a criança, fornecendo um ambiente seguro e acolhedor no qual ela se sinta amada, ouvida e valorizada. É importante que os membros da família **validem os sentimentos da criança,** reconhecendo e respeitando as emoções, mesmo que não compreendam totalmente a causa do sofrimento.

É preciso encorajar a **comunicação aberta** e honesta dentro da família para ajudar a criança a expressar sentimentos e preocupações, facilitando o processo de enfrentamento e recuperação. A família pode desempenhar papel ativo ao ajudar a criança a acessar os recursos e o **apoio profissional** de que precisa, como terapia com um psicólogo especializado em crianças ou serviços de aconselhamento.

Os membros da família podem servir como **modelos de comportamentos saudáveis,** demonstrando habilidades de enfrentamento positivas e promovendo um ambiente familiar que valorize o cuidado mútuo e o respeito. A família pode ajudar a criança a desenvolver **habilidades de enfrentamento saudáveis,** ensinando estratégias de resolução de problemas, autocontrole e resiliência. Manter uma **rotina estável** e previsível pode fornecer à criança um senso de segurança e estabilidade, o que é especialmente importante durante momentos de dificuldade.

Em resumo, a família desempenha papel fundamental no apoio e na recuperação da criança que está sofrendo, fornecendo amor, apoio emocional, orientação e acesso aos recursos necessários para ajudá-la a enfrentar e superar os desafios. A prevenção também desempenha papel crucial na redução do impacto dos traumas infantis. Isso pode envolver a criação de ambientes seguros e de apoio, educação dos pais sobre práticas parentais positivas, intervenção em situações de risco e acesso a serviços de saúde mental de qualidade para crianças e suas famílias. Ao reconhecer e abordar os traumas infantis de forma eficaz, podemos ajudar a promover o bem-estar e o desenvolvimento saudável das gerações futuras.

A infância é uma referência memorial para o resto da vida de um indivíduo. Tudo que é vivenciado na infância se torna um reflexo de repetições na vida adulta, e não são poucas as pessoas que vão a um consultório expressando circunstâncias vivenciadas na infância que deixaram marcas. A infância se torna um peso para um indivíduo na fase adulta quando, em muitas situações, não são ouvidos, compreendidos ou ao menos direcionados e encaminhados a alguma ajuda para que aprenda a lidar com algum conflito existente.

Caso de sucesso com estratégias relevantes

Veremos um caso que, em meio a uma história de dores, obtivemos vitória. Usaremos nomes fictícios para os personagens.

A pequena Lia foi conhecida aos nove anos de idade tendo um histórico familiar completamente desestruturado. Sua mãe, usuária de drogas, alcoólatra, desempregada, divorciada, possuía cinco filhos. Lia chegava na escola sempre calada, suja, com roupas curtas e um calçado não apropriado para a idade. A mãe a arrumava de forma adultizada, com roupas vulgares e maquiagens excessivas. Lia era uma criança triste, rejeitada pelos colegas e apresentava dificuldades na aprendizagem sabendo apenas escrever o nome com aquela idade.

Quando os professores e os colegas lhe perguntavam se estava tudo bem, Lia sempre balançava a cabeça com um sinal de positivo, porém expressava sua tristeza comendo compulsivamente. Então, aos nove anos, ela já era uma criança obesa que sofria *bullying* de seus colegas. Lia comia seus lápis, roía as unhas e, sempre que tinha oportunidade, pegava as coisas dos colegas. Ela sempre estava sozinha e, quando chegava a seu limite, não perdia a oportunidade de responder com agressividade às brincadeiras ofensivas dos colegas.

Lembro-me bem do primeiro abraço que pude dar em Lia e da receptividade que tive ao abraçá-la. Conquistei sua confiança e a levei por um bom tempo para várias conversas, algumas vezes à igreja e, por muitas vezes, em minha residência. Nessas oportunidades de contato, me prontifiquei a ouvi-la e a tentar entender seu contexto de vida. A partir daí, pude contribuir aconselhando, visitando, oferecendo atendimentos terapêuticos e, por fim, levando o caso ao conselho tutelar de nossa cidade.

Após longas conversas, testes psicológicos e terapêuticos, cheguei à conclusão de que ela era abusada por um de seus familiares e que sua mãe a prostituía. Quem deveria protegê-la era a causadora do maior dos sofrimentos. Por um bom tempo, as dores causadas na infância da garota foram contornadas, porém, todas as vezes que se encontrava em situações difíceis, voltava ao passado e isso trazia grandes consequências na vida adulta.

Aos 16 anos, Lia engravidou e passou por um aborto. Sempre teve relacionamentos abusivos e não conseguia achar que merecia algo melhor na vida. Por muitas vezes, ela tentou suicídio. Quando passava por algum momento feliz ou aparentemente bom, nunca se sentia merecedora. Dessa forma, sem consciência do que era viver um momento feliz, já estava tão acostumada com o sofrimento que, de alguma forma tinha prazer em sofrer e em se vitimizar nas dificuldades que enfrentava.

Traumas da infância não resolvidos podem impactar a vida adulta de uma pessoa, levando-a a carregar traumas emocionais, relacionamentos problemáticos, problemas de saúde mental, entre outros transtornos. É crucial reconhecer essas máculas e buscar apoio. Com a ajuda certa, é possível superar esses desafios e construir uma vida adulta mais equilibrada, satisfatória e saudável.

Hoje, aos 19 anos, depois de vários acompanhamentos psiquiátricos e psicológicos, finalmente uma luz no fim do túnel. Lia encontra-se recuperada e auxiliando outras crianças que passam pelas mesmas dores que ela sofreu. Ela sabe que deve viver um dia de cada vez e sempre busca ambientes saudáveis para frequentar com amigos que a ajudem com palavras motivadoras.

A história supracitada traz uma conclusão satisfatória, entretanto esse nem sempre é o contexto que se encontra dentro dos nossos consultórios. Os terapeutas, nesses casos, são responsáveis pela mediação dos estigmas gerados pelas dores na infância. Porém, é papel da família que esse tipo de sofrimento na infância seja evitado com um ambiente confortável e estruturado, capaz de assegurar os direitos e a segurança da criança.

> Ser feliz é reconhecer que vale a pena viver, apesar de todos os desafios, incompreensões e períodos de crise. Ser feliz é deixar de ser vítima dos problemas e se tornar autor da própria história. É agradecer a Deus a cada manhã pelo milagre da vida. Ser feliz é não ter medo dos próprios sentimentos. É saber falar de si mesmo. É ter coragem para ouvir um "não". É ter segurança para receber uma crítica, mesmo que injusta (Augusto Cury, 2003).

Desejamos que nossas crianças cresçam sem marcas amargas, que sejam amadas e respeitadas para se tornarem adultos saudáveis. A infância deve ser um momento gostoso da vida em que somos livres para nos divertirmos e sermos quem devemos ser.

Referências

ABRAHÃO, T. *Traumas de infância e a saúde do adulto.* Data da publicação: 20 de dezembro de 2022.

BECK, J. S. *Terapia cognitivo-comportamental: teoria e prática.* 2 ed. Porto Alegre: Artmed, 2013, 413 p.

CURY, A. *Dez leis para ser feliz.* Rio de Janeiro: Sextante, 2003.

FERREIRA, L. C. *Mães relatam dores e vitórias da trajetória pela educação inclusiva.* Agência Brasil, 2023. Disponível em: <https://agenciabrasil.ebc.com.br/geral/noticia/2023-05/maes-relatam-M%C3%A3es%20relatam-as-dores-vitorias-da-trajetoria-pela-educacao-inclusiva>. Acesso em: 18 jun. de 2024.

MARSILLI, Í. *Os 4 temperamentos na educação dos filhos.* Campinas: Kírion, 2018.

PASSOS, L. Pesquisa mostra que 86% dos brasileiros têm algum transtorno mental. *Revista Veja* on-line. Publicado em 31 jul 2019, 15h48. Disponível em: <https://veja.abril.com.br/saude/pesquisa-indica-que-86-dos-brasileiros-tem-algum-transtorno-mental>. Acesso em: 10 jan. de 2024.

INSTITUTO REAÇÃO. *Quais são os impactos de uma infância sem cuidados?* Disponível em: <https://institutoreacao.org.br/quais-sao-os-impactos-de-uma-infancia-sem-cuidados/>. Acesso em: 19 jun. de 2024.

REVISTA Brasileira de Terapias Cognitivas. Versão impressa – ISSN 1808-5687. Versão On-line – ISSN 1982-3746. Rev. bras. ter. v.2 n.1 Rio de Janeiro, jun. de 2006.